崔振儒经验方论

主　编　崔振儒

副主编　崔忠文

科学出版社

北京

内 容 简 介

　　本书是崔振儒从医六十余年的经验总结，全书内容分两部分。第一部分"百方验录"，第二部分"临床细事"。"百方验录"突出中医辨证，讲究实用有效。从经验方入手，再列举典型病案，之后是编按。验方用之有效，必当辨证为先。编按以《素问》《灵枢》《伤寒论》《金匮要略》理论为指导，对所论方剂药物、病因病机、病证分型、鉴别诊断、辨证施治等进行深入分析、探讨，其核心在辨证。一百余首验方，可分三类，一类是疗效确切，收效快，如胃病、呃逆、胸痹、心悸等；二类是需要中西医结合治疗，有选择性，如喘证、肺痈、肺痨等；三类是以往临床不曾有的病证，具有开拓性、探索性，如甲状腺结节、肺结节、高尿酸血症等，医疗实践中取得良好效果。"临床细事"是在医疗实践中的见闻和体验，琐事虽小，或可对中医学增添半砖一瓦。

　　本书可供中医临床医师使用，亦可供中医药爱好者阅读。

图书在版编目（CIP）数据

崔振儒经验方论 / 崔振儒主编.—北京：科学出版社，2019.5
ISBN　978-7-03-060929-8

Ⅰ.①崔…　Ⅱ.①崔…　Ⅲ.①中医学-临床医学-经验-中国-现代
Ⅳ.①R249.7

中国版本图书馆 CIP 数据核字（2019）第 053847 号

责任编辑：郭海燕　王立红 / 责任校对：王晓茜
责任印制：徐晓晨 / 封面设计：北京图阅盛世文化传媒有限公司

科学出版社 出版
北京东黄城根北街 16 号
邮政编码：100717
http://www.sciencep.com
北京虎彩文化传播有限公司 印刷
科学出版社发行　各地新华书店经销

*

2019 年 5 月第 一 版　开本：787×1092　1/16
2021 年 2 月第四次印刷　印张：10 3/4
字数：243 000

定价：68.00 元
（如有印装质量问题，我社负责调换）

序

  崔师振儒是黑龙江省医林名宿，诊务繁忙，久享医名。先生一生淡泊明志，不汲汲于权势，唯埋首醉心于青囊之术，常以登台执教、悬壶济世为乐。忽忆及卅年前先生传道授业之情景，课堂上侃侃而谈，旁征博引，精彩处妙语连珠，医理深入浅出，引人听得入胜，《素问》《伤寒论》原文倒背如流，如银瓶泻水般酣畅淋漓。岁月如梭，数十载弹指即逝，先生亦年逾古稀，然精神矍铄，诊务闲暇之余，坚持笔耕不辍，辑录成书，名曰《崔振儒经验方论》。

  余因公务繁忙，故书稿陈于案头多日而无暇展卷。一日午后略有闲暇，捧卷观之，不由得被书中的"干货"吸引，读得着迷，掩卷后才发现日影西移。许久未曾读书如此畅快，慨然叹先生才秀，老而弥坚，书中洋洋洒洒数十万言而无虚论，记述病种达54种之多，涵盖内、妇、外多科，足证先生临床技高，学验俱丰。古语云"将升岱岳，非运奚为，欲诣扶桑，无舟莫适"。中医学术的发展，恰是立足于理法方药的完善与传承。先生今日又为医学大厦添一砖瓦矣！是书实为汉之经方家流脉之延续。

  细观书中所述诸方皆有渊源，化裁尤为精妙，纵仲景、吴瑭复生齐当颔首；自拟之经验方亦多师古意而不逾矩，实勘为经方时方外之羽翼，方后所附诸案生动翔实，观之如人在侧，编案之语横贯中西二学，纵彻源流。前自秦汉，后及当世，纵横捭阖。寒热虚实，机因位势靡不赅括，条分缕析，足益后学。先生对于血证治疗之经验独有心得，提出"止血""化瘀""柔络""求因""扶正"五步方案，较之缪希雍提出的"宜行血不宜止血""宜补肝不宜伐肝""宜降气不宜降火"及唐容川提出的"塞源、澄源、复旧"二贤之说更进一步。

  该书方论与验案相结合，学之即能用，毫无遮拦隐晦之处，尽倾先生促中医学术发展之热情，他常言技术不保守，经验不带走，十分反感中医界存在的"始终顺旧，各呈家技"的陋习，树后辈之楷模。先生是书即将付梓，"立德""立言""立功"三不朽可期也，且以此序向先生致敬。

黑龙江中医药大学校长：

2018 年 9 月 14 日于哈尔滨

自　序

中医治疗方法古有"一针二灸三汤药"之说。《素问》中记载针灸穴位数百个，而中药方剂只有 13 个。《灵枢》古称《针经》。那时治法以针灸为主，温热病也选用针刺 59 穴。《汉书·艺文志》将医学书籍分为医经和医方两大类。最早叙述针灸的《素问》和《灵枢》归属到医经中，将岐伯、俞跗、扁鹊、医和等古代医家称为方技者。之后方药治疗逐渐增多。到张仲景时代治法多以方药为主。医经家（专门研究中医医学理论者）在汉代以后少有，除巢元方外，基本未见他人。此时针灸形成独立一科，而方药治法涉及内、外、妇、儿各科，甚至认为有理论、有方药，才是完整医学。如《医宗金鉴》开宗明义，不是讲《黄帝内经》（简称《内经》），而是讲《伤寒论》与《金匮要略》，接着是《删补名医方论》。因为《伤寒论》《金匮要略》书中有方有药，有理有论。《删补名医方论》是专门论述方剂的，接下来才讲《内经》的五运六气、四诊心法。以内科杂证专著为例，治法基本就是方药，而针灸疗法几乎未见。近年来，医经被列为中医基础。方剂虽然也归属于基础，而中医临床离不开方剂，但也将方剂过分夸大，如《汤头歌诀》说："熟读汤头三百首，不会开方也会开。"意思是临床读了汤头歌，就会开方治病，将中医临床看得太简单了。我接触到的学生，有的很看重"什么方，治什么病"。例如，有人用归脾汤治疗血小板减少性紫癜，凡是遇到血小板减少性紫癜，就开此方，一旦用之无效，便认为中医不能治病，全盘否定中医，其实是受"浅尝辄止"所害。

俗话说"千方容易得，一效最难求"。之所以一效难求，除不考虑其适用性、功能、主治、禁忌外，更主要的是失去了中医辨证施治的核心。

《崔振儒经验方论》，"经"是经历。我从医半个多世纪，所见所闻难以尽述。如今能够记忆犹新的，为数不多。随着时间推移，逐渐淡忘了。幸好素常有些记载，只言片语，在大脑中唤醒昔日场面，经重新整理，方能向世人说出一二。"经"是经常。我从医半个多世纪，粗算所治患者至少五十余万人次；所见病种，以内科为例，不过四十余种，似乎每日都在做重复的工作，理法方药，多数已是成熟在胸，再经随证变通，处置便告结束。患者多时，忙过之后也无疲劳之感。"验"是考验。既然病种集中，所用方药，易于观察，经过临床验证，去无效，选有效。有效方药中，又经反复实践检验，去粗取精，去伪存真，不断总结，从而得出可靠经验。"验"是经验，对于所谓有效方药，不只知其然，还应知其所以然。凡是经得起重复考验的方药，确有效验，只是感性认识，必得在理论中找到依据，有了理论支持，还得回到临床，取得验证，这才是完美经验。"方"是方剂，方剂来源，一是书本所载，《医方集解》《名医方论》《时方歌括》等均是解释方剂之专书。内科专著中也有很多方剂记载，临床已有知识不足时，翻开书本，或许眼界大开，寻找新的思路。二是师承，初登堂，即得到灌输，入室后，得到老师传授，其中有老师讲授，有从老师治疗疾病中观察得到的。书本记忆和老师传授的方剂，在医疗实践中，原有知识，必须灵活用，有理解偏差，用之无效，应被淘汰。效果不理想，经修改后，保留续用。无效者，一时找不到替换之方，不得已而走自己的路，根据理论与实践，拟出自己之方。还有少数方剂来源于患者提供。"论"是论述，中医论述范围很广，本书论述重点是辨证。辨证是中医治病的核心，辨证的指导思想是《素问》《灵枢》《伤寒论》《金匮要略》所阐述的医学理论。证的出现，并不是单一的、孤立的，是有原因的，是有内在联系的，是发展的、变化的。所谓证，包括正与邪两个方面，正为本，邪为标。正有强弱，形体强壮，属气旺，为阳气偏盛，不易患病，"正气存内，邪不可干"。若感受过强外邪，而患病表现也是阳证、实证、热证居多。形体羸瘦，属气虚，为阳气不足，易于患病。"受如持虚"，即使感受轻微之邪，也可病证不轻。在同一致病因素感染下，"壮者气行则已，弱者著而为病"，而且多为阴证、虚证、寒证。这仅是一般常理，见微知著，知常达变，有许多不确定的内外因素存在，疾病可发生不同转化。例如，季节气候变化，春温、夏热、秋凉、冬寒是正常气候，冬季感受寒邪，立即发病，为正伤寒，其余三季，感受外邪，为温热病。气候不只是应至而至，还有未至而至、至而不至、至而不及、至而太过等多种异常，这些均属于时行之气，即非其时而有其气，若感而即病，多属"温病"范畴，包括疫病。体质情况，如卫气盛衰，荣血强弱，原有宿疾，形体肥胖或羸瘦，病前脏腑虚实等；医治过程中用药后反应；服药过寒、过热；治疗正确与否；用药过当等；针刺艾灸是否合理，都能引起疾病的微妙改变，这些证都是需要辨的内容。只有辨证准确，是治愈疾病的基础，再有合理而准确用药，才是治愈疾病的保障。

我已经退休多年，淡泊于世，本再无意苦争春，只想默默归去了事。2014 年某日下午，姜德友来我出诊处，对我进行一番开导，并提出要出我的学术经验集，在宋琳、朴钟源等的鼓动下，燃起我对中医事业之热情，答应了出书之事。本书是从我的未发表文章和我的学习笔记中选出资料，经过拆拆洗洗，修修补补，凑合成册。本书以病证为纲，以方为主线，以辨证为核心。用心虽如此，由于个人水平有限，纰漏难免，望同道予以赐教。

前不久，《崔振儒学术经验集》的出版，是宋琳和她的学生敖丽梅、陆一婵、姜卓、李硕等花费极大努力做出的成果，在此我表示衷心致谢。此次《崔振儒经验方论》的出版，又经宋琳和她的学生王洋洋、彭烨、白晓蕾等认真校对，多方联系，我再次表示衷心感谢。

崔振儒

2018 年 3 月 1 日于哈尔滨

目　　录

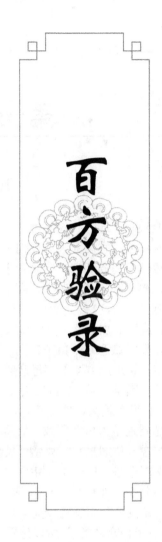

百方验录

第一章 感 冒

一、风热证——银翘散

药物 金银花、连翘、淡竹叶、荆芥、牛蒡子、薄荷、重楼、鱼腥草、白花蛇舌草。

用法 水煎服，宜用大火煎，但不可久煎，以煎 10 分钟左右为宜。轻症日二服；重症日四服，昼三夜一。用药期间，应忌食生冷、油腻。

主治 发热恶寒，鼻流黄涕，咽干口渴，咽喉肿痛，乳蛾，头痛，舌苔薄黄，脉浮数。

效验 陈某，女，4 岁。2014 年春，患外感发热于某医院住院治疗。治疗 2 日热未减，反而热势上升，医院欲加激素治疗，病家闻激素而色变，于是自动出院，求治于中医。经检查患儿精神委靡，发热微恶寒，口干口渴，咽喉肿痛，舌苔薄黄，脉浮数。体温 39℃。此为风热袭表，邪居卫分，用此方 4 剂，每剂煎 3 次，共取药汁 150ml，昼三夜一服。服药后 1 日体温下降到 37.5℃，精神好转。2 日后诸症悉退。但乳蛾见缩小，尚未复原。遂将服药法改为每日 2 次，又服 2 日乳蛾消失，病即痊愈。

编按 感冒通常为风邪所致，故又有"伤风"之称。风为百病之长，其特点易伤于上，而肺为五脏之华盖，位居最高，故感冒最易伤肺。其表现症状，如鼻塞，流涕，声音重浊，或发热，恶寒，或自汗等，大多与肺相关。风独自为病较少，常常与寒、热、湿、燥相结合而发病。故感冒可见风热型、风寒型、兼湿、兼燥之不同。感冒一证，轻者可不药自愈；重者常有发热、头痛、咳嗽等诸症变化。感冒重症常有发热，因此中医将其列入"热病"范畴。《素问·热论》说："热病者，皆伤寒之类。"所以感冒又被前人归属于"伤寒"一类疾病。感冒中，以风热型居十之八九，风寒型仅为十之一二。即使在北方，虽然气候寒冷，绝大多数感冒亦为风热型。这是因为：①冬季室外冷，室内温度多＞20℃，暖如春、如夏。若到室外，棉衣或皮毛大衣裹身，虽在寒冷中，也无凉感。若体内阳热偏盛，即使感受寒邪，邪气易于从阳化热，治疗当从风热。②天气变暖，以前人们外出时，头顶皮帽，身穿皮大衣，每每常见有冻伤者，而如今正值冬日，大多数人也不穿棉毛。日常生活中，皮衣、皮裤、皮帽子已经见不到了，说明气温有变暖趋势。③冬季每食辛辣、肥甘、油腻、膏粱厚味之食物，体内炎热偏盛，耐寒较强，虽患外感寒邪，亦易于从热所化，治从风热，大法以辛凉解表，清热解毒为主。感寒者治疗常用辛温解表，无汗者当用汗法，汗多者忌用汗法。感受寒邪，宜用辛温解表药；感受温热之邪，宜用辛凉解表药。北方地区治疗风热感冒，以辛凉解表，清热解毒最为常用，其效果良好而迅速。笔者用此方去淡竹叶、重楼，加黄芩，治疗一孕妇感冒发热，2 剂而愈。

感冒发热辨证：感冒无论风寒、风热皆可有发热，中医的发热与西医所指不同，中医所指为患者自觉身体有热，或触摸患者肌肤有发烫感，便可认定是发热。检查患者是否发热的较好方法是：医生可用自己手背（检查的手不能过凉或过热）触摸患者大椎穴处约 1 分钟，医生觉得自己手背被热所灼，便是发热。热的感受越甚，患者发热程度越重。只有温而不热，便是不发热。感冒发热的特点是：热无休止，但可时轻时重，同时伴有恶寒。发热与恶寒同时存在，风寒客于肌表，有即刻发热者，有一二日后发者，伴鼻塞，打喷嚏，流清涕或浊涕，咽干咽痛，或头痛，微咳，精神不振等症。感冒初始，热必兼恶寒、恶风，继而出现但热不寒、面赤、头晕、身痛等症，时病情有加重趋势。感冒属于风寒者，宜用发汗法；属于风热者，宜用本方加减。感冒初始，与伤寒太阳病或温病之风温初始有共同之处。风寒所致者，表热自汗，宜桂枝汤解肌发汗。感冒加重，出现里热自汗证候，宜用凉膈散、防风通圣丸之类加减。表证、表病及里、表里同病，不可误治，当审其舌质、舌苔与证候变化。俗语"有一分恶寒，即有一分表证"。表热自汗，畏风恶寒。里证，或表里同病，自汗，无恶风寒。阳明发热，为里证，多发于午后。所谓潮热，如潮汐按时发作。寒热往来，属少阳病特征。少阳病的原因有三，一是寒邪直中少阳，为少阳自受寒邪，阳气郁遏，初则不能发热恶寒，五六日，郁热内发，与寒邪相争，则往来寒热；二是太阳受寒，过五六日，余邪转入少阳，而为往来寒热；三是少阳自受风邪，即为往来寒热，不得执定从太阳来，其胸胁苦满，默默不欲饮食，心烦喜呕，为少阳病。

风热感冒，病邪可从口鼻而入，亦可从肌表感受。这类感冒与温病非常相近，可参考"温病"辨治。风热感冒，先伤手太阴肺经，肺气不舒，身痛、胸闷、头胀、咳嗽、发热、咽干、口渴均属病在手太阴肺卫分、气分。肺主皮毛，故初起微恶寒，继而纯热不已，叶天士说："温邪上受，首先犯肺，逆传心包。肺主气属卫；心主血属营。辨营卫气血虽与伤寒同；若论治法，则与伤寒大异。盖伤寒之邪，留恋在表，然后化热入里；温邪则化热最速。未传心包，邪尚在肺。肺合皮毛而主气，故云在表。初用辛凉轻剂。挟风加薄荷、牛蒡之属；挟湿加芦根、滑石之流。或透风于热外；或渗湿于热下。不与热相搏，势必孤矣。不尔，风挟温热而燥生，清窍必干，谓水主之气，不能上荣，两阳相劫也；湿与温合，蒸郁而蒙蔽于上，清窍为之壅塞，浊邪害清也。其病有类伤寒，验之之法，伤寒多有变症；温热虽久，总在一经为辨。"按风温之为病，与春温仿佛，其症头痛、恶风、身热、自汗、咳嗽、口渴、舌苔微白、脉浮而数，当用辛凉解表法。由此可见，温病初起与感冒病证、病因、脉象、治法大抵相同。治疗感冒初起，可用温病初起之法，辨证施治。

感冒病情，有轻有重。轻者，可以不药而愈；重者，连续治疗六七日，方能见效。年老体弱多病者，可因感冒而夺走生命。感冒症状，有轻重不同，治疗不可一概用一方治疗，当区别对待。轻者，周身微有不适，若平素体质健壮，多饮温水，自可痊愈；重者，须用药物治疗，而且有些药物，可以昼夜多次服用。如服用汤剂，不可拘泥于每日2次，早饭前、晚饭后的常规用法。《伤寒论》中桂枝汤的用法：1剂，服3次，可半日许服完，重者可昼夜服。张仲景处方用药，多为每日1剂，每剂服3次；也有注明分2次，日再服者。如黄连汤，服用要求是昼三夜二服。《温病条辨》中银翘散的服法：轻者，昼三服；重者，日三夜一服。可见，服汤药治疗外感，必须根据病情轻重、邪之深浅、体质强弱而灵活用之。风热感冒，有热者，服用本方，每剂水煎3次，急煎（水煎沸后十余分钟即可）。一般感冒，若服用汤剂，可以每日2次，食后服；感冒较重者（身有微热、心中微烦），日三服，食后服；感冒严重者（如发热恶寒、心中烦躁、头痛等），昼三夜一服，食后服。

本方除治风热感冒外，还可治疗银屑病及急性肾炎，并有奇效。

病例 2016年夏初，张某，女，22岁。1个月前发现四肢皮肤有散在红色皮疹，时作痒，经某医院皮肤科诊断为"银屑病"，经内服及外用药物治疗效果不明显，且有发展趋势。近日，因咽喉痛而求诊。查体仅有咽赤，乳蛾微肿，皮肤有散在红疹，表面覆有银屑，根部色赤。舌苔薄，脉浮数。证为风热外干，上扰于咽，外发皮肤，投银翘散加减，即上方加地肤子、苦参、紫草、蝉蜕。按前法轻症服用。1周后，咽痛止，皮肤瘙痒减轻。又按前法继续服用1个月，红疹消退，皮肤恢复正常，临床近期治愈。半年之后，随诊银屑病未再发作。

1995年春，刘某，男，18岁。1周前患外感，头晕头痛，恶寒发热，咽痛咽干，面浮肢肿，口干，就诊于某院，检查尿常规：尿蛋白++，红细胞 20/HP，白细胞 15/HP，诊断为"急性肾炎"。患者求治于中医，主症同前，咽赤，小便黄赤，脉浮数。证为风水，风热型，用银翘散加减，即上方加白茅根、藕节、车前子，按昼三夜一服。1 周后，诸症痊愈。尿常规检查（－）。

《傅青主男女科合编·男科·伤寒门》说："凡病初起之时，用药原易奏功，无如世人看不清症，用药杂乱，往往致变症蜂起。苟看病情，用药当，何变症之有。"感冒初起，审病用药，应当准确，方能效果良好，切不可认为，此为小病而草率行事。感冒属于外邪初犯皮毛，或初入口鼻，尚未入里的病证。《时病论》根据不同病因，而称谓不同。如冒犯风邪之初起，证轻，称"冒风"；感受暑邪早期，证轻，称"冒暑"；感受湿邪早期，证轻，称"冒湿"；感受寒邪早期，证轻，称"冒寒"。以冒风、冒寒为例，雷丰说："冒风者，风邪冒于皮毛，而未传经入里也。汪讱庵曰：轻为冒，重为伤，又重则为中。可见冒风之病，较伤风为轻浅耳。近世每以冒风之病，指为伤风，不知伤风之病，即仲景书中风伤卫之证也。今谓冒风，乃因风邪复冒皮毛，皮毛为肺之合，故见恶风、微热、鼻塞、声重、头痛、咳嗽、脉来濡滑而不浮缓，此皆春时冒风之证据，与风伤卫之有别也。宜乎微辛轻解法治之。倘或口渴喜饮，是有伏气内潜，如脉数有汗为风温，脉紧无汗为春温，务宜区别而治，庶几无误""冒寒之病，偶因外冒寒邪，较伤寒则轻，比中寒甚缓。盖伤寒伤乎六经，中寒直中乎里，唯冒寒之病，乃寒气罩冒于躯壳之外，而未传经入里也。是以遍体酸疼，头亦微痛，畏寒发热而乏汗，脉象举之而有余，宜辛温解表法治之。服药之后，务宜谨避风寒，覆被而卧，俾其微微汗出而解，否则传经入里，当审何经而分治之。倘或伏而不发，来年必发为春温、风温等病，不可以不知也"。

二、风寒证——自拟方

药物　荆芥、防风、紫苏叶、桂枝、淡豆豉、羌活、葱白。

用法　水煎服。有汗加白芍。药后宜服热汤，微汗出。汗不出者，可加衣被，覆取微汗，切不可汗出过多。仍无汗出，可加麻黄。

主治　恶寒发热，头痛，鼻流清涕，打喷嚏，口不渴，舌苔薄白，脉浮紧。

效验　赵某，女，40 岁。1986 年冬，因事于室外久站，感受寒凉，而发热恶寒，头痛，鼻流清涕，鼻塞声重，打喷嚏，口不干不渴，舌苔薄白，脉浮紧。证为寒邪袭表，治以本方，覆取微汗。1 剂而愈。

编按　《内科讲义》中，风寒感冒用葱豉汤治疗。此方出自《肘后备急方》，原文是："伤寒有数种，人不能别，令一药尽治之者，若初觉头痛，肉热，脉洪起，一二日，便作葱豉汤，用葱白一虎口，豉一升，以水三升，煮取一升，顿服取汗。不汗复更作，加葛根二两，升麻三两，五升水，煎取二升，分再服，必得汗，若不汗，更加麻黄二两，又用葱汤研米二合，水一升，煮之。少时下盐豉，后纳葱白四物，令火煎取三升，分服取汗也。"从中可见，葱白、豆豉、葛根、升麻、麻黄无不与一"汗"字相关。此种治法，从简便方开始，服后仍不汗，另加两药；若再不汗，再加一药；再不汗，更换一方，直到汗出为止。治疗感寒即病者，只有适当发汗，汗出才是病愈之关键。在黑龙江省许多地方，患者感受寒邪致病时，不再煎汤熬药，而是喝热汤，有的汤中加辛辣调料（或热面汤之类），接着覆盖厚被，保暖取汗。这也是重在发汗。在民间，发汗是治疗风寒外感的常用手段。

笔者还曾见过一位坐堂老医生，凡遇外感风寒患者，尤其是青少年，感冒初起打喷嚏，鼻塞声重之时，采用开窍取嚏之法。即用 0.1～0.2g 红色药面，令患者用鼻吸之，几秒钟后，打喷嚏不止，持续 1～2 分钟，之后，即觉头部轻松，鼻息通畅，达到通宣肺气作用。接着，再给予治疗感冒药物，或喝热汤，温覆取汗，使感冒得以痊愈。应用时，一般反应良好。但是，之后未见到用此法治疗感冒者。其用鼻吸入的红色药面，经求教是通关散加朱砂（量不详）研细而成。

《伤寒论》曰："咽喉干燥者，不可发汗。"关于此条原文，钱天来认为，其咽喉干燥，上焦无津液的分析要点在于太阳病与少阴病鉴别。钱氏认为咽喉干燥，为病在少阴；高士宗认为，是心血虚。笔者认为，此条重点是区别风寒、风热。文中的"不可发汗"，说明必有可汗之征。《伤寒论》少阴篇急下证中，有"口燥咽干"，此咽干，是少阴病热淫于内，肾水被伤，津液不能上承所致。故提出急下存阴之法，而不是考虑汗与不汗用发汗治疗病证，即《素问·阴阳应象大论》所指的"其有邪者，渍形以为汗；其在皮者，汗而发之"。六淫之邪，侵犯人体，邪在皮毛，而只有邪在皮者，当用发汗治疗。然而，首应区分风寒、风热。风寒可汗解；风热则不可发汗。咽喉干燥，前人多解释为阴虚表现，即是阴虚感受风寒，当然不能用发汗法，可用加减葳蕤汤治之。而此处不是阴虚表现，张仲景认为咽喉干燥当区分在表之邪究竟是风寒还是风温。风热感冒，温热之邪在表，最易化热伤津，故有"咽喉干燥"之症。所以风热感冒，不能用发汗解表法，而应治以辛凉解表，清热解毒，方见于前。风寒感冒，寒邪在表，无"咽喉干燥"症，可以发汗，治当辛温发表，散寒发汗。试观《伤寒论》中，①将咽喉诸证归入少阴篇，这是因为肾足少阴之脉"直者循喉咙，挟舌本"。肾与咽喉有经脉相通、相连。②肾为水火之脏，无论水亏还是火盛，均可有"咽喉干燥"表现。此类皆属里证。③但"咽喉干燥"未列入少阴篇中，而是在太阳病篇内。太阳为六经之表，发汗之法，是太阳病的主要治疗方法。只有在太阳病篇内，必须讲清何种表证适用发汗，何种表证禁忌发汗。④在不可汗中，有淋家、疮家、衄家、亡血家、汗家，只有此条，未见别的论述。故应当以在表之邪区别之。⑤张仲景认为"口渴"是温病主症，可以将"口渴"看作"咽喉干燥"之发展；"咽喉干燥"是"口渴"的早期证候，或二者同时存在；"口渴"与"咽喉干燥"密切相关。⑥温病不可发汗，发汗能促使病情加重，甚至危及患者生命。所以"咽喉干燥"是风热在表的表现，也是感冒风寒与风热的区别。至于"咽喉干燥"的产生机制，是因温热之邪上熏舌咽，灼伤津液而致，所以出现"咽喉干燥"。若发现"咽喉干燥"，尚应进一步观察，咽喉是否红赤，是否肿胀，因温热之邪，最易化火炎上，除易见咽喉干燥，还可见咽喉红肿胀痛，或有乳蛾肿大种种病变。总之，凡感受外邪，首先必须询问咽喉情况。若咽喉干燥者，是为风热型感冒，无咽喉干燥，当为风寒感冒。风热感冒不能用发汗法，只可用辛凉解表法。风寒感冒、风热感冒的区别另有：风寒感冒无口渴，风热感冒有口渴。风热感冒是由温热为病，也可有口渴。风寒感冒腰痛、骨节疼痛之症较为明显，而风热感冒则少有或无。至于脉象区别，不是关键，临床所见，一般感冒，无发热恶寒者，其脉象无明显变化，约一半以上为沉脉，而不是浮脉，只有恶寒发热较重，脉象可出现浮数、浮紧等病脉。其原因一是感邪较轻，不足以引起正邪相争，所以脉象不变；二为素常体弱，正气不足，不能与邪抗争，因而脉象不变；三是外感开始便服用药物，邪气被遏被解，故脉象不显，邪气在表、较轻，不足以引动正气与之抗争。故脉搏多为本象。只在发热体温增高时，脉象呈浮数、浮紧等表现。

经常出汗的患者，即使感受风寒，不可再用发汗法。即《伤寒论》所说"汗家不可重发汗"之义。但也有一例外，即半身汗出，或面部半侧汗出者，感受风寒，亦可用汗法。1986年冬，张某，年逾五十。平素面部半侧汗出，又感受寒凉，出汗，一侧汗量增多，且有头痛、恶寒、鼻塞、流清涕等症，另一侧面部无汗，舌苔薄白，脉浮而缓。病为汗出，又遇外感，于是用小续命汤（麻黄汤加味）加减，治其外感。连服2日，无汗一侧微有汗出，病情得解。

此外，切记小儿不可用发汗法。小儿为稚阳之体，易实易虚，汗则阳易伤，阴易亏。汗若过之，小儿不会描述自身疾苦，便可发生亡阳、亡阴，阴阳离决，殃及患儿生命。故小儿不可发汗。

近年来，发汗法已很少使用，尤其是盖厚被取汗法。据研究，汗出过多易使人虚脱及水电平衡失调。对于汗法，只要用之得当，辨证准确，还是能够迅速收效的。

笔者用本方加减，治愈一例冬季感受寒湿重症。1989 年夏，朴某，男，50 岁。于前年冬季行走于江面上，不慎掉进冰窟中，虽然水不太深，几经挣扎，总算脱离危险，但被冰水浸渍半个多小时，从此患下肢寒冷彻骨，冬夏离不开皮裤，行走不利，去某西医院检查未发现神经损伤，遂求中医治疗。患者有明确感受寒湿病史，虽然夏季仍穿厚棉裤，非但不觉热，反而觉冷，脉沉缓。证为寒湿浸渍，以寒邪为甚，阳气被伤，用本方加炙川乌、炙草乌、黄芪、生晒参、淡附子，7 剂。服后两腿微汗出，渐有温感。又连服本方 3 周，诸症悉退，疾病痊愈。

三、挟湿证——九味羌活汤加减

药物 羌活、防风、细辛、苍术、白芷、川芎、黄芩、连翘。

主治 头痛，身痛，骨节疼痛，不可转侧，俯仰受限，恶寒发热，舌体微胖，边有齿痕，舌苔白厚，脉沉缓或沉细。本症以痛较重为要点。

效验 2005 年秋季，胡某，女，47 岁。感受寒湿而致上症，且周身疼痛，活动受限，关节无红肿。投本方 4 剂，每日 1 剂，每剂水煎 3 次，共取药汁 500ml，分 3 次食前半小时服。另用药渣热敷痛处，药渣上放置热水袋，或热宝，热敷约半小时即可。

编按 此证系外感挟湿，素有风湿病史继发感冒者亦可用之。九味羌活汤一名冲和汤，陈修园称之为"感冒发散之通剂"，乃前人治疗感冒常用之方。原方中有生地黄，清代汪切庵认为：生地黄泄血中之热；陈修园认为：佐生地黄者，汗化于液，补阴即托邪之法也。前者说生地黄泄血热，后者说生地黄补阴液以托邪。在感冒挟湿证中，阴血无热者，非其所宜，以去生地黄为妙。若证候进展化热入里，方可加入生地黄。

外感疾病，包括伤寒、温病、感冒、瘟疫之类。六淫之邪，皆能外侵人体，或伤肌表，或从口鼻而入。壮者气行则已，弱者著而为病。所谓"伤寒"的"伤"是指正气被伤，"寒"是指寒邪外侵。冬时严寒，万物深藏，君子固密，正气存内，不伤于寒。由于精气不能内藏，肌表不能固密，卫气失疏，外邪侵袭，便可为病。一旦被寒邪所伤，感而即发，名曰伤寒。可见人之伤寒，元气不固，肤腠不密，是疾病产生的内在基本原因。伤寒初起，当用汗法，汗法是治疗伤寒第一方法。而汗之所以能够发生，其机制一是阳气宣发，二是阴液充分。所以阳气虚弱，营卫不和，而汗不能发生。阴气虚弱，津液不足，而汗亦不能出现。攻其外邪，应察其内，适不适合发汗，能不能发汗，必须准确认知，治疗方可奏效。九味羌活汤，其药如羌活、苍术、细辛、白芷，皆属辛温发表之药，具有行散之功。血虚者，用生地黄，可制其过燥之害，并以滋阴作汗，且对于血分挟热者，更为适宜。不只于邪气留连，亦不只于正气耗散。只要非其时，而有其气，气血两虚之人，感受风寒之邪，风寒客于营卫，又不可用峻剂发表，应当从其轻剂治疗，九味羌活汤，应为选用之方。九味羌活汤，主寒邪伤营，故于发表中用生地黄、川芎，使药入于血分，借以调和营分。用姜、葱为引，可致通体汗出。本方之所以运用黄芩，是因诸药气味辛温发散较为集中，方中黄芩，一是用苦制辛，二是用寒制温，避免过燥伤正。本方适用于风寒感冒，兼有湿邪，且有化热之症。

笔者在临床中，凡风寒温邪杂合成痹，病在肌表经络者，亦常用此方，每可收到良好效果。此方羌活、防风祛风；苍术燥湿；细辛散寒；川芎活血，共合而有祛风、燥湿、散寒作用，正适用于风寒温邪合而成痹，病在肌表经络，随证加减，收效较快。

暑邪最常挟湿。暑湿之邪，多见于寒湿。盛暑之时，多兼湿气。而湿盛之时，不一定兼暑。暑邪伤人，均从外入。而湿邪既可伤于内，亦可伤于外。暑邪为病，骤而易见，湿邪为病，缓而难知。每在暑季，患者自觉乏力，困倦，饮食减少，头晕肢重，脉象沉而无力，笔者最常用李东垣清暑益气汤加减，用1周左右即可见效。

凡处于水乡、湿地者，更应详察其有无湿症。外感湿邪，常伤于肌表经络，其原因或从雨雾中而得，或从地气潮湿中而得，或上受，或下渍，或全身冒犯。感受外湿，当以解肌法微汗之，可用麻黄杏仁薏苡甘草汤加减。兼风者，应微微表散，可用羌活胜湿汤加减；兼寒者，佐以温药，即用九味羌活汤化裁；兼热者，佐以清热药，可用四妙散加减。以上为笔者对于外受湿邪常用治法。内生湿邪，留于脏腑者，多从饮食中而得，如膏粱酒醴、甜腻厚味及嗜茶瓜果之类，皆能导致内湿，治法不外宣发肺气，可用香薷饮加减。通利膀胱，可用导赤散加减。健脾燥湿，可用平胃散加减。以上为笔者治疗内湿大致方法。人体禀赋，阳气偏盛，感受湿邪，易从火化，而成为湿热之证。人体素常阴气偏盛，感受湿邪，易从寒化，成为寒湿之证。治疗湿病，必须察其体质，顺从阴阳，辨证治疗。用药之法，常用化湿、燥湿、利湿、以风胜湿等法。湿热证，当用苦辛寒药，如黄柏、苍术、滑石、竹叶之类。寒湿证，当用苦辛温药，如白术、茯苓、乌头、威灵仙之属。凡湿邪皆可用淡渗利水之药，也即前人所说"治湿不利小便，非其治也"。偏于寒湿，可用以风胜湿之药。至于甘酸腻浊之品，为湿病所禁。湿邪为病，变化较多，表现不一。笔者于1987年出门诊时，在其1年门诊统计中，与湿邪相关的病证最多，有湿温、瘾疹、泄泻、呕吐、水肿、淋证、眩晕、痹证、痿证等。杂病湿邪为病，主要病机为脾虚湿盛。

如人体素有阴虚、阳虚、气虚、血虚者，一旦感受六淫之邪，而获感冒，外邪必然因体质不同而发生不同变化。治疗时，须顾及正气，例如，阳虚之人应在温阳基础上运用解表药，再造散之类即是。阴虚之人患感冒，须在养阴基础上，加用发表散邪药，诸如加味葳蕤汤之属。气虚者，顾及其正气，可用人参败毒散。血虚者，须顾及其血，可用逍遥散加减。此外，感冒一病常有挟湿、挟食、挟痰之证。九味羌活汤加减，即是感冒挟湿之方。若见挟食可用保和丸加减。若为感冒挟痰者，可用二陈汤加减。

感冒与伤寒、温病三者皆可因感受六气而致病。伤寒是风寒为病，温病是风暑湿燥火为病。而应温反寒的寒邪为病，也隶属"温病"范畴。六淫之邪皆可致感冒，只是邪气轻浅不同。伤寒、温病、感冒三者病因大致同类，至于其区别，感冒较伤寒、温病为轻，而伤寒、温病发病较重。感冒之病，为六淫之邪，或由肌肤感受，或由口鼻吸入，其病始于表，重则伤于肺，只有变证，而无传经之患。伤寒感受风寒之后，邪传六经，故用六经辨证。温病邪居三焦，且涉及卫气营血。故其辨证为卫之后，方言气，营之后，方言血。也有用三焦辨证者，肺卫心营居上焦，卫后应传于气，但未传于气，而传于心营，故有逆传心包之证，进而传入中焦脾胃，再则传入下焦肝肾。此外，有感受疠气之瘟疫，疠气为天地秽恶之气，多从口鼻吸入，直行中道，输布三焦，非比伤寒六经可汗、可下。临床有胃肠感冒一病，其证候主要为呕吐、泄泻，此感冒归纳在脾胃病中。

瘟疫与温病不同，乃感受天地之疠气而发病。其发病，长幼传染，病发一方，病情相类。温病，为感受四时之常气而发病，每为单发，病情多变。喻嘉言认为，瘟疫治疗以逐秽为第一要义，上焦如雾，升而逐之，中焦如沤，疏而逐之，下焦如渎，决而逐之，并以解毒兼之，营卫既通，乘势追击，勿使潜滋。这是喻氏治疗瘟疫之大法。叶天士说：疫邪从口鼻吸入，上焦心肺先受，如喉哑喉痛，口糜口燥，先入于肺，渐至神昏，舌绛者，邪由肺系干于心包络。故初病喉痛舌燥，最怕窍闭神昏，叶天士指出，清解中必佐芳香，宣窍逐秽，如犀角（现以水牛角代）、金银花、石菖蒲、郁金之类，兼服至宝丹，以内通心窍；又说疫邪伤人，受邪后，三焦均可传变，初期由卫及气，久则渐及于营，由营及血。瘟疫之邪，初在上焦，继而中焦，继而下焦。依三焦上、中、下传变，愈热愈结，治疗宜泄其亢盛之火，解其疠疫之毒，护其被灼之阴，分其三焦之症而治之。然恐性速，直走下焦，宜用清扬理上，用安宫牛黄丸之类。根据病位、病因、病势、正邪盛衰，而立法制方。吴又可又提出瘟疫邪入膜原之说，瘟疫舌苔白如粉者，当用达原饮一方。兼看并发何经，如兼太阳经加羌活；兼阳明初入者，加白虎汤；入阳明里者，兼阳明腑证，加承气；兼少阳者，加柴胡。瘟疫在上焦，有大头瘟、捻颈瘟；在中焦，有瓜瓢瘟、疙瘩瘟；在下焦，为绞肠瘟等。其治法，当宗河间三焦立论，分心营肺卫，用辛凉之药，清热解毒，是为正治。

笔者在治疗痹证时，常用九味羌活汤加减，见后痹证再叙述。

四、表里实热证——防风通圣汤加减

药物 防风、荆芥、麻黄、桂枝、石膏、滑石、当归、栀子、大黄、白芍、薄荷、黄芩。

主治 发热恶寒，甚至憎寒壮热，口干喜冷饮，饮水不多，头痛身痛，腹部胀满，大便不能，舌苔黄厚，脉浮数。此症是表里俱热之实证。

效验 1965年秋末，王某，女，年五旬。素体健康，因冒雨后受凉而致头痛，恶寒发热，腹胀满，不欲饮食，大便5日未行，舌苔黄厚，脉洪大有力。体温38℃。证为正气旺盛，邪气胜实，正邪交争，表里俱实之证。当地条件有限，饮片不足，不能投汤药，遂用防风通圣丸（水丸）半合，加水一碗半，煮取一碗，顿服。服后自觉身痛、头痛减退，身体轻快。但腹胀、便秘仍在，4小时后又煮另半合防风通圣丸，煎法同前，顿服。服后约3小时，大便得通2次。诸症悉退，身体困乏，进入睡眠。次日疾病痊愈。

编按 刘完素擅长治疗火证。本方是刘完素治疗内外皆热之外感实证代表方剂之一，也治热邪发斑，三焦火实。防风通圣散，解表用防风、麻黄、薄荷、荆芥；清里用石膏、滑石、黄芩、栀子；当归、白芍可和血；原方还有白术、桔梗、甘草，调荣卫。本方能使表里通达，所以也称双解散。有人将本方用作治疗四时感冒的主攻之剂。冬寒、春温、夏热、秋燥，凡三焦皆热，表里俱实之证，皆可用之。一般用原方一两，加葱、姜、豆豉煎服之。壮人用一两半，弱者用半两。笔者用煎煮丸法，亦是取此之义，只是未用葱、姜、豆豉之物，可见也收到理想效果。

1993年，笔者跟随王德光老师学习时，见其对一表里俱实之热证患者用防风通圣汤。王老说，本方用之得当，疗效很明显。王老曾以本方治疗一感冒发热（39.5℃），表里皆实的患者，1剂而热退，2剂痊愈。

五、感冒发热十余日不解——秦艽鳖甲散加减

药物 秦艽、鳖甲、地骨皮、柴胡、青蒿、当归、知母、乌梅、白花蛇舌草、鱼腥草。

用法 水煎，日服3次。

主治 外感后，骨蒸壮热，发热不退，五心烦热，周身酸痛，四肢无力，纳食减少，语声低弱，呼吸短促，舌质红，舌体瘦，苔薄白，脉细数。

效验 2007年冬季，吴某，男，三十余岁。感冒发热，体温38℃左右，持续不下，用

抗生素已 2 周余，热仍不减，自诉发热时，先自心中烦热，上午、下午皆有发作，常自汗出而解。每次发热约半小时。发热不伴恶寒，因热而身心难受，服用退热西药而热退。纳食尚可，夜寐正常，周身无力，神疲肢倦，舌苔薄黄，脉沉数无力。用本方加牡丹皮、焦栀子。投 3 剂而痊愈。

编按　感冒发热，日久不退，须详察。"伤风不醒便成劳"，"不醒"系指感冒虽经正确治疗，2～3 周仍不痊愈。感冒症状时较时重，反反复复，不能彻底解除。在这种情况下，必须排除肺痨、系统性红斑狼疮、风湿热、急性白血病等，方可按中医发热辨治。本方以治风劳为主，有关《秦艽鳖甲散加减退热降温治验》已公开发表，这里不再重叙。《伤寒论》约有八十余条条文。其中病程 10 日以上者约 14 条。而这 14 条，又有一半仅提示辨证，无方药。绝大多数伤寒病证，在 2 周以内痊愈。持续发热十余日者，选方较多是大柴胡汤、小柴胡汤，其次是调胃承气汤，少数用五苓散。临床观察所见，此类发热，属少阳小柴胡汤证较多，其次为秦艽鳖甲散证，还有部分为补中益气汤证。王德光老师用本方治疗感冒发热，持续不解，达 17～18 日以上，此种病例较多，收效甚佳。王老还曾强调，方中加用鱼腥草、白花蛇舌草，能增强疗效。

风劳当属"虚劳"范畴。虚劳，因工作紧张，心理压力较重，劳心或劳力过度而成。虚与劳有异，虚指素常体质虚弱，劳为劳心或劳力太过。虚有一时之虚，如大病后体虚，或服药不当，正气被伤，或饮食不当，或失血过多等。有平素体弱，虚证已久者，如有生以来者，先天不足，或后天失养，脏腑气血不足。劳是体力、脑力使用过当，连续耗精伤神，或体力过度透支，损伤正气。因而，劳者主要为精伤而气损劳伤，虚者主要为气弱而精微虚羸。虚有阴阳、气血、脏腑之不同，劳有体力、心理损伤微重之差异。虚上加劳，即是虚劳。由此可见，虚劳大体上是因虚致劳，因劳致损的病变过程。《难经》认为，虚损之病，有自上而下传变者，由肺虚及心，心虚及脾，脾虚及肝，肝虚及肾，始于肺气虚，而终于肾阳竭。亦有从下而上传变者，即从肾开始，通过逆传，至肺而终。《诸病源候论》用五劳、七伤、六极来概括虚劳。五劳指志劳、思劳、心劳、忧劳、疲劳；七伤是脾伤、肝伤、肾伤、肺伤、心伤、形伤、志伤；六极为气极、血极、筋极、骨极、肌极、精极。虚损与劳瘵不同，虚损自上而下，或自下而上传变；劳瘵是积年染疰，与慢性传染病类似，传变不一，若究其根，常为心、肺、肝、肾、胃、肠等脏腑被虫菌所噬。其治疗若专取用杀虫之法，治疗痨瘵，则更伤于正，犯虚虚之忌。而只用补虚扶正之法治劳瘵，诸如补虚固本、益元气、养阴血之类，不能绝劳瘵之根，二者应灵活辨证施用。今日所指肺痨，常归于"劳瘵"范畴。临床常见阴虚咳嗽，虚火上炎，暮热骨蒸，五心烦热，咯血心悸，自汗，脉细数等症，每予琼玉膏、百合固金丸、人参蛤蚧散等治疗。假若投建中汤、肾气丸等补阳之品治疗，非但无效，而且辛温之药更伤其阴，可使病情加重。治虚劳宜遵《内经》"形不足者，温之以气；精不足者，补之以味"。阴阳、气血俱不足者，当调以甘药。治损宜遵《难经》，损其肺者益其气；损其心者调其荣卫；损其脾者调其饮食，适其寒温；损其肝者缓其中；损其肾者益其精。五劳所伤，若有干血，而成瘀血内停者，当用大黄䗪虫丸治疗。大黄䗪虫丸，若用之得当，可有"起死回生"之效。劳之耗损心血者，用天王补心丸加减。肺气虚者，用补肺汤加减。中阳不足者，用黄芪建中汤加减。脾气虚者，用参苓白术散加减。若脾虚寒盛者，用理中汤加减。肝血虚者，用补肝汤加减。肾阴虚弱者，用河车大造丸加减，或六味地黄丸加减，或左归丸加减。肾阳虚损者，用附子汤加减，或八味地黄丸加减，或右归丸加减。至于近世治劳证，每用紫河车、西洋参、黄精、巴戟天、枸杞子、天冬、麦冬、莲子肉、生地黄、地骨皮、女贞子、龟板胶、鹿角胶、石斛、生晒参、百合等味，此类药物，均不出补阴、补阳、益气、养血范围。前人曾认为补肾不如补脾，又有人认为补脾不如补肾，补何为当，必以辨证施治为固定原则。

脉生于心血，应于心而动，其动必赖乎心之阳。《金匮要略》说："脉大为劳。"素体虚弱，又被劳心或劳力所伤，若有心阳损伤，或心阴耗损。心阳伤，则阳气外浮；心阴伤，则阳无所依，病至于此，则可见脉形宽大无力之象。张仲景所言脉象，多为论述病机。"脉大为劳"，意为虚劳，主要为阴阳不足，气血虚弱。其脉举之宽软而无力，极为虚弱。《金匮要略》曰："虚极亦为劳"，脉象极度虚弱无力，每为真气大衰，元气不固之兆。但须注意，若患者极度衰弱，脉象无力而微细，此类病证为难治，不可过用克伐之药，应每时每刻顾及元气。阴阳俱虚，发热不止者，预后不佳。脉象中，虚脉与芤脉、散脉、涩脉不同，虚脉久按，虽然无力，但尚有根，不似散脉之重按而不清晰。虚脉，中取、重按皆有，但弱而无力，不似芤脉之豁然中空，按久渐出。涩脉，往来不流利，如刀刮竹，举按皆同，而且短细，不大。虚脉与弱脉亦异，弱脉为沉而细软。

第二章　咳　嗽

一、风热犯肺证——桑菊饮加减

药物　桑叶、菊花、桔梗、连翘、杏仁、鱼腥草、大青叶、前胡、大贝、重楼、白花蛇舌草、黄芩、板蓝根。

用法　水煎服。本方以轻煎为宜。大火煎 10 分钟。轻症日二服。重症日四服，昼三夜一。

主治　外感风热，发热咳嗽，咽中痰鸣，咽干咽痛，呼吸短促，舌质红，舌苔薄黄，脉浮数。

效验　1998 年春，钟某，男，5 岁。患伤风咳嗽，鼻塞流涕，涕黄痰黄，身有微热，舌苔薄黄，脉浮滑数。体温 38.5℃。证为风热犯肺，肺失清肃。每剂水煎 3 次，每日 3 次饭后服。3 剂痊愈。

编按　咳嗽，古医书中亦作"欬嗽"。对于咳嗽的解释，《增补内经拾遗方论》说："欬从亥，亥者，有形之物也。故果核，草荄，皆从亥。复有隔阖之义。嗽字，从束从吹，此古人制字之妙。"意为有物（如痰），从而产生"咳"声音，即咳为声音。一束气流从气管中吹过，为之为嗽，嗽是咳的产生机制，咳为嗽的发生原因及结果，合而是为咳嗽。

《古今医彻》说："咳嗽，微疾也。连绵不已，则又痼疾也。夫岂容渺视哉。"此言很有道理。咳嗽是一小病，一些人认为，可以不治而自愈，于是每每等其自愈，而不用药物治疗。痼疾之肺胀、肺积、肺痨等，开始大都表现为咳嗽，若被漠视、轻视，其真实病情易被忽视，久久不止，而成为难愈的痼疾，以至危及患者生命。咳嗽虽有内伤、外感之分。然临床所见，十之八九为外感咳嗽。内伤咳嗽，每因感受外邪而诱发，开始即为纯内伤咳嗽不多见。所以对于"咳嗽"一证，应先辨清其风热、风寒、风燥，然后再察属于新感，或是故疾，最后定其内伤、外感。

本方系《温病条辨》之方，原方云："身不热但咳者"，本方主之。然而，即使有发热，运用本方亦可使发热退，咳嗽止。感冒初始，有微咳，属于风热犯肺者，可用之。表证仍在者，发热微恶寒，亦可应用之。笔者体会，加减桑菊饮用之越早，效果越好。对于风温犯肺，风热感冒伴咳嗽者，皆可应用之。本方具清热解毒，清肺止咳作用。

吴鞠通立本方的目的是，用辛凉轻剂治疗邪在上焦的温病咳嗽。以区别一般通用温肺止咳之方。笔者的导师钟育衡教授，于 20 世纪 30~40 年代在哈尔滨市曾有"小儿王"之称。钟老治疗小儿咳嗽，最常用方是桑菊饮加减，并且每每收到良好效果。桑菊饮主要治疗温热之邪，在上焦气分的咳嗽病证。本方是辛甘化风，辛凉微苦之剂。肺为清虚之脏，微苦则降，辛凉则平，上焦气分的风热之邪，最适于本方。对于小儿肺炎咳嗽，钟老首选桑菊饮加味，获效频多。吴氏用本方原意，是治疗病情不重，身体不热，风伤肺络之咳嗽。钟老实际应用，远非如此。通常，肺炎开始即有发热（体温可达 39~40℃），至于恶寒，或仅是微有，或无恶寒之症，病情通常比较沉重。临床表现为头昏，嗜睡，神志委靡，恶寒轻，发热重，或只发热，不恶寒，咳嗽，痰多，咽中痰鸣，口干，咽干咽痛，舌苔或白或黄，其中咳嗽、发热是最主要症状。此属风温犯肺，治宜辛凉解表，清肺止咳，用桑菊饮加减。桑菊饮方中，桑叶善清疏入肺之风热；菊花散风热，清头目，能清解在表之风热；杏仁治上焦风燥，长于止咳定喘；连翘轻清上浮，除肺经之风热；薄荷轻清凉散，辛开苦泄，宣散风热，开肺化痰；芦根甘寒清肺润燥，救肺液而清邪热；甘草清热解毒，善治咽痛；桔梗开肺化痰止咳，性寒能清热。若出现咳逆喘促，于本方加麻杏石甘汤。笔者用本方时，去薄荷，加大青叶、浙贝母、前胡加强其清肺化痰之作用；加黄芩、板蓝根、白花蛇舌草，增添其清热解毒功能。

在反复呼吸道感染患者中，有表证咳嗽者，笔者亦最常用本方，效果也较显著。笔者曾治一例肺炎初愈患者，不到1周又复感受温热之邪，呈发热、恶寒、咳嗽之症。其舌苔薄白，脉浮数。该患者为大病初愈之后，正气尚弱，再感风热之邪，邪犯于肺。虽然仍在住院，家属不同意用西药，所以请中医会诊，笔者于诊查后，对病情分析如上。遂投本方2剂，服法、煎法同前。2日后，外证悉退。

二、痰热壅肺证——师承止嗽白鱼汤

药物　鱼腥草、炙桑白皮、前胡、麦冬、半夏、杏仁、桔梗、大贝、黄芩、莱菔子、白花蛇舌草。

主治　感冒咳嗽，日久不止，痰多色白，咽中痰鸣，或口干，胸中闷热，舌苔薄白或白厚少津，脉滑或沉数。

效验　2016年春，陈某，男，年九旬。3年前患中风，以致昏迷卧床，不省人事。1个月前因肺感染而住院治疗。尽管多方治疗，效果不甚明显，曾有呼吸科专家会诊认为，该用药物均已用，该用的处置均已用，只补充一条即气管切开。遂找中医会诊，经检查，患者卧床，神志不清，呼吸平稳，鼻孔留置鼻饲管，面色红润，时有咳嗽，痰鸣，舌苔黄厚，左手脉滑数，右手脉无（抗日战争时，枪伤所致），两足趺阳脉浮滑数有力。证为风热犯肺，日久不愈，灼津生痰，痰热踞肺而致。用上方，每日1剂，每剂水煎2次，共取300ml，去滓，将药汁再煎成100ml，分2次温服，从鼻饲管注入。先后共用8剂，疾病痊愈。

编按　本方是笔者的导师王德光老师所制，为治疗肺感染、急慢性气管炎的主方。王老用本方时，对于小儿，方中鱼腥草用量仍是50g。对此笔者曾向王老请教，王老说："鱼腥草产地四川，可食用，说明鱼腥草无毒，药食同源。另则，从临床经验看，这种用量，疗效较为理想，且无毒性反应。"原方中，尚有生地榆30g，对此笔者也曾求教于王老："有的书籍记载，地榆可致肝坏死。老师如何看？"王老说："数十年临床中，成人用量一直为30g，尚未遇到有肝损伤病例。本方用于外感咳嗽，是安全的，并且无任何不良反应。"而笔者在用本方时，心有余悸，一般情况下，均减掉生地榆，只是当患者舌质呈现绛色时，考虑病情，将累及营血，方加清热凉血之生地榆。

咳嗽与肺的宣肃功能相关。《素问·阴阳应象大论》说："天气通于肺"，肺赖肃降以吸天之清气，又靠宣发以呼出体内浊气。宣肃配合，呼吸流畅，以完成清浊交换，吐故纳新。一旦宣肃功能异常，便产生咳嗽、哮喘等疾病。宣肃失司的病因，可分为内伤和外感两大类。外感咳嗽由风、寒、暑、湿、燥、火而引发。六淫之邪，内传于肺，肺失清肃，气机不畅，外症可见鼻塞流涕、恶寒、发热，内则有咳嗽、咳痰、气喘等症。内伤咳嗽，可由肺气虚损，无力宣发肃降而致，其症可见倦怠懒言、神疲气短、咳声低弱或腰酸乏力。若虚中挟实，每有痰饮犯肺，肝火犯肺，而致肺失宣降，清肃失职，症见胸闷气促、咳嗽痰多或口干口苦等。总之，肺为清虚之脏，只受得本然之正气，而受不得外来的浊气；只受得脏腑之清气，而受不得脏腑之病气。凡六淫邪气，疠气瘟疫，内生病气，包括脾肾两虚、痰湿水饮、火郁血滞都可以是咳嗽的主要病因病机，可知咳嗽的病因病机比较复杂。王德光老师曾说："内伤之咳，亦常兼外感"；并认为入冬即发老年慢性支气管炎者，往往在内伤的基础上，每兼外感。此时首宜辨清正气盛衰。虽正气虚而邪气盛者，治宜先去其邪，邪去再扶正，或在驱邪方中，稍加扶正即可。笔者理解是内伤咳嗽兼外感，当为内外合邪，此则一是新感引发内伤之咳，至虚之地，便是留邪之所，素有肺气虚弱，易于反复感冒，其至气候每遇交替更变，即感受外邪，进而咳疾发作，此咳嗽，其来也速，其病也重。此宜本方加黄芪，佐以补益肺气。二是内伤咳嗽，日久未止，其间复有新感外邪。"邪之所凑，其气必虚。"外邪侵袭的一般情况是，壮者，气行则已，虚弱者，著而为病，况且内伤咳嗽过程中，肺气虚损，表气不固，易感六淫之邪，无论从肌表而入，亦或从口鼻而入，其结果是相同的，即咳嗽更加严重，本方应予选用。若伴肺之阳气不足，酌加人参、黄芪。伴短气，呼吸不畅者，加白果、厚朴。伴阴虚者，酌加生脉饮。三是外邪侵袭，与体内病理产物相搏结，如痰饮、水湿、瘀血等，内犯于肺，肺气不利，以致新感引动伏邪，素有痰饮者，予本方加陈皮、茯苓等。素有水湿者，用本方加茯苓、车前子等。伴血瘀者，用本方加桃仁、红花之类。四为感受外邪，邪气在表期间，失治误治，肺气被伤，邪气入里，表邪未尽，致既有表证，又咳嗽不止。此当分正邪虚实，痰盛热盛，热盛者用本方加连翘、石膏之属。正气虚者加人参、黄芪之属。痰多者加瓜蒌、海石之类。邪实者加枳壳、厚朴之属。五为肺有素疾，如肺痨、肺胀、肺积，复感外邪，内犯于肺，形成内外合邪，素有肺痨者，用本方加蜜百部、夏枯草、功劳叶之属。素有肺胀者，用本方加苏子、白芥子之类。凡此之类，尚应着眼于正气盛衰，正盛则邪易退，正衰则邪易进，邪之进退关键是正气盛衰，在正气不足时，应加人参、黄芪，如有阴虚可加沙参、麦冬、天冬等。阳虚者可加干姜、制附子之类。

　　王德光老师拟此止嗽白鱼汤，不仅治疗外感咳嗽，亦治内伤咳嗽及内外合邪之咳嗽。王德光老师说："余尝在治疗内伤咳嗽之前，先用自拟止咳嗽（即本方）之方，以顿挫病势，使病情得到缓和，缓解，然后再缓补脾肾。"水煎服，每剂水煎 2 次，共取药汁 400ml，分早晚 2次温服。一般用 3~6 剂即可。本方重用鱼腥草，其次为白花蛇舌草，以清热解毒为首，尤宜于外感邪从热所化，或感受温热之邪。方中又以化痰药为多（方中 14 味药中，有 11 味具有化痰作用）。王旭高在治疗咳嗽时说："以余验之外感风寒，内伤精气，总不离痰饮，以痰饮为致咳喘之根也。"而痰饮与脾肾关系极为密切。脾虚则聚湿生痰，肾虚则水泛为痰。王老指出外感治愈后再治脾肾，就是这个道理。也就是本方治疗咳嗽的根本机制所在。

　　肺为娇脏，不耐寒热。治疗肺热咳嗽，故当用寒凉。若过用寒凉亦能伤肺。临床每见咳嗽久治不愈，越用寒凉止咳药，其咳嗽越甚。此即过用寒凉之原因，而此时用温肺止咳药可迅速好转。王老之方虽多为寒凉之品，若遇咳嗽有肺寒之象，方内加入紫菀、款冬花，亦有温肺止咳之药，以免受过寒凉之弊。

　　《素问》《灵枢》未曾论及"痰饮"。《金匮要略》论述"饮"症多，而论述"痰"者少。《备急千金要方》《外台秘要》等著作中，论述"痰""饮"几乎各占半数。唐代之后，逐渐论"饮"者减少，而论述"痰"者渐渐增多。痰饮与饮食密切相关，饮食入内，脾胃之气旺盛，可以顺利消之、化之。饮食不停滞，则形不成痰饮之类病证。凡注重养生者，饮食冷热有节，饥饱有度，用量适中，脾胃毫无饮食所伤，水谷精微，升降有序，无饮可留，无痰可生。因此，痰饮之疾，很少发生。汉晋以来，酒肉渐增加，进食无制，寒热失调，脾胃被困，于是便痰饮之疾渐多。唐宋之后，烹茶之术逐渐多而精，尚能导致饮邪不留，运食不滞，故仍痰少饮多。唐宋以后，饮茶不断推广，成痞渐多，饮病增加。鱼肉煎煿，五味增其美厚，于是痰病见多。尤其清朝以来，嗜烟草者（见《本草纲目拾遗》）逐渐增加，火气虽微，内攻有力，为咳为喘，变化多端。临床所见，不少疾病与烟酒相关。烟酒性热，灼津生痰，痰阻气机，气随痰结，病证不一，但治法以行气化痰为主，如二陈汤加减。若痰与热相合，当化痰以清热，可用小陷胸汤加减。实痰、老痰可用攻逐之法，方用礞石滚痰丸加减。正虚痰郁，宜补虚化痰，方用六君子汤加减。寒与痰结，当用温化寒痰之法，用金沸草散加减。

痰饮是致咳喘之根，新起咳嗽日久不止，或新咳引起肺之宿疾，而咳嗽日盛者，或痰虽少而脉象见滑，或舌苔厚腻者，均宜用本方加减治疗。因此，治以化痰为主，可去咳嗽病证之根。属于饮邪，可用苓桂术甘汤，或金匮肾气丸加减。

三、寒邪犯肺证——麻黄汤加味

药物 炙麻黄、金沸草、杏仁、炙甘草、白前、紫菀。

主治 咳嗽日久不解，喜热畏寒，咳痰清稀，色白，手足寒凉，无汗，遇寒凉则咳嗽加重，闻异常气味亦咳，舌苔薄白，脉沉缓。

效验 2013年秋末，于某，女，45岁。咳嗽一月余。一个月前因肺炎而住院治疗，静脉滴注消炎药，口服清热止咳药，2周后病情减轻，只是咳嗽不止，又继服清肺止咳汤药，痰由黄转白，病仍不解，昼轻夜重，痰多色白、清稀，不易咳出，活动自如，神清气旺，舌苔薄白，脉沉弦。此属咳久，过用寒凉，而致寒伤于肺。用本方4剂，咳止痰消而痊愈。

编按 感冒咳嗽，初起每用清热解表、清肺止咳、清肺化痰等法，而这些方法均离不开一"清"字，凡用清法，离不开寒凉之品，若过用寒凉药，药物本身即可伤肺。因而出现每用寒凉药物止咳嗽，咳嗽非但不止，反有加重之势。前人有"治咳不远温"之警句，对于久咳不止者，先仔细询问用过何种止咳药，若所用药皆是偏凉之物，便须用温肺止咳之法，亦可选本方。另则感受寒邪，初起有咳嗽、痰白清稀、恶寒无汗、头痛身痛等症，用本方既可疏散表寒，又可温肺止咳。

对于上述三方，笔者的应用是：外感温热之邪，或外感寒邪，邪从热化，内犯于肺，而发咳嗽。无论外邪已解，或未解，证为风热犯肺，皆可用桑菊饮加减，桑菊饮是首选之方。若外邪已解，咳嗽数日不止（咳嗽持续1周以上者），痰多色白，或色黄，证为痰热犯肺，用止嗽白鱼汤。若咳嗽兼有寒象，或过用寒凉药物，或感受风寒之邪，证为风寒之邪伤于肺，可用麻黄汤加味。不过因感受寒邪而咳者，临床遇之少之又少。

麻黄汤是治疗太阳经伤寒病正方，而汪切庵《汤头歌诀》说："伤寒太阳表症无汗，用此发之，麻黄善发汗，恐其力猛，故以桂枝监之，甘草和之，不令大发也，按桂麻二汤虽治太阳症，而先正每云皆肺药，以伤寒自皮毛入，而桂麻又入肺经也。"本方除主治太阳伤寒外，前人还用本方治疗其他疾患，尤其是风寒束肺，邪在表者。如柯韵伯用本方治痹证，他说："予治风冷哮，与风寒湿三气成痹等证，用此辄效，非伤寒一证可拘也。"《备急千金要方》治疗八风五痹之小续命汤，即由本方加味而成。《肘后备急方》曰："治卒上气，鸣息便欲死方，即本方捣末，温汤服方寸匕，日三。又治卒上气，气不复报，肩息方，即本方，方后云，有气疾者，亦可捣药作散，长将服之。"可知葛氏治疗由于寒邪袭表，而出现喘证者，推荐用本方治疗。因寒而致瘾疹之类，亦主张用麻黄汤治疗。《小儿药证直诀》主张，麻黄汤治伤风发热，咳嗽喘急，若无汗者，宜服之，即本方用量根据儿童大小加减。《医宗金鉴·儿科》对于暴喘证亦用本方加味治疗。

素有肺寒，阳虚内寒，感邪后，邪从寒化，咳嗽较重，痰多色白，恶寒不甚者，每选用止嗽散加减治疗，药用紫菀、白前、前胡、炙百部、荆芥、杏仁、桔梗、款冬花、金沸草等。热邪未尽者加黄芩，效果亦佳。以前方中常用马兜铃，而近几年发现马兜铃可损伤肾脏，临床已基本不用。罂粟壳止咳嗽很有效，笔者治疗咳嗽时亦曾用过，确实可以迅速止咳，因此物只能止咳，不能化痰，咳嗽痰多者禁用，以免咳嗽止而痰留于内，否则后果尤为严重。且罂粟壳不宜久服，以免依赖成瘾，危害更重。因此，现在已很少应用。

四、肺燥证——清燥救肺汤

药物 桑叶、枇杷叶、麦冬、太子参、黑芝麻、沙参、杏仁、瓜蒌、大贝、旋覆花、百合。

主治 咳嗽，喉咽不利，无痰，口唇干燥，多发于秋燥时节，舌红少苔，脉沉弱。

效验 1996 年秋，王某，男，年近五旬。终日劳累，偶感受外邪，开始用西药除咳嗽，余症皆退。又 1 周后，咳嗽仍在，动则胸闷，气短，痰少，口干，全身乏力，舌苔薄白少津，脉浮大。服上药 7 剂，咳止，体力渐复。

编按 本方是喻昌之方。喻氏用之治疗燥邪伤肺。喻氏说："诸气膹郁之属于肺者，属于肺之燥也。而古今治气郁之方，用辛香行气，绝无一方治肺之燥。诸痿喘呕吐属于上者，亦属于肺之燥也。而古今治法，以痿呕吐属阳明，以喘属肺，是则呕与痿属之中下，而惟喘属之上矣。所以千百方中，亦无一方及于肺之燥也。即喘之属于肺者，非表即下，非行气即泻气，间有一二用润剂者，又不得其旨矣。"于是喻氏根据缪仲醇甘凉滋润法制定了本方，名为清燥救肺汤。肺主气，损其肺者益其气，用太子参，甘平益气养阴，补养肺气，滋润津液；用百合、沙参、麦冬、黑芝麻，养肺阴，润肺燥；用桑叶宣发肺气；用枇杷叶肃降肺气。肺气得行，而不郁滞。原方中减石膏，肺火不甚，可以减之，若肺火炽盛，必当用之。用百合易阿胶，免阿胶腻滞，以增强育阴之功。减甘草，以避药力减缓，可使润燥养阴之力更强。笔者用本方治疗肺燥咳嗽，多获良好疗效。

凡感外邪，症见微有咳嗽，口干痰少，余无著征，其病较轻者，每以本方治疗。肺主皮毛，邪从外袭，内伤于肺，故见咳嗽。肺燥阴虚，则口干痰少。若舌质红而少津，舌苔薄，或无苔，脉沉细者，服用本方，收效亦速。

咳嗽一证，虚实皆有，当详审病因病机，勿犯虚虚实实之过。若久咳不止，伤阴生热，肺受火刑，水源涸竭，每多难治。感冒后咳嗽不止，而余证悉退，属于余热未尽，稽留于肺。宜滋养肺阴，兼清余热。其咳嗽自止，加象贝、麦冬、沙参、石斛、天花粉、茯苓、杏仁、桑白皮、白木耳等或加生地黄、玉竹。

五、风邪伤肺证——杏苏散加减

药物 苏叶、杏仁、羌活、前胡、薄荷、陈皮、半夏、桑白皮、白前、桔梗、枳壳、葛根、茯苓。

主治 或受风寒，咳嗽痰白清稀，喜热恶凉，四末清冷，无汗身痛，头痛，舌苔薄白，脉沉紧。

效验 1996 年早春，叶某，女，年近五旬。因着凉，进而出现咳嗽，痰白易出，恶风头痛，舌苔薄白，脉沉紧。喜饮温热水，饮水不多。服用本方 5 剂。每日 1 剂，每剂水煎 3 次，分 3 次饭后服。3 剂后咳嗽即止。枳壳、桔梗行肺气，以防气郁痰结，用杏仁、白前止咳化痰，故而伤风咳嗽最为相宜。

编按 本方是参苏饮的变方，参苏饮用于治疗体虚之人，外感风寒，而见头痛发热，憎寒咳嗽，涕唾黏稠，胸膈满闷，脉弱无汗等症。原方有人参、苏叶、葛根、前胡、陈皮、枳壳、茯苓、半夏、桔梗、木香、甘草、生姜、大枣。凡风寒伤肺，正气不虚者，去人参。风寒袭表，见恶寒发热、头痛身痛者，以苏叶、柴胡、葛根以疏散外邪。肺受风寒之咳嗽，每有清稀白痰，用枳壳、杏仁、桔梗、桑白皮、薄荷，降肺逆，肃肺气，止咳化痰。

　　痰邪犯肺所致咳嗽，证候较为复杂。风邪痰饮犯肺，可见憎寒发热，鼻塞，头痛，胸满气急，或咳或喘，口不渴，舌苔白润，右寸浮滑，或沉伏而滑。此为风邪痰饮，伤于肺系，属于风邪袭表，肺有寒痰冷饮，宜用本方加减。如舌苔白燥，口渴，邪有化热之征，本方加象贝、黄芩。若风热痰邪内郁于肺，而出现发热，微恶寒，胸闷气逆，咳嗽痰黄，痰不易出，口干，口渴，舌苔黄而少津，或起白刺，脉浮数，或滑数。此为风热客肺，灼津生痰，用本方减羌活、白前、苏叶，加黄芩、瓜蒌、连翘，以祛风化痰，清热降肺。若为温病，神昏谵语，目睛微定，或舌謇语涩，舌尖赤，苔中黄白而燥，此为痰热逆犯心包，可用安宫牛黄丸，或用郁金、石菖蒲、天竺黄、川贝母、钩藤、淡竹叶之类，水煎送服安宫牛黄丸。若是络中痰湿，见发热，脘闷，胸胁肩背皆痛，此为痰湿居于肺胃之络，痰气交阻，络脉不畅，故痛，宜小陷胸汤，加桑枝、钩藤、蒺藜、木瓜、僵蚕、枳壳等化痰通络。若是温邪解后，见肢体活动受限，时而麻木不仁，此属痰入肝络，当以温胆汤加金礞石、瓜蒌、钩藤、地龙、丹参、蜈蚣、全蝎、蒺藜、桂枝、旋覆花之类，以搜风并清入络之痰，佐以活血通络之品。若是温病解后，热势减退，内有伏痰，出现但觉目钝神呆，身重或痛，胸满不畅，此为胃中有伏痰，脉沉伏，或沉滑，宜二陈汤加枳实、瓜蒌、竹茹、佛手、香橼，以豁痰和胃。若是温病胸闷，寒热模糊，恶心不渴，中焦内蕴痰湿，用二陈汤加枳实、厚朴、紫苏、苍术之类和胃化湿清痰。若温病解后，或伤寒解后，或疹出之后，余热尚未尽除，目睛微定，不欲饮食，胸脘痞闷，舌质淡红，舌苔厚腻，脉沉滑，皆属于痰湿凝滞中焦。若下眼睑色黑，亦为痰湿郁结，宜用二陈汤加枳实、佛手、香橼、白豆蔻、佩兰。如发热胸闷，咳嗽气急，痰多色白，中焦积痰，宜燥润并用，可用清气化痰丸加减（胆南星、半夏、橘红、杏仁、瓜蒌、枳实、茯苓、黄芩等），加天竺黄、海浮石、浙贝母之类。

六、肾虚痰邪犯肺证——麦味地黄丸加减

　　药物　麦冬、五味子、生地黄、山药、山茱萸、茯苓、泽泻、牡丹皮、大贝、旋覆花、天冬。

　　主治　腰膝酸软，咳嗽短气，动则尤甚，昼轻夜重，五心烦热，久咳不止，舌质红，舌苔薄白，脉沉细。

　　效验　2002年秋，卢某，男，40岁。1年前患腰痛，耳鸣，乏力，多方检查未发现阳性病征，多方治疗效果不著，今秋又增咳嗽，痰少色白，夜晚咳嗽较重。诊察，咳嗽，痰白量少，腰酸痛，四肢乏力，手足入暮发热，舌质红，舌苔薄，脉沉细。证为肾阴不足，痰浊犯肺，投本方7剂，每日1剂，每剂水煎2次，分2次早饭前、晚饭后温服。症状大减，又服7剂，服法同前。药后病愈。

　　编按　咳嗽虽有内伤与外感两大类，日久咳嗽不止，多为内伤。其标在肺，其本在肾。肾精不足，虚火上炎，水湿内停，上泛为痰，犯于肺者，发生咳嗽，宜用本方加减治疗。本方由六味地黄丸加麦冬、五味子而成。其适应证为阴虚火旺，咳嗽吐血，遗精潮热，盗汗等症。本方又名八仙长寿丸，柯韵伯说："肾虚不能藏精，坎宫之火，无所附而妄行，下无以奉肝木升生之令，上绝其肺金化之源。"六味地黄丸是治疗肾阴不足最长用之方。适应于肾虚精少，虚

火妄行，下虚上实。本方重在补益，故君生地黄以补肾固本，佐泽泻以疏水导滞，加山茱萸酸收敛阴，用山药以养水培土，茯苓淡渗导水，牡丹皮清相火助水，共滋化源，养生气。加麦冬、五味子酸甘化阴，敛肺止咳，对肾虚久咳，尤有良效。

阴虚之咳症与外感咳嗽不同，阴虚咳嗽有多种临床表现，如阴虚咳嗽，午后或夜间咳甚，或兼咯血，吐血，腰酸膝软，头晕耳鸣，潮热盗汗，遗精，滑泄等。其治疗方法与其他咳嗽不同，可以说是天渊之别。此种咳嗽应清肺金，益水源，壮肾水，制火亢。治疗尤当注意，不可造成五脏偏胜偏虚之害，如伐肝木，不能令脾受伤，从而达到生化之源复行，生生之机健运，加之调摄合理，阴虚咳嗽自会痊愈。

痨证咳嗽一症，始于水亏火炽金伤，说明其生化之源受到抑制，化源既不足，所涉及脏腑亦亏损，真阴既已虚竭，阴火更渐偏炽，肺金受阴火燔灼，阴津更加损伤，肺肾之阴被伤害尤甚，结果形成阴火炽盛，而致肺金与肾水两伤，致使母子俱病，故咳嗽连连，声哑咽痛，用益水清金之法，疗效可见。病至于此，已是五脏之中病及肺、心、肾三脏，其所未受累只有肝、脾。然而金既被火所焚，木亦易伤损，如果木受侵及，脾更易被害。用药时调肝理脾之品，随机应用，以补益其正气，抑制邪气。必须五脏皆应兼顾，视其盛衰，顺势调剂。若颠倒误治，便可更伤五脏之气，出现虚者更虚，实者更实，轻者病情加重，重者必然亡命。千头万绪局面，尤当考虑周全，心小胆大，合理处置。

《金匮要略》说："久咳数岁，其脉弱者可治，实大数者死，其脉虚者必苦冒眩，其人本有支饮在胸中故也。治属饮家。"患咳嗽病（由于痰饮所致）数年未愈，头目眩晕，精神不振，称之为"冒"，因冒眩时发，被冒眩所苦。平素有支饮，经年不解，称为饮家。脉弱为阴气虚弱，多年久咳，肺心两伤，其脉当弱，脉证相符，尚属顺证，故曰可治。若脉象实大滑数，是邪气偏盛，正气不足，病为难治。若脉虚者，为饮邪乘虚，上乘而蔽清阳之气，于是出现苦冒眩症状。冒眩证是由于本虚，或表里俱虚所致。产妇郁冒，其由为血虚而厥，厥而必冒，故治冒多用补剂。如泽泻汤治心下有支饮，其人苦冒眩。误服青龙汤，致气冲，而时复冒者，不可用十枣汤等峻剂。此苦冒虽属支饮，而有久咳之证，其不可用十枣汤，仍当参照泽泻汤，或茯苓桂枝五味甘草汤加减治之。

咳嗽有声，是肺气伤而失其清肃。咳嗽有痰，是脾失运而聚湿生痰。肺失清肃，痰浊内生，是咳嗽产生的病机。六淫致咳嗽，前已述。内伤咳嗽，由痰火所致者，法当清痰降火，选清气化痰汤加减。阴虚内热，虚火上炎而致咳者，其咳嗽以黄昏为甚，治以养阴清肺，方用百合固金汤加减；火旺者，用抑火汤加减。食积伤脾咳嗽，以夜咳为甚者，治在消导理脾，可用保和丸加减。阴虚咳嗽，咳甚于午后，或有咯血，潮热盗汗，入暮发热等，治在清金以滋水源，壮水以制火亢，用麦味地黄丸加减。用补益之剂，务必所用药物的升降浮沉、寒热温凉、阴阳属性与患者五脏阴阳气血、偏胜偏虚相符，生化之源不足当治以补脾胃后天之本，元气虚衰应治以培肾气先天之本。还须注意，上焦阳气不足，每致下陷于肾，当顾护肾阴、肾阳。若下焦肾阴不足，阴不恋阳，可能虚阳浮越于上，治疗应引火归源。若肾无虚证，补上治上不可过急，须缓图其功；补下治下，适当投迅猛之剂，速求其效。若肾气不足，又当别论。

七、喉痒致咳——自拟方

药物 金银花、菊花、玄参、胖大海、沙参、牛蒡子、麦冬、诃子、桔梗、生甘草、木蝴蝶、射干。

主治 咽喉作痒，痒则致咳，无痰，或口咽干燥，久咳不止，咽部微赤，或咽喉后壁有多量小滤泡，舌苔薄，脉沉缓。

效验　1987 年春，张某，女，40 岁。感冒后咳嗽不止，其咳嗽由咽喉作痒而引起，当时肺部详查示肺部及气管无阳性征，只是咽喉微赤。此是外感后余热未尽，上蒸于咽喉而致。用本方治疗。每日 1 剂，水煎取汁 300ml，频服代茶饮，食后服，服 4 剂而愈。

编按　1989 年，笔者在《健康报》发表《喉痒致咳》一文，说明了其对此病的观点。杂病咳嗽，其因复杂，有正气不足，感受外邪者；有咳嗽日久，正气被伤者；有内外合邪者。此外，还有肺痿、肺痈亦能致咳者。肺痿常由于虚热而起，肺痈多为风热而成。又有巅顶头痛，胸胁满闷，咽干口苦，咳嗽上气者，为肝气犯肺，宜疏肝药中加青蛤散（青黛、蛤壳）之类。尚须注意，先胁痛而后咳嗽者，属于肝气上逆于肺，宜用旋覆花、牡丹皮、栀子炭、广郁金、浙贝母、杏仁、佛手、香橼、枇杷叶等味。先咳嗽而后胁痛者，属肺金克伐于肝木，宜用白芍、五味子、细辛、干姜、半夏、茯苓等味。咳嗽夜重，若是劳倦伤于肾，肾气上逆，肺失清肃，而致咳重于夜者，宜用杏仁、浙贝母、橘红、半夏、旋覆花、紫菀、五味子、麦冬、肉苁蓉等。咳嗽痰白，味咸，是肾虚水泛为痰，宜用蛤壳、橘红、牡蛎、狗脊、功劳叶、甜杏仁。久咳嗽，汗出，诸药不效者，用清肺汤（桔梗、甘草、茯苓、桑白皮、杏仁、天冬、麦冬、五味子、煅牡蛎等）。若咳嗽咯血，自汗出，其病因是咯血为阴火所迫，汗出为阳气失衡，宜用西洋参、黄芪、牡蛎、龙骨、白芍、白茯苓、白薇、五味子、甜杏仁、竹茹、百合、阿胶等。咳嗽，面白，属于肺金不足，脉数而浮大，属虚火，宜养肺阴，平虚火，药用北沙参、薏苡仁、怀山药、白茯苓、麦冬、潞党参、炙甘草、黄芪、五味子、白芍、陈皮等。晨起咳嗽，属肺虚，宜用甜杏仁、沙参、桑叶、玉竹、石斛之属。久嗽，阴伤，药用玉竹、石斛、甜杏仁、枇杷叶、沙参、茯苓、阿胶。

咽的生理作用是咽物，喉的生理作用是喉气。咽喉虽居上焦阳分，实为诸阴之会。太阴、少阴之脉络于其间。人体阴阳平衡，水升火降，畅通无阻，无壅无滞，则咽喉自利，通顺流畅。如果出现脾胃虚衰，肾水不足，相火蒸炎，津液枯涸，症见咽喉干燥疼痛等，属于火病达于咽喉，真阴失守，孤阳无根，冲浮于上，也可见咽喉红肿疼痛，口干咽燥，或头痛身热等症。所谓龙雷之火，表现于咽喉，不能用水蛰伏，唯滋阴抑阳，使水火升降平衡，津液复回，而后可止。若以苦寒药物治疗，则苦寒伤阴，阴火愈炽，而脾胃更伤，使病情加重。咽喉诸症，有虚有实，若上焦风热，热邪伤阴，症见咽喉干燥肿痛，或喉痹乳蛾，若突发咽喉肿胀疼痛，大多为失治所致，即至危之际，古人曾有外用施砭拔发其本，至绝地挽回者亦有之。咽痛，必诸症悉具，方至于此，及早治疗，不至于危险立即发生。及于脉络，根枯而槁，尽管枝叶犹存，终归难以复荣。这是阴火浮游，进退莫测，所以或痛，或止，不是苦寒药物之可遏制。但以主剂中，倍以益阴之品，少增通利之品，治疗得法，预后尚佳。若以苦寒直折，阴火愈炎，后果难料。

第三章 喘 证

发 作 期

一、温肺化痰，止咳定喘——桂苓五味甘草汤加减

药物 桂枝、茯苓、五味子、细辛、白果、厚朴、桔梗、杏仁、黄芪、紫菀、款冬花、白前、白芥子、莱菔子。

主治 喘息气促，或喉中痰鸣，或无痰，痰涎多泡沫，呼吸不畅，张口抬肩，挺胸欠肚，面色晦暗，舌苔薄白，脉沉数或沉滑。

效验 2013年秋，徐某，女，近30岁。患哮喘十余年，用西药内服及喷雾治疗多年，用药病减轻，若减药，则病发作。因而所用西药，既不敢减量，更不敢停用。患者意在寻求中药取代西药，以减用或停用西药，于是找中医治疗。来门诊时，检查所见：呼吸喘促，张口抬肩，时有喉中痰鸣，形体略瘦，发作则心中跳动难忍，微汗出，舌苔薄白，脉浮数而滑。病初为外感而致，现亦畏寒怕冷。证属肺失宣降，气机不畅，用本方7剂，每日1剂，水煎2次，分温再服。尽剂后，病情大减。经一年余中医治疗，基本痊愈。

编按 本方由小青龙汤变化而来。小青龙汤见于《金匮要略·痰饮咳嗽病脉证治》。"咳逆倚息不得卧"理应用小青龙汤主治。但患者体质虚弱，服用小青龙汤后易产生种种病情变化。原文说："青龙汤下已，多唾口燥，寸脉沉，尺微，手足厥逆，气从少腹上冲胸咽，手足痹，其面翕热如醉状，因复下流阴股，小便难，时复冒者，与茯苓桂枝五味甘草汤。"此是肾气被伤，气冲上逆之证。用桂枝降逆，茯苓益肾，五味子收敛肺肾。在桂苓五味甘草汤之下，还有4个加减方。如咳嗽胸满，用桂苓五味甘草汤去桂加干姜辛汤；痰饮内停，不咳而渴者，用桂苓五味甘草汤去桂加干姜细辛半夏汤；里气转和，其形如肿者，用苓甘五味加姜辛半夏杏仁汤；胃热上冲，面热如醉者，用苓甘五味加姜辛半杏大黄汤。上面五方从药物作用分析，有降逆化饮，温肺止咳，宣肺定喘之功，故适用于喘证发作期。对于桂苓五味甘草汤加减法，据《金匮要略》原则，治疗哮喘，需灵活掌握。

笔者用本方加减治疗喘证，日久不愈，反复发作，外无表证者，用其平冲降逆，宣肺化痰，温肺止咳，敛肺止喘，效果较为显著。喘证有内外虚实之分。外者，外感受风寒暑湿之邪，多伴有咳嗽，按咳嗽之法治疗；内者，内有水饮，气闭，呼吸不畅，喘息喝喝，痰涎壅盛，用本方治疗。喘证，实者，属于肺胀，按肺胀治疗；虚者，属于肾虚，用补肾之法。本证属于痰湿壅肺，肺气不得宣降，所以有喘促、咳嗽、胸闷等症。脾失健运，聚湿生痰，痰湿犯肺，肺失宣降，故而喘生。兼见咳嗽，胸闷诸症，可知喘咳之根在于痰饮，而痰饮贮于肺，生于脾，故治疗以健脾清肺，化痰逐饮为主。《金匮要略·痰饮咳嗽病证脉治》说："夫短气有微饮，当从小便去之，苓桂术甘汤主之，肾气丸亦主之。"二方同治一证，其区别可以药参考。苓桂术甘汤主通阳气，肾气丸主补肾气。《难经》说："呼出心与肺；吸入肾与肝。"呼者因阳出，吸者

随阴而入。医者遇此，当细查呼吸声时，辨之几微，若呼之气短不畅，为心肺有碍，用苓桂术甘汤，以通其阳。阳气通，则气化行，所停之水皆从小便出。若吸之气短不畅，是肝肾有碍，必用肾气丸，补肾行水。无论喘出何脏，此方皆可参考加减。

喘证有风寒、火邪、水气、痰饮、寒包火郁等因。由于感受外邪，邪犯于肺，为实喘。下焦肾不纳气，肾虚气阻，逆而以喘，为虚喘。实喘宜开肺，虚喘宜固肾。表证治愈之前，发生喘证，多属实证。若无表证，或表解之后，发生喘证，多为虚证。实喘由肺，常有外邪，气不宣畅，病在上焦，可见胸膈满闷，伴有咳嗽，痰多或黄或白，喉中喘鸣，呼气不畅，病为上焦气壅。虚喘由肾气不纳，虚气上逆，短气，续息较难，语言低微，动则喘重。吸气尤难，病属下焦亏乏。外有风寒，内停水饮，犯肺而喘，用小青龙汤，散邪涤饮。素有喘疾，风寒外袭，汗出恶风寒，气郁于肺而作喘，用桂枝加厚朴杏仁汤，散寒下气。但寒无汗而喘者，用麻黄汤。外感风寒，肺内火炎，即寒包火证，用麻黄汤，去桂枝，加石膏，即麻杏石膏汤。胸为阳明之表，满而喘者，为热上扰，而气不下降，心中懊憹，邪在膈间，用栀子豉汤，以泄膈间邪热。柯韵伯认为：此为阳明经之表证。若阳明腑证，直视微喘，是经误治，而阴伤邪实，急用承气汤，祛邪救正。肺与太阳均主表，太阳表邪不解，每每上侵于肺，故开太阳表邪，即是开肺，治法本相通。即开肺疏表，涤痰降气，也可解太阳之表邪。肺热火盛，轻寒抑遏于表，只用麻黄一味散表，余俱开肺清火之剂，此寒包火与寒邪侵表不同，后者辛温表散，此则辛凉开肺。痰随气上升，肺气逆而不降，见咽中有痰声，而气喘，治以涤痰降气为主。若寒邪已解，内伏之痰上升，其气阻于胸膈，胸闷而喘急，治以涤痰开化之法。痰滞上焦，肺气不宣，胸膈闷塞，属于实喘。热病之后，邪退正虚，而发喘者，此是下焦真元无根，气不归元，不能接续，似喘非喘，乃肾气大亏，此是虚喘。下焦肾气不足，不能纳气，升逆直冲而上，肺气不得下行，阻碍升降之机，呼吸短促，不能接续，而似喘，动则加重，此乃肾气失纳，真元不固所致，治以摄肾、固本、纳气为主。寒饮射肺，肺逆作喘，当理肺，涤饮治之，《金匮要略》云："治痰饮者，宜温药和之。"对喘证治疗，尤当如此。

治疗咳嗽喘证，杏仁是常用之药。《神农本草经》认为：杏仁甘温，主咳逆，上气，雷鸣喉痹，下气产乳，金疮，寒心奔豚。《伤寒论》《金匮要略》两书，多用之治疗表邪之咳喘，故凡咳而上气，邪在表者常用之，或邪已入里，表邪已无者，则不用杏仁。若里证，虚损之咳喘，则应慎重运用之。除麻黄汤及其变方麻杏石甘汤、厚朴麻黄汤用杏仁外，皂荚丸、泽漆汤、十枣汤、小青龙汤、射干麻黄汤、越婢加半夏汤等皆不用杏仁。

痰饮证治详于《金匮要略》。其以脉沉弦，面色鲜明为饮，治饮当以温药和之。饮家咳喘当治其本，即治饮邪，不仅治咳喘，外饮治脾，内饮治肾。寒饮犯肺，凡外感寒邪，引动宿饮，上逆咳嗽，畏冷发热，当以温药和之，药用桂枝、干姜、半夏、茯苓、杏仁、炙甘草。温邪犯肺，温病上犯气分，以致伏饮内发，上扰乘肺，肺气不降，喘不得卧，发热不休，亦属络热，宜桂枝合越婢汤，以开太阳，使浊饮下趋，且桂枝得石膏辛凉，仍不碍于温邪之治，药用石膏、桂枝、半夏、茯苓、泽泻、杏仁、薏苡仁、白芍、甘草。痰饮挟燥火，凡咳嗽喉中燥痛，或痒，仍不渴饮者，为痰饮挟燥火。脾家有饮，故不渴，肺家有火，故喉中燥痒，宜理气之热，兼逐脾家之饮，勿以喉间燥痛，而妄用滋润清热，药宜重用半夏、茯苓、橘红、杏仁、郁金、瓜蒌。阳虚之饮，如发于年高之人，脾肾阳虚，气不收纳，痰饮上泛，以致呕吐咳，或着枕即呛，为痰饮伏于下焦，肾络之中，至阴之界，阳气衰微，则形寒饮冷，下气上逆，则着枕即呛，治法当以温药和之，宜苓桂术甘汤以和脾，都气饮加蛤蚧、胡桃仁以治肾。络中伏饮，见胸胁刺痛，时吐酸水，脉沉弦，而口不渴者，此为伏饮在络，宜桂枝五味茯苓汤加姜汁、蒺藜、半夏、旋覆花、乌贼骨。咳嗽，呕吐，吐涎沫，面色鲜明，不得饮食，为中虚停饮，治宜小半夏汤加茯苓、生姜、杏仁。

喘证临床表现为呼吸气出急促，抬肩欠肚，喉中痰鸣声，喘促伴有哮吼之声，亦称为哮证。现在已将喘证与哮证合并称为哮喘。哮喘辨证，如气粗胸满痰稠，大便坚硬难出，为实热喘。短气息微，不能续息而喘者，为虚喘。哮喘虚证与实证皆可兼见风寒闭郁者，有痰饮壅逆者，有火邪刑金者。若哮喘伴有口干舌燥，口渴面赤，唇红，呼吸气粗，痰黄不易出，或有恶寒发热，此为肺热。实火可用白虎汤加减，或导赤散加减。虚喘之症，气乏，声音短涩，动则喘甚，面白形怯，舌苔薄白，脉沉数无力，可用洁古黄芪汤（人参、黄芪、甘草、地骨皮、桑白皮）加减，兼有痰多，五心烦热，咽中不利者，用百合固金汤加减。若感受风寒，内闭肺气，则气不宣降，呼吸气急，而作喘证，发热无汗，用华盖散（苏叶、杏仁、桑白皮、陈皮、青皮、半夏、人参、五味子、甘草、麻黄）。若肺气本虚，复感风寒，本虚标实者，用苏子降气汤加减。素有痰饮，肺气不利，偶遇异味而喘逆，痰涎壅盛，喘声如潮，喉声如拽锯当速攻其痰，宜二陈汤加减，或礞石滚痰丸加减。若痰邪内停，胸满不得卧者，当逐痰降逆为主，可用苏葶丸加味。突发暴喘，感寒而发者，若寒束于外，热闭于内，形成寒包火证，出现发热恶寒，气息喘促，张口抬肩，胸高喘满，可用麻黄杏仁甘草石膏汤加减。

二、降逆止咳，化痰定喘——射干麻黄汤加减

药物 桑白皮、茯苓、紫菀、款冬花、白前、白果、厚朴、射干、桔梗、炙麻黄。

主治 呼吸不畅，咳嗽喘息，张口抬肩，咽干，喉中痰鸣，痰多色白，咳吐涎沫，舌苔白厚，脉沉细滑数。

效验 2014 年早春，胡某，女，五十余岁。哮喘多年，从二十几岁始，常有咳嗽喘促，且每逢冬季或气候变冷时加重，近日复感外邪，发热 1 日，用西药热退，继而咳喘发作。咽中不利，咳痰色黄，痰不易出，呼吸不畅，喘急气促，抬肩欠肚，喉中痰鸣，面色晦暗，舌苔黄白微腻，脉沉滑。患者素有痰饮，复感风寒，肺气不利，宣降失职。选取本方治之。连用 1 个月，病情大减，改用养肺膏加减治疗。2 个月后病情好转，至秋后天凉，虽受寒凉，但咳，而哮喘未发作。

编按 俗话说："外科不治癣，内科不治喘"，说明哮喘是内科不易治愈的常见病。本病在 20 世纪 50～60 年代多发于寒冷季节。近年来多见于夏秋之际。射干麻黄汤原本用于治疗外感风寒，内停水饮，外感引动伏饮，导致肺气郁闭，咳嗽喘急之证。方中用麻黄解表；款冬花、紫菀、白前、茯苓温肺化痰；厚朴、杏仁、射干、桑白皮降逆止咳；桔梗、白果宣降肺气，合而温肺化痰，降逆定喘。本方是治疗内有痰饮，外兼风寒而哮喘的良药。

近年来，发于伏天的喘证——"暑喘"似有增多趋向。钟育衡教授曾经指出：对于发生于伏天的暑喘，应在理论上和实践中加以重视和研究。暑喘在温病中很少涉及。清代陈修园曾说："喘病虽作于暑月，不得以暑病名之也。大抵暑病辨法，以口渴，心烦，溺赤，身热，脉洪而虚。"按陈氏暑病所制定义，暑季喘证，不在"暑病"范畴。清代雷少逸的《时病论》论述暑病"咳逆"时，详于咳，而略于喘，虽在暑瘵等章节中讲了气喘，但皆属于兼证，而非主证。笔者的导师钟育衡教授认为：哮喘发于每年 7～8 月，正当暑季，渐有增多之势，宜纳入"暑病"范畴。《素问·生气通天论》有此类论述，说："因于暑汗，烦则喘喝，静则多言。"此处喘发于暑，"喝"描述的是喘的声音和程度。发作时难以续息，因而语言艰涩，甚则不能语言，只有在喘病缓解后语言才恢复正常。暑喘包括现代医学中的过敏性哮喘。暑喘的主要病机一为暑火刑金；二为湿浊犯肺或素有痰浊内停。这二者交相为病。暑火刑金，系指暑热熏蒸于肺，

或避暑纳凉，邪从热化，入肺作喘。湿浊犯肺包括过食冷饮，或被雨淋，或肺有痰饮，或脾阳不足，饮邪内蕴。暑邪与湿浊相搏，阻塞气道，肺失宣降，呼吸不畅，而发暑喘。暑喘主症为喘息喝喝，张口抬肩，气急声高，面赤，或身发热，时自汗出，胸满心烦，喘随汗减，舌苔薄白或黄，舌根或舌中部微腻，脉浮虚无力，病发暑月。

与暑喘鉴别者：①暑犯阳明经，症见夏月而致，大渴引饮，汗出不止，身热心烦，脉洪大有力。或神昏谵语，伴有呼吸气急，不自续接，似喘无声，此为暑火伤于阳明之经，其喘非主症，为壮火食气之故，大气被伤，短气不足以息。治疗应以白虎汤，或白虎加人参汤加减。②暑火致气阴两伤，多见暑病数日，因壮热不已，汗出较多，身倦神疲，四肢乏力，少气而不续息，动则喘喝欲脱，静则喘减，脉沉细数无力。此见于暑病后期，气阴两伤，可用生脉饮治之。③暑湿犯脾，正气被伤，症见四肢倦怠，肢节疼痛，身热而烦，大便溏泻，自汗烦渴，胸闷气促，呼吸气短，无声，动则张口抬肩，为暑伤于外，湿犯于中，中气不固之证，可用清暑益气汤治疗。此三者虽有喘促，但实属似喘，而非真喘。真实暑喘，笔者的导师钟育衡教授主张用香薷饮加味治疗。香薷饮是太平惠民和剂局所制之方。从宋朝至明朝，该方曾作为预防暑病，治疗暑病而广泛应用方剂之一，几乎成为暑月常用专方。自明朝以后，特别是温病学说兴起之后，香薷饮预防治疗暑病渐渐淡化，而只用于暑月乘凉饮冷，阳气为阴寒所迫之证，或内伏暑气，外为风寒所闭之证。香薷饮在历史上，虽然有由盛到衰的过程，但其治疗某些暑病的价值并未减低。薛生白、吴鞠通、程国彭等对该方的运用及其使用范围赋以新义，但治疗暑喘尚未见一人谈及。而钟教授通过对方剂分析，临床实践，又开辟新义。香薷饮由香薷、厚朴、扁豆三味组成。香薷辛温无毒，功效可升可降，入肺胃二经，为暑月解表之药。李时珍将其功效比作冬月之用麻黄。麻黄冬季应用，无非取其发汗解表，定喘，利水之效。香薷与之相比，是说香薷亦有发汗，利水功效，但其止喘功效尚需进一步研究。而香薷有解表作用，其喘由汗而减，与《素问·生气通天论》所说"汗出而散"相符合。厚朴味苦、辛，性温，功效化湿导滞，行气平喘，在《伤寒论》《金匮要略》定喘方剂中，厚朴均有应用。扁豆气味甘，性微温，无毒。功效和中化湿，消暑，除湿热。此药无止喘之用，但清暑除湿对解除暑喘致病之根确有殊效。暑湿为病，尤易于伤脾耗气，故当选用。钟教授通过对本方药物分析，认为其可用作治疗暑喘的主方。结合伏暑气候气温特点，还应注意暑热伤气，适当加入补气之品，如党参、太子参、黄芪等，时在长夏，湿气偏重，酌加化湿、利湿、燥湿之品，如白豆蔻、苍术、车前草、通草等。此外，尚需加强平喘疗效，适当选用杏仁、桔梗、白果、五味子、紫菀、半夏、茯苓、干姜、细辛之属。

《金匮要略》有"咳而上气，此为肺胀"之说。肺胀是由于咳嗽，哮喘日久不解，正气被伤，损及肺、脾、肾而致。表现为气道不利，胸膺胀满，痰涎壅盛，上气喘咳，动则尤甚，重则面色晦暗，唇紫舌绛，面目肢体浮肿，反复发作，时轻时重，病程长，缠绵不愈。其治疗原则，书中说：上气喘而躁者，此为肺胀，欲作风水，发其汗则愈。本指水湿上泛，可用汗法。若寒邪挟痰，喉声如水鸡，用射干麻黄汤。痰浊上壅，但坐不得眠，用皂荚丸。病偏于表，脉见浮用厚朴麻黄汤。水饮上逆，脉见沉，用泽漆汤。虚火上炎，耗伤肺胃阴津，用麦门冬汤，风水相搏，目浮喘满，用越婢加半夏汤。水停心下，热盛于中焦，或外有寒邪，用小青龙加石膏汤。

"咳而上气，喉中水鸡声，射干麻黄汤主之。"邪气犯于肺，肺失宣降，而发上气喘息，所以咳而上气。所谓肺有邪气，风寒暑湿之类，皆属邪气。本证是何种邪气为患，从主证及所用方剂推论：喉中水鸡声，予射干麻黄汤，两点观之，一为寒邪挟痰，是激于喉。喉为声门，喉中连连发作有声，如水鸡鸣。正是寒痰为呼吸之气所激而致。此证又与其他喘咳证不同。治法亦与其他肺胀有所区别，如非为在中焦之水饮，无表证，身不浮肿，不可用小青龙汤。射干麻黄汤以利喉散寒，祛痰开结为主治。用善疗喉痹为专长之射干，冠此方之君。麻黄温肺散寒，善治因寒邪所致的咳嗽上气。皮毛为肺之合，麻黄发汗，可从皮毛泄肺邪于外，次于射干，位列于臣。紫菀、款冬花，皆属温肺止咳，降逆化痰之品。半夏降逆化痰，细辛驱寒温肺，大枣补中气、健脾胃，而干姜、五味子是治疗外感寒邪咳证常用之品。以其一开一合，能清咳嗽之源。本方，凡见脉浮，不渴乃可用之，则五味子、细辛、半夏、麻黄所宜。

缓　解　期

固本养肺——自制养肺膏

药物　黄芪、生晒参、百合、川贝母、紫菀、款冬花、蛤蚧、白果。

用法　上药用冷水浸泡半日，水煎，沸腾即改小火，煮2小时，取药汁400ml，去滓，再用上好蜂蜜500ml合药汁，复用火煮开即可。放瓶中，收藏于冰箱保鲜，每日服2次，每次15～20ml，温水冲服。

主治　喘促缓解，身疲乏力，倦怠懒言，或纳食减少，大便溏薄，脘腹不适，或腰膝酸软，头晕耳鸣，二便失调等。

效验　刘某，5岁。外感后，咳嗽二十余日不止，某院诊断为变异性哮喘。初用止嗽白鱼汤加减，咳嗽停止后，继用养肺汤，用法、服法同上。1剂服二十余日，又服1剂，患儿感冒次数明显减少。

编按　其发作之时，以治标之法止其喘。而缓解期，则以扶正之法固其本。治标之法见于前。治本之法，应注意两点，一是哮喘大发作已止，只是动则气短喘促，身倦，乏力，面色黄白，纳食减少，痰多，大便溏薄，苔薄白，脉沉无力；二是哮喘大发作后，神疲肢倦，呼多吸少，自汗畏风，腰部酸痛，头晕耳鸣，脉沉细无力。前者为脾气虚弱，后者为肾气不足。脾气虚者用本方加白术、茯苓、陈皮、莲子肉、山药之类。肾虚者用本方加巴戟天、黄精、枸杞子、五味子、淫羊藿等药物。脾属中焦，为生痰之本，脾脏健运，痰不能生，可绝咳喘之根。肾居下焦，为气之根，主纳气。肾气旺盛，纳气无阻，免得喘病再发。喘证缓解期及喘之虚者均以治脾肾为主。

《素问·咳论》说："肺咳之状，咳而喘息有音，甚则唾血。"《素问·脏气法时论》说："肾病者，喘咳逆气，肩背痛，汗出。"从上述症状来看，喘与肺、肾相关。《三因极一病证方论·喘脉证治》说："夫五脏皆有上气喘咳，但肺为五脏华盖，百脉取气于肺，喘既动气，故以肺为主，病者右手寸口气口以前脉阴实者，手太阴经肺实也。肺必胀，上气喘逆，咽中塞，如与呕状，自汗，皆肺实证；若气口以前脉虚者，必咽干无津，少气不足以息，此乃肺虚气乏也。"肾居下焦，为气之根，主纳气，不唯房劳伤肾，同时久病不已，终必及肾，肾虚则摄纳无权，故症呼多吸少，动者喘急。真元耗损，气之上奔，喘出于肾。又肾主水，主命门火，火衰不能生土，土不足，则水失其制，上泛为痰饮，痰饮犯肺，则为喘咳。卫出下焦，肾阳既衰，卫外之阳亦不固，中年人病后，气促痰嗽，腿足冷肿，腰骨大痛，面目浮肿，属命门火衰，阳虚之候。总之，喘有虚实之分，虚者，属正气虚，由于肺主气，肾纳气，故以肺、肾二脏之虚为主。实者，为邪气实。外来风寒燥热之邪，内生痰浊水饮之邪，皆为实邪。实喘为邪气壅肺，以肺气宣发肃降失常为其病机要点。虚喘为精气内夺，肺失宣肃，肾失摄纳为其病机要点。初起喘证，多属于实，但有寒热之异，病位在肺。治以祛邪为主，邪去喘自平。本病预后一般良好，如延误治疗，病邪羁留，久咳久喘，既伤肺气，又可影响脾肺功能，以致脾虚生痰，肾不纳气。由实转虚，治疗较难。此外，寒入肺俞，津液不行而为痰，遂为宿根，一遇风寒、风热之邪外袭，新邪、宿邪相引，痰气相击，哮鸣有声，即由喘证而发展为哮证，经年累月，经常发作，以至终生受累。喘证属实者，虽上气身热，不得平卧，喘急鼻煽，烦躁不宁，病情颇重，但一般尚易治疗。虚喘则不易见功。若喘证突然发作，烦躁不安，头汗如珠、如油，四肢逆冷，面赤躁扰，便溏，脉微细欲绝，为阴阳离绝、危险之候。

过敏性哮喘，时发时止，时轻时重，为本虚标实之证，久而不愈。喘而汗出，汗为血化，血为心液，汗出不收，则心血虚少，因而烦闷，心无所养，则跳跃如捣而悸，故告危甚速，用人参、阿胶、地黄、麦冬、麻仁、大枣养心血，桂枝引之，生姜宣之，君以炙甘草补虚养液，缓急也。此亦阴阳两补之法，较后人所制十全大补汤、八珍汤等周密多矣。今之医者，但喜用阿胶、麦冬而畏用干姜、桂枝，不知脉乃阴凝，心闷由于郁气，若不用干姜、桂枝而纯投滋腻，恐闷结反甚且悸，亦不宁矣。若发展为虚劳一证，调治最难。

气虚短气而喘甚者，不可用苦寒药。火气偏盛者，宜导痰汤、千缗汤。阴虚自汗，从小腹自觉热气上冲而喘者，宜降火补阴，用知柏地黄丸。有火痰者，宜降心火，清肺金，用千金定喘汤。诸喘不止者，因痰治痰，因火治火，又法以莱菔一个（约重250g），慢火烧熟，去其烧糊外壳，只服内部熟者，每日1次，晚间服食。气虚气短者，用人参（蜜炙）、黄柏、麦冬、黄芪之类。古人有的治喘证必用阿胶。戴元礼说："痰喘者，喘便有痰声。气急喘者，呼吸急促，而无痰声；有胃气虚喘者，抬肩撷项，喘而不休；火炎上喘者，乍进乍退，得食则减，食已则喘。大抵有实火，膈上有稠痰。凡喘症，上喘下必胀，要识标本。先喘而后胀者，主于肺，则喘为本，而肿为标。治当清肺降气为主，而行水次之。先胀而后喘者，主于脾，盖脾土既伤，不能制水，则邪反侵肺，气不得降而生喘，此则肿为本，而喘为标。治当实脾行水为主，而清肺次之。"

凡虚喘治疗，可参考喘证缓解期，皆可用养肺膏加减。偏于肺寒者加紫菀、款冬花、白前。有湿痰者，加半夏、茯苓、白芥子、桔梗。有燥痰者，加瓜蒌、旋覆花、川贝母。有风痰者，加制南星、桑白皮；老痰喘者加海浮石、天竺黄、胆南星。肾气虚者，加蛤蚧、巴戟天、黄精；兼肺阴虚者加炙百合、生地黄。脾气虚者加白术、甘草、莲子肉、山药。本方亦可制成丸剂，若制成蜜丸，每丸9g重，日服3次，白开水送下。若制成水丸，每次服5g，日服3次。皆为食后服。

第四章 肺痨

祛痨养肺——养肺劫痨汤

药物 夏枯草、炙百部、丹参、黄芪、功劳叶、百合、白花蛇舌草、鱼腥草、太子参、桑白皮、黄芩、牛蒡子。

主治 咳嗽少气，午后发热，面红颧赤，身倦乏力，夜寐汗出，舌质红少苔，脉沉细滑数。

效验 2001 年春，王某，女，二十七八岁。半年前，出现发热，咳嗽，盗汗，经某院诊断为"肺结核"，并用抗痨药。药后 2 个月，发现怀有身孕，立即停抗痨药，寻求中药治疗，当时病症为午后发热，盗汗，身倦乏力，微咳，有少量白痰，舌苔薄，脉沉滑。妊娠二月余，遂用上方加减，每日 1 剂，每剂水煎 2 次，分 2 次温服，饭后服，2 周后发热、盗汗、咳嗽减退，咳痰已止。患者闻汤药，已有呕吐征兆，不能再服汤药。便以上方加蛤蚧、砂仁、人参等，共为细面，炼蜜为丸，每丸 9g 重，每日服 3 丸，每次 1 丸，白开水送下。连服 5 个月，诸症悉除，胎儿发育正常，孕妇体质良好。停用诸药，以后足月，正常产。10 年后，再次与该母子相遇。该母身体健康，该子发育正常。

编按 肺痨与现代医学之肺结核相似。虽然中医肺痨古人多认为是痨虫传染而致病，多数是慢性消耗性病程。典型症状均有咳嗽，咯血，胸痛，潮热，盗汗，面白颧红，形体渐瘦等。但肺结核是慢性传染病。而肺痨的痨虫，不能认为就是结核杆菌。古人对于痨虫，基本无具体描述，而是一种推测。但是临床发现肺痨患者，应详细检查是否有结核密切接触史，如有便为可疑，应进行有关肺结核方面的实验室检查，或肺 CT 等检查。若初诊为肺痨，应及时转入专科医院，用西药抗痨药治疗。目前，在中医门诊很少见到有典型肺痨症状者。非典型者偶可遇到，有一些患过肺结核的患者，无临床症状，部分仅在体格检查时发现。有的偶然发现，而已经钙化。中医对于肺结核治疗做了大量工作，只是由于历史条件所限，目前临床遇到此病，或是对西药不敏感，或是产生耐药性，才求治于中医。中西医结合治疗肺结核前途很好。有一些耐抗痨药物及一些不能用抗痨药物者，可以用中药治疗。肺结核若见咳嗽短气，痰少黏稠，或干咳无痰，午后、夜间为重；或咯血，血量多少不一，少者痰中有血丝，多者盈碗，其色鲜红，伴泡沫；潮热，或低热，轻者五心烦热，入暮尤甚；热势渐进出现，病情亦渐进加重。盗汗为虚热熏蒸，阴液外泄。盗汗加重，病情加重。胸痛或轻或重，为久咳络伤，或痰瘀阻络所致。颧赤为虚火上炎之象。消瘦为肺病及脾，饮食不为肌肉。本病中医分型大体有阴虚肺热、气阴两虚、阴阳两虚、脾肾不足。其治疗可用上方加减施药，可以改善临床症状，若配合西药可加速治愈。

中医的肺痨，根据其证候表现，多认为是由传染而来。所以有"传尸劳瘵""尸注""鬼注"等名称。多数人认为肺痨由"痨虫"传染。但也有一些人对此看法不一。《丹溪心法》说："劳瘵之证，非止一端。其始也，未有不因气体虚弱，劳伤心肾而得之，以心主血，肾主精，精竭血燥，则劳生焉。"《慎柔五书》说："传尸之说，不必深泥，历观痨瘵，皆因酒色之类，损伤心血，以致虚火妄动。医者不分阴阳用药，病者不思疾由自取，往往归咎前因，甚者疑及房室、器皿、坟墓及冤业、飞尸，递相传痊。"《菊人医话》说："所谓传尸痨瘵只可以作想象之说。

不足为准。"《十药神书》论肺痨说："盖因人壮年气血完聚、精液充满之际，不务养守，惟务酒色，岂分饥饱，日夜耽嗜，无有休息，以致耗散真元，虚败精液，则呕血吐痰，心炽肺痿，骨蒸体热，肾虚精竭，面白颊红，口干咽燥，白浊白带，遗精盗汗，饮食难进，气力全无，谓之火乘金也。候重则半年而毙，候轻则一载而顷。"《医学正传》论劳极说："嗜欲无节，起居不时，七情六欲，之火时动于中，饮食劳倦之过，屡伤乎体，渐而至于真水枯竭，阴火上炎，而发蒸蒸之燥热，或寒热进退，似疟非疟，古方名曰蒸病。"《医学入门》论劳瘵说："潮热，咳嗽，或见血，或遗精，便浊，或泄泻。轻者，六证间作；重者，六证兼作。盖火蒸于上，则为咳血，为潮热；火动于下，则为精浊，为泄泻。若先见血，上血为先，其余流传变证虽多，亦必归重于一经。假如现有精浊，又加之胫酸、腰背拘急，知其邪在肾也；现有咯血多汗，加之惊惕、口舌生疮，知其邪在心也；现有喘咳嗽血，加之皮枯、鼻塞、声沉，知其邪在肺也；现有梦遗，加之胁痛、多怒、颈核，知其邪在肝也；现有泄泻，加之腹痛痞块、饮食无味、四肢倦怠，知其邪在脾也。当随其邪之所在调之。"

虞氏之治疗偏于早期。李氏治疗重在五脏分型。关于肺痨的治疗，《内经》提出"劳者温之"，历代医家在实践中不断发展。如劳瘵早期，其症较轻，常有咳嗽，发热，身倦，乏力，饮食减少，进而干咳或少痰，嗽引胁痛，潮热，不欲饮食，日渐消瘦，甚则痰有血丝，或咯血，病为阴损阳浮，水枯金燥，宜用甘寒养肺，水旺气复，其咳自止。肺虚者补其气，兼补其脾，使土得以生金，肺有火则补其肾，使子不盗母气，而水足制火，火衰则补其火，使不致金寒水冷，而上泛为痰。仲景谓阴虚咳嗽者，用肾气丸，补而逐之；东垣谓脾虚生痰者，用六君子汤或补中益气汤培而养之；如忧虑而伤心者，归脾汤主之；郁怒而伤肝者，加味逍遥散、归脾汤主之；气血两虚者，八珍汤、人参养荣汤主之，此皆治咳嗽之大法。凡治咳嗽，必求其因，顾其本。肺痨治法俗套如嗽家药品，搜括无遗，发散不效，继以消痰，消痰不效，继以降气，降气不效，继以清火，清火不效，待毙而已，宜用麦冬、天花粉、生地黄、杏仁、橘红、阿胶、桔梗。治疗大法是由脾胃先虚，不能制水，水泛为痰，水冷金寒，宜用贝母、杏仁、款冬花、桔梗、五味子、白前、陈皮、白术、羌活。火燥肺金而咳者，用六味地黄丸。暴咳喘促，用款冬花、紫菀、杏仁、知母、贝母、桑白皮、苏子、白果。肺有寒热者，用紫苏、紫菀、白前、百部、连翘。本病初期与外感相似，咳嗽咯血，血出于肺，因悲忧所致，宜用二冬、二母、黄芩、桔梗、血余炭、棕榈炭等。潮热骨蒸者，用秦艽鳖甲汤；五心烦热者，用清骨散，酌加地骨皮、牡丹皮、玄参、石斛、沙参、玉竹、焦山栀、女贞子、龟板、鳖甲。盗汗者，用生脉饮加白芍、浮小麦、煅龙骨。劳瘵中期，长期不愈，见日晡潮热，咳喘不已，咯血时发，盗汗失眠，厌食等重症，药用三七、川贝母、白茅根、白芍、牡丹皮、紫菀、款冬花。劳瘵末期，肌肤甲错者，用大黄䗪虫丸。王清任的《医林改错》提出"因弱致病"与"因病致弱"的因果观点。因病久致身弱，自当祛病，病去而元气自复。

病为尸疰，其身被虫所蛀，古亦称传尸，症状与痨瘵相同。其表现是递相传染。追溯来源，为痨虫伏藏于身，使人的精气血液日渐损耗，阴气日益衰弱，元气逐渐损伤，脏腑虚弱消溃。前人也称之为传尸病。其症状表现不一，终极预后难料，始于熏陶渐染，其害旋踵至极。抗痨西药传入之前，中医无根治之法。一旦发生肺痨，甚则灭门绝户。凡素有病此之家，则人人自当警惕，毋酗酒，毋恣欲，毋偏七情，谨禁六淫，保护元气，所谓本固，则邦宁，邪气不能侵入。有的之所以感染，皆不知持满，不知御神，以酒为浆，以妄为常，以欲丧其真，邪乘虚入，而后发病。《内经》说："邪之所凑，其气必虚。"其说正是。若是病入体内，当以恬淡为念，兢兢业业，绝诸欲，薄厚味，诸法亦当早施，不至于贻祸。如果不守禁戒，不珍惜生命，则真气衰败，邪入脏腑，难以治愈。

第五章 悬 饮

养肺泻水——泻肺汤

药物 茯苓、猪苓、泽泻、白术、葶苈子、车前子、炙百部、丹参、夏枯草、黄芪、党参、生桑白皮、功劳叶。

主治 胸胁胀满，呼吸不畅，咳嗽引胁作痛，其胁满胀痛，多为一侧，舌苔白厚，脉沉弦。

效验 2013年春，朱某，男，年近五旬。2个月前胸闷，胸痛，于某院诊断为"结核性胸膜炎"，曾二次住院治疗，用过抗痨药，先后两次胸膜穿刺放胸腔积液。1周前出院时，发现胸腔积液又涨，患者不同意再放胸腔积液，于是前来求助中医。当时检查，患者活动后，呼吸短促，胸部微痛，无咳嗽，自带CT片显示左胸部中度胸腔积液，舌苔白，脉沉弦。证属悬饮，水居胸内，阻碍气机，故动则呼吸不畅，用本方治疗，每日1剂，水煎2次，分2次早晚温服，连服3周，再复查，见胸腔积液已消。为避免复发，按本方加蛤蚧、生晒参、麦冬、五味子，共为细末，炼蜜为丸，每丸9g重，每日3次，每次1丸，白开水送下。

编按 悬饮属于痰饮病之一，为水饮积于胸胁之病，相当于现代医学的"胸膜积液"。《金匮要略》治悬饮病，用十枣汤。十枣汤，用甘遂、芫花、大戟三味各捣末，十枚肥大枣煎汤送服。其性味皆合，相辅相成，可交相深入，直达饮邪之窠巢，决通二便，得快利下，而大去之，一举可致，荡平饮患。胸胁为气机升降之路，水饮停留胸胁，经络受阻，气机不畅，因而出现胸胁痛胀，水饮停留，故而咳嗽，引胸胁作痛。痰饮病，为阳盛阴虚，标实本虚病证。其治疗方法，必当以固本祛饮为主。《金匮要略》将十枣汤作为咳家因于饮邪的主要方剂。凡咳嗽日久不解，症有大小便不畅，哮吼有声，咳甚则呕吐，喘急，面目浮肿，倚息不得卧，皆能运用。然"邪之所凑，其气必虚"，再以毒药攻邪，脾胃必被毒药所伤，如果不用健脾补气，养胃扶正之品，则邪气虽然消尽，而生命亦随临危。所以选用具有上述功能之大枣。但知用毒药攻邪，如刘河间的舟车丸，方中不仅有十枣汤中三味逐水药，还有轻粉之类，非实证不可轻投。张仲景用十枣汤很慎重，强调"强人限服一钱匕，弱者半之"，而且对于十个枣，必须选用肥且大者，服药后，得快利，停止再服，并应糜粥自养。若病不除，必须等待1日，减半再服。古人用十枣汤慎重如此，临床应用，每个细节都要认真细致。悬饮一经发现，当前一般均须住院治疗。其中部分患者，虽经抽出胸腔积液，但又反复发作，治疗较为棘手，不得已，转用中医中药治疗。古人治疗悬饮，用十枣汤，此汤是逐水之峻剂。而十枣汤用于本病的目的在于排出胸腔积液，然而方中甘遂、大戟、芫花毒性太强，虽有十枣扶正，而其毒性，非十枣所能控制，一旦用之不当，后患无穷。因此，本方现在已经很少应用于临床。本着十枣汤的作用，一为祛水，一为顾护正气，特拟上方，不失其扶正利水作用，并免受毒药所伤。经过实践证明，用本方治疗悬饮证，约十余例，均取得了良好效果。

第六章 肺 痈

益气解毒——自拟方

药物　金银花、连翘、鱼腥草、蒲公英、紫花地丁、白花蛇舌草、红藤、天花粉、桔梗、大贝、黄芪、党参、白芷。

主治　咳嗽，胸痛，脓痰腥臭，痰量较多，甚则咳吐脓血，恶寒发热，舌苔黄腻，脉沉数。

效验　1995年5月，王某，男，年近七旬。4个月前，患肺化脓症，当地分别用数种抗生素口服及静脉注射效果不显著，后又外科引流放脓血水，病情虽然好转，但引流不断，创口不收，因而来笔者处用中医药治疗。患者年龄已高，活动自如，语言清晰，每日引流液量100～200ml，呈血色，舌苔薄黄，脉沉滑有力。用本方，每日1剂，每剂水煎2次，共取药汁300～400ml，分2次早晚温服。2周后，引流液明显减少。又服1周，引流液已无，取掉引流管，改用六君子汤加减服1周，伤口痊愈，返回家乡。

编按　痈疡生于肺，是为肺痈。其病因是过食肥甘、膏粱厚味，伤脾损胃，运化失常，聚湿生痰，痰浊积久，蕴结于肺，郁而化热。又逢邪风热毒相染，内外合邪，肉腐血败，壅而成痈，出现咳吐脓血，腥臭异常，伴发热恶寒，咳嗽，胸痛等症。目前由于西药抗生素对本病疗效迅捷，中医门诊用中药治疗者极少。若对抗生素过敏，或少数不能用抗生素者，中医或可发挥其独特优势。中医治疗本病分为四个阶段：一为早期，其症状类似风热咳嗽，但每以胸痛，上气喘急，呼吸不畅为异，方用银翘散加蒲公英、紫花地丁、重楼为宜。二为成痈期，其症状有咳嗽，吐痰腥臭，胸痛，憎寒壮热，口干烦躁，方用千金苇茎汤加金银花、连翘、黄芩、牡丹皮、栀子、大青叶等。三为溃脓期，症见咳吐脓血，味腥臭，胸痛，身热面赤，胸闷气急，心烦口渴，方用许叔微牡丹散（见《类证普济本事方》，原方为牡丹皮、赤芍、地榆、桔梗、薏苡仁、升麻、黄芩、生甘草、败酱草加白花蛇舌草、鱼腥草、重楼等）。四为恢复期，病为正复邪退，症见热邪渐退，咳嗽日轻，脓血日少，腥臭渐减，用本方加减，虚甚者可加西洋参、黄芪。

肺痈与肺胀皆有上气喘急，而肺痈同时伴有口干咽燥，唾浊沫脓血，胸中隐隐作痛；肺胀可见咳逆依息不得卧，且喘而燥。肺痈为风热内蕴于肺，阻碍气血运行，化脓生痈；肺胀则为水饮停蓄于肺，或外感风寒之邪。

肺痈与肺痿的区别：肺痿由于汗出，呕吐消渴，小便数利，致肺津干涸，虚热内生而成；肺痈由于风热壅肺，气阴血滞，久而不解，溃疡生痈。二者虽然皆有咳嗽，咳而口中有浊唾涎沫，或唾沫带血，为肺痿；若口中辟辟燥，胸中隐隐痛，口干，喘不得卧，胸满振寒，咽燥不渴，咳唾脓血腥臭，久久吐脓如米粥，为肺痈。脉数虚者为肺痿；数实者为肺痈。可见肺痿为虚证，肺痈为实证。肺痈在脓血排出后，或咳吐脓血较多时，方有虚象。

第七章 痞 满

气滞中焦证——自制行气汤

药物 枳实、厚朴、青皮、陈皮、木香、郁金、砂仁、白豆蔻、槟榔、莱菔子。

主治 郁怒伤肝，或饮食伤脾而致脘腹胀闷，气郁不伸，患病日浅，不能饮食，食后胀满加重，舌苔薄白或黄，脉弦滑。

效验 1986年秋，梁某，男，42岁。就诊时因2日前恚怒不舒，饮食不当，而致脘腹胀满，上下不通，不欲饮食，夜寐不安，晨起口气较重，舌苔白厚，脉沉滑有力。遂投本方加大黄少许，每日1剂，水煎3次，分3次温服，食前半小时服。药后矢气较多，腹胀大减，2剂而愈。

编按 1976年夏，笔者出夜诊时，遇到一位腹部胀大患者，叩之空空，如《内经》中说的"鼓之如鼓"，属于气臌，遂用五磨饮加减1剂，服后大便溏薄，矢气频频，次日大减，又服1剂，病即痊愈。由此，笔者对行气药情有独钟。

人体以气为本，气和则清气上升，浊气下降，气机调畅，运行不息，不失其度，疾病自然不生。如果饮食失节，寒温不适，情志所伤，导致冲和之气，失去平衡。若脾胃运化失司，气滞中焦，不消水谷，出现不思饮食，恶心呕吐，腹胀吞酸，胸膈闷塞，诸症丛生。此属中焦气滞所致。情志为病中的忧思无度和郁怒暴生，最易伤害脾胃，前者为脾胃自病，后者为肝郁克脾或肝气犯胃。七情所伤，随其所感，皆可为病。正如《内经》说："壮者气行则已，弱者著而为病。"七情致病，亦是根据个人体质强弱，而出现不同结果，重者可一病不起，轻者根本无病。情志所伤，病证有虚、有实。气滞于中而腹满者，按之不痛为虚，痛者为实；腹满时减为虚，腹满不减为实。本方用于治疗气滞实证，效果显著。若舌苔黄厚，腹中有痞、燥、便块者，应下之，可选承气汤之类。治疗虚证按《金匮要略》治疗原则是"当以温之"。中满腹胀有寒证，可用大乌头煎。有热证，可用厚朴三物汤、大承气汤。寒热并存证，可用大黄附子汤、厚朴七物汤等。肝郁有实证者，用大柴胡汤。脾胃偏寒有虚证者，用大建中汤。

胃脘痛急性发作者，主要有三个类型：一为气滞所伤，每由情志所伤引起，症见胃脘胀满疼痛，不欲饮食，夜不安寐，用本方治疗，可获速效；二为饮食所伤，多由暴饮暴食所致，症见胃脘胀满或疼痛，干噫食臭，口气较重，可用大安丸治疗；三为寒气所伤，常因感受寒邪、过食寒凉而引起症见胃脘疼痛，喜热畏寒，或脘腹胀满，用芍药甘草汤加味。凡此三者，投方应在2~3剂之内，过则易于伤正。尤其理气之方，若遇形气衰弱，正气不足者，尤须慎重用之。

胃居心下，心下痞即胃脘痞。痞是胀满硬而不实的病症。张仲景治疗痞证用五泻汤，而其所以称"泻心"，不称"泻胃"，意在恐人误认为邪传入阳明，而以治阳明之法治之。伤寒误治成痞证，五泻心汤基本概括全部治法。此外，尚有暑湿痰食凝结成痞者，宜兼参考。膈闷心烦，痞满而喘急，痰热内闭，宜栀子豉汤加黄芩、半夏、前胡、枳壳之品。脘中痞闷，而兼头胀，目黄，为暑湿伏邪，凝滞胸中，治宜清暑化湿，兼以化滞，用程氏清暑益气汤加减。脘中痞闷，身热口渴，舌苔白燥，为暑邪伤于气分，宜白虎汤加减。暑湿挟食，滞伏中宫，阻碍气机，治宜清暑化湿消食，行气健脾，用香薷饮合保和丸化裁。怒动肝火，或怒后用餐，而成痞满，治宜消痞行气，疏肝化食，用柴胡疏肝汤加减。

第八章 噎 膈

宽胸利膈——人参利膈汤

药物 枳实、厚朴、大黄、党参、木香、当归、藿香、砂仁、桃仁、黑芝麻、瓜蒌、槟榔、白豆蔻。

主治 胸膺痞闷，进食不畅，偶有噎塞，胃脘满胀，形体渐瘦，纳食略减，大便或干或正常，时吞酸，苔薄，脉沉弦。

效验 2012年，刘某，女，50岁。就诊时表现：进食则胸中闷窒，噫气不舒，胃脘胀闷，纳食减少，经某院胃镜检查诊断为"反流性食管炎，浅表性胃炎"，服用西药治疗近三月余，病情无明显改善，证候依然同前，舌苔薄白，脉沉弦。用本方每日1剂，水煎2次，共取药汁300ml，分2次温服。嘱患者注意饮食，定时定量，寒温适当，禁食生冷、黏腻，适当运动，调节情志。汤药连服1个月，诸症悉退，苔薄，脉沉缓。接着用丸药3个月，复作胃镜检查，食管、胃皆正常，病告痊愈。

编按 本病属"噎膈"范畴，而噎与膈也有区别。噎是进食哽噎滞塞，吞咽不顺。膈是不欲进食，或食入反出。二者相比较，噎证轻，膈证重。噎证可以渐渐发展为膈证，终成一体。所以有"噎膈"之称，也可统称膈病。风、劳、臌、膈是中医四大难治之病。其中膈证，即是噎膈。《景岳全书·噎膈》云："噎膈一证，必以忧愁思虑，积劳积郁，或酒色过度，损伤而成。盖忧思过度则气结，气结则施化不行，酒色过度则伤阴，阴伤则精血枯涸，气不行则噎膈病于上，精血枯涸则燥结病于下。且凡人之脏气，胃司受纳，脾主运化，而肾为水火之宅，化生之本，今既食饮停膈不行，或大便燥结不通，岂非运化失职，血脉不通之为病乎？而营运血脉之权，其在上者，非脾而何？其在下者，非肾而何？矧少年少见此证，而惟中衰耗伤者多有之，此其为虚为实，概可知矣。"他还认为《内经》"三阳结，为之膈"，是指邪结小肠与膀胱，而与大肠无关；认为邪结小肠，则阳气不化，邪结膀胱，则阳气不通，故为膈塞之病。本病病因一是忧思恼怒，气机不畅，滞于胸膺，而致进食有哽噎之感；二是饮食所伤，如饮酒嗜辛，过食肥甘，习惯灼热饮食，损伤上脘，以致吞咽不顺。食管癌每缘于此，故预后多危。至于反流性食管炎，亦不是易治愈之症，然而预后较好。笔者用本方治疗，常获良效。人参利膈丸见于《沈氏尊生书》，主治胸中不利，痰逆喘满，脾胃壅滞。本方运用中加减如下：因于忧思恼怒，胸脘胀闷者，可加青皮、陈皮；胸膈壅滞者，加瓜蒌、枳壳；因于饮酒嗜辛者，加葛根、茯苓、栀子；因于过食肥甘者，加茯苓、虎杖、泽泻；因于灼热伤损者，加玄参、生地黄、半枝莲、白花蛇舌草。

《金匮要略》有"妇人咽中，如有炙脔，半夏厚朴汤主之"之文。所谓炙脔，是痰气阻塞，犹如熏肉，贴于咽喉之中，吐之不出，咽之不下，俗称梅核气。本证系七情郁结，痰凝气滞所致，用半夏厚朴汤治疗。方中用半夏化痰降逆，用厚朴开结顺气，用紫苏顺气解郁，用茯苓化痰安神，用生姜温中和胃，合而则有郁散气调，痰消结开功效，本方是治疗梅核气经典之方。此证不只有妇人所患，男人也可常发生。徐忠可，治王小乙案，用半夏厚朴汤，投之立愈。后每发夜中，灯下头晕，见如五色团块，背脊内酸，知其阴不足，用半夏厚朴汤，加枸杞子、菊花、牡丹皮、肉桂。头晕渐除，咽中之病亦愈。《三因极一病证方论》中的四七汤，用姜汁炒半夏五钱，姜汁炒厚朴、茯苓各四钱，紫苏二钱，姜枣煎，功专舒郁，能止痰涎呕痛，实则即是半夏厚朴汤加大枣。《备急千金要方》所谓"咽中贴贴状，吞之不下。吐之不出"，与噎证不同，噎是进入饮食之际，如有物梗阻之状。炙脔是七情郁结而成，咽中如有物状。奔豚也是从惊恐得之的病证，但有肾气凌心之奔豚、与肝气之奔豚两种，其证都是气从少腹上冲胸咽，发作时痛苦欲死，须臾自止。

食停胃中，病在中上二焦，未化糟粕，切不可下，可用人参利膈丸加减。待其食物转化成糟粕，而停滞于小肠、大肠之内，方可用下法，用调胃承气汤。若早下之，寒药与食积凝结中宫，治用温运中阳，化滞散结之剂，如温脾汤之类，使中阳健运，食滞自化，寒结自开。

第九章 呃 逆

降逆止呃——和胃止呃汤

药物 佛手、香橼、白豆蔻、砂仁、丁香、柿蒂、陈皮、枳壳、半夏、木香、莱菔子、竹茹、厚朴。

主治 逆气冲上,呃呃频作,声短连作,不能自制,甚则食入则吐,胃脘胀闷,舌苔薄白,脉沉弦。

效验 1997年夏,程某,男,50岁。病呃逆连作,纳食尚可,胃脘不适,大便不调,用针刺治疗一月余,病仍如故。经某医推荐来笔者处治疗,病证同上,舌苔薄白,脉沉弦。证为胃气上逆所致,用本方每日1剂,连服1周,病证基本痊愈。3个月之后呃逆复发,经入院检查,确诊为胃癌,用手术及化疗等治法,又半年左右病逝。

编按 《景岳全书》说:"凡杂证之呃,虽由气逆,然有兼寒者,有兼热者,有因食滞而逆者,有因气滞而逆者,有因中气虚而逆者,有因阴气竭而逆者,但察其因而治其气,自无不愈。若轻易之呃,或偶然之呃,气顺则已,本不必治;惟屡呃为患,及呃之甚者,必其气有大逆,或脾肾元气大有亏竭而然。然实呃不难治,而惟元气败竭者,乃最危之候也。"本病由于食滞和气滞所致者较多,患呃逆初期,兼寒兼热者有之,日久则兼寒热者少见,而常见本虚标实之证,纯属中气不足者,少之又少。至于脾肾元气欲脱之危象,只在病危时可见。其原因以饮食所致者,可见饥而不食,或饮食过饱,或进食时恰逢七情所伤,以及情志不遂。此四者为多见。过饥过饱,除用健脾胃,调饮食外,尚应注意,按时定量进食,勿再食过饥饱,勿食不易消化之品,勿进过凉、过热食物。至于情志所伤及伴有情志所伤者,除需要心理疏导外,可用理气降逆之药(自拟和胃止呃汤)顺气和胃,行气止呃。本方既适用于饮食所伤,也适用于情志所伤。笔者曾用本方治疗久治不愈者多人,每每获效。故尔认为本方是治呃逆有效之方。

若中阳虚弱,寒气入胃,寒邪挟胃气上逆,气从喉出有长声者,为噫气。嗳气者,因胃气抑遏不降,上逆而发,每因饱食之后而作。若胃无所苦,不必用药,自调饮食可愈。其因于胃中郁气停滞,胃有胀闷不舒,可予自拟和胃止呃汤治之。噫气与嗳气,二证有所区别。噫气为虚,嗳气为实,当分别施治。其中,噫气发生于热病汗下之后,或大病之后,是中虚胃弱,气机不和,余邪留伏,清浊升降,不得自如,逆气为噫。若胃有停滞,而挟肝火,则嗳酸饱闷,浊凝气滞,则心气痞硬而嗳气,此用化肝煎加消食化滞之品,以理气通阳,软坚开痞。痰饮湿浊,停聚于胃,胃阳受阻,健运失调,中脘格拒,气逆于上,而发噫气,此是痰浊内阻,胃失和降之证,以开痞镇逆,化痰开胃,通补阳明大法为治,方用旋覆代赭石汤加减。呃逆一症,有虚、实、寒、热之分,中焦、下焦之别,属于胃气上逆的病证。外感内伤,均有此症。寒凉伤中,胃阳虚弱,浊阴上逆,气不下降,而发呃逆,甚则呕吐。当温阳和胃,降逆止呃,可用和胃止呃汤加干姜、生姜。气郁上焦,不得下降,清阳痹阻而频呃,治以开郁降气,于和胃止呃汤中加沉香、檀香。诸气流通,浊气下降,其呃逆自止。攻伐之药,多是寒凉,用之不当,中阳被伤,阳虚则伏饮上逆,而作呃逆,舌苔白润,属寒饮犯胃,以温复胃阳,驱逐寒饮为治,可用茯苓甘草汤加减。若胃阴虚，内有伏火，其症兼有中脘灼热，口渴，舌苔黄，脉沉数无力，为虚火上逆，胃阴不足，而作呃逆。治以清胃火，降胃逆法，可用甘露饮加减。此与前者，同是胃病，辨证寒、热不同之分，用药自有温、清之别。前者阳虚欲逆，故用温通，此是胃有虚火，故宜清降，当合参之。肝火上升，胃逆不降而呃者，口苦，胃脘及两胁胀闷不舒，舌黄而渴，脉弦而数，属肝火乘胃而逆。治以平肝清火，和胃降逆之法。可用温胆汤加黄芩、栀子、柿蒂。中虚寒气上逆，格拒于中，当为胃气不降而呃逆。所以应选温中扶阳，和胃降逆法。方用治中汤（理中汤加青皮、陈皮）。若是呃逆来自下焦，属于肝肾不足，气不摄纳，由丹田而冲逆，其逆低沉而长，方用都气汤（六味地黄丸加肉桂、五味子）加减。若身体虚弱，呃逆无力，频频发作，浑身振动。此元气不固，虚脱之候。治宜摄纳下焦，补益肝肾。阴火升逆，当用滋肾丸与大补阴丸滋肾水而降阴火。命脉火衰微，阴寒内伏，格拒虚阳，上逆作呃，属于阴盛格阳。虚阳上逆者，治宜回阳镇纳，可用桂附地黄丸加减。汗多而胃阴受伤，津液亏耗，导致胃气上逆而呃，宜养阴生津，以和胃气，可用保元汤（黄芪、人参、甘草）加减。若汗多，以致津液枯涸，用生脉散加煅牡蛎、煅龙骨以收敛之。食滞脘中，气机阻遏，升不得降，而为呃者，此为胃实。用运中，消滞，开气之剂，方用五磨饮子加减。表解后，津液受劫，浊邪内伤肠腑，二便不通，气逆上冲至胃，则呃逆作呕。所谓下脘不通，必反于上，幽门居下，邪结于此，而致便闭。必通其幽门，大便始可通行，浊热随便下出，其呃逆自止。这是实呃。若便闭便硬，腹部胀痛，属于肠胃有燥屎，浊气不降，而产生呃逆。用承气汤攻下，胃肠得通，大便得下，其呃逆自止。

临床也有少数噫气声长，时发时止，而不连续，此类见于胃气上逆，肾气上冲。长噫出于胃，可有胃脘胀闷，食后噫气，则胀减，口气较重。此噫因于饮食失节，可健胃消食，用保和丸加减；因于气滞，可见两胁胀满，善太息，心烦易怒，用舒肝丸加减；因于脾虚痰滞，可见纳食减少，胸膈满闷，涎潮吐沫，用六君子汤酌加顺气化痰消食之品。若脾肾元气大亏，重危患者，出现呃逆，常为临终之兆。

嗝嗝有声，节奏不断，为呃逆的特征。谷气入胃，脾气散精，上注于肺。若脾胃阳虚，寒气内生，寒气与谷气皆入于胃，新故相乱，真邪相攻，气并相逆，复出于胃，而成呃逆。亦有由于火逆，至久病，而闻呃声，为胃气将绝之象。呃与噎皆属于胃腑病变，有轻重之不同，呃逆者嗝嗝有声，噎者胸膈滞塞。呃逆可有胃脘胀闷，噎有梗塞不通，且病常危重，呃逆有声，噎无声。通常呃逆比噎轻。

干呕与呃逆同为有声无物。干呕是胃气逆动，上涌而出，有声无物，但作呕吐声，而无节奏，属于虚中之虚；呃逆是胃气未动，仅喉间呃呃之声，间隔不断，不能自制，属于虚中之实。有的时有干呕，时有呃逆，四肢厥逆，每见于胃气不和，气逆胸膈，阳郁于内，不能外达，而出现四肢厥逆，此不是阴寒内盛，阳气欲绝之象。所以用四逆散加青皮、陈皮之类和胃降逆，行气止呃。呃逆与嗳气亦有别。嗳气为胃中之郁气得伸而出，气出则郁减胃舒。胃出之气，可伴酸腐之味。嗳气为胃中气郁，每有胃脘胀满，嗳气之声长而闷。

张仲景书中无呃逆证，但有哕证。高士宗认为哕即是呃逆，并引《诗经》中"銮声哕哕"说明呃之发声有序，如车銮专用有节奏。其结论是"哕者，但作呃解无疑"。《伤寒论》中哕证，以胃中虚冷为多。或是攻下之后，胃气大伤，而见腹满不能食，饮水而作哕。或者阳明与少阳并病，而出现"时时哕"。《伤寒论》与《金匮要略》都说过"哕而腹满"，是开始于哕，继而出现小腹满。应知其小腹满是病根，哕是由小腹病而致。必须再进一步询问其大便、小便是否通利。大便不利，为水谷不消，积于肠道，则脘腹胀满，大便不通，应当通利大便，其哕自愈。小便不利，水蓄膀胱，则小腹胀满，故小便不利，应当利其小便，小便通，哕自止。这是因为水谷之气不能消化，遂致上逆作哕。"哕而腹满"，小便不利一症，为脾胃不能行其津液，以致水湿内停，所以小便不利。

胃中虚冷，气失和降之呃逆，可用小建中汤，重用生姜宣通阳气，温胃散寒，气机通畅，胃和气降，则干呕、哕自愈。胃有虚热，身倦口干，冲逆为哕，用人参、甘草、大枣，扶养胃气；橘皮、竹茹，降逆气。呃逆也有寒热错乱，二气相搏所导致者，用丁香、柿蒂、生姜、竹茹，一寒一热，和胃降逆。亦可用橘皮竹茹汤加炮姜、红豆蔻，治胃虚有寒之呃逆。胃有虚热，下焦阴虚，而乏力，汗出，口干，纳少，呃逆，可用橘皮竹茹汤去生姜、大枣，加山茱萸、牡蛎、枇杷叶、麦冬、西洋参、柿蒂、黄精、石斛等。久病胃气欲绝，见呃者，急用生晒参、甘草、茯苓、竹茹、石斛、莲子肉、橘皮、丁香等药或可挽回。哕的病因，不外中寒、胃火、虚气。病在胃，上述治哕之法可辨证施用。

噫气由中阳虚弱，寒气入胃，寒挟胃气上逆，升而不降，气从喉出有声，为阳虚中寒，此类常见，可知其因偏虚。嗳气因胃气抑遏不宣，上逆作声，为中焦气滞。嗳气每在饱食之后而作，此类居多，可知其由于胃气郁滞所致。二证不同，噫气为虚，嗳气为实，当详加辨析而施治。唯胃气不足，每于汗下，或大病后可见，是中虚胃弱，气机不和，余邪留伏，清浊升降，不得自如，气逆而为噫。当以旋覆代赭石汤治之。若胃停滞，而挟肝火，则嗳酸饱闷，浊气凝滞，心气痞硬，而为噫者，治用补中通阳，软坚散痞，镇降浊逆，可用黄连汤加减。湿饮阴浊内聚，胃阳虚弱失运，气逆不降，中脘格拒而噫气，属于阳虚浊逆之证，治当化湿浊，逐饮邪，温阳镇逆，通补阳明，用茯苓甘草汤加味。气逆伤中，胃阳虚弱，气不下降而噫者，当用温胃通阳，兼以泄阴浊，可用理中汤加减。中虚胃弱，肝木乘虚上逆，胃气不降，而噫气者，可用黄芪建中汤加减。胃阳虚而有寒，肝气上逆而噫，喜热畏寒，纳食减少，胁腹胀闷者，宜温胃，泄肝，镇逆，可用治中汤加减。胃热脾寒，心下痞硬，干噫食臭，胁下腹中气窜，大便泄泻者，治以清上温下，消痞止泄，用生姜泻心汤加减。凉药攻伐，伤及中阳，阳虚伏饮上逆，而作噫气，舌苔白润者，宜温阳以散寒饮，可用茯苓桂枝白术甘草汤加味。胃虚内有伏火，症见口渴，舌苔微黄。虚火上逆，胃气不得下降，而作噫气者，治以清降胃火为法，可用橘皮竹茹汤加减，用药宜清降。若痰饮脉弦，为有饮邪，酌加涤饮和胃之品如枳壳、佛手、香橼。肝火上升，胃逆不降，呃逆，舌苔黄而渴，为肝火灼胃，左脉弦，肝之本象，脉数为肝火乘胃，而逆气。治以平肝清火，和胃降逆，可用当归芦荟丸加减。中虚寒气上逆，格拒于中，胃气不降，噫气者，治宜温中扶阳，可用大建中汤加减。噫气，自下焦而来，肝肾大虚，气不摄纳，由小腹丹田而冲逆，浑身振动，此元海无根，虚脱之候，宜摄纳下焦肝肾治之，可用都气汤加减。若阴火升逆，当用滋肾丸，或大补阴丸，壮肾水，而滋阴火。命火上逆而噫，宜用回阳镇纳之法，可用附子汤加减。汗多，胃阴受伤，津液亏耗，胃气上逆，而噫气，宜养胃生津，以和胃气，宜增液汤加味。若汗多，津液益虚，加五味子、牡蛎以敛之。食滞脘中，气机阻遏，升不得降，而为噫者，此属胃实，用运中消滞，开胃顺气之剂保和丸加减。外感后，津液被劫，邪浊内结肠腑，二便不通，气上冲至胃，则嗳（噫）声发作，所谓下既不通，必返于上。幽门不畅，邪结于下焦，此噫则便闭，故必开其幽门，通其便结，使胃气下行，郁热排出于外，噫气自止。此为实证，可用调胃承气汤加减。若是便闭便硬腹痛，肠胃有燥屎，而噫气者，用大承气汤攻下。

第十章 呕 吐

一、和胃止呕——自拟方

药物 藿香、厚朴、半夏、茯苓、白豆蔻、竹茹、郁金、砂仁、木香、陈皮、佛手、香橼、枳壳。

主治 恶心呕吐，口苦，口酸，胃脘不适，舌苔薄，脉沉弱。

效验 2002 年，卢某，女，三十余岁。素有胃病，易发呕吐，近日复发作，每日呕吐数次，饮食不下，服用几种中西医止呕吐药，皆不能止。遂求治于中医。诊查：患者面色萎黄，形体消瘦，语言流利，活动自如，口气较重，舌苔白厚，脉滑数。证为胃失和降，上逆作呕，且有痰湿化热之兆，用上方加黄芩，投 3 剂，每日 1 剂，水煎取药汁 300ml，频服，1 剂药，1 日服毕即可。当日即煎服此药，经 2 日服用，呕吐即止，纳食复常，精神怡愉。此后胃病及呕吐未再发作。

编按 呕和吐，虽然都是水谷从胃中上逆而出。而呕和吐，辨证区别在于吐为水谷易于从胃中顷出，故而此过程，是有物无声。呕是水谷食物，须用力而方能吐出，其表现是有声有物。前人认为，呕证多为阳证、热证、实证。吐证多为阴证、寒证、虚证。而临床所见，未必如此。呕有寒证，亦有虚证。吐有热证，亦有实证。至今呕吐一并而论，已经不再详分，统称呕吐。呕吐之因，有因风寒引起者，有因风热引起者，有因饮食停滞引起者，有因肝气犯胃引起者，凡此四者，多属实证，皆可用此自和胃止呕方治疗。本方由藿香正气散化裁而来。藿香正气散，是治疗外感四时不正之气，内停饮食积滞，见头痛，发热，恶寒，呕吐腹泻，腹痛等症。原方有藿香、桔梗、紫苏、白芷、厚朴、大腹皮、半夏、茯苓、陈皮、甘草，加姜枣，水煎，热服。吴崑评此方时说："四时不正之气，由鼻而入，不在表而在里，故不用大汗，以解表，但用芳香利气之品，以正里，苏、芷、藿、陈、腹、朴、梗皆气胜也，故能正不正之气，茯、半、草则甘平之品，以培养中气。若病在太阳，与此汤，全无干涉，伤寒脉沉发热，与元气本虚之人，并挟阴发热者，宜忌。"藿香正气散，古人多有发挥，如不换金正气散，《温病条辨》中有五加减正气散等。然而万变不离其宗，藿香正气散主湿邪为病，方以祛湿为主。其湿重在于胃肠。胃肠受湿，证候表现为上吐下泻。凡受兼有湿之外邪，居于中，蕴于胃者，以吐为主。湿居于下，蕴于肠道，以泻为主。湿邪充斥中下，则吐泻并见。非藿香正气之类，难以治愈。故本方用之得当，有桴鼓之效。若仅为湿邪停滞，而无吐无泻，如胃脘痞闷，大便溏薄，舌体胖大，舌苔厚腻，舌边有齿痕，投之亦可获效。现代医学中的胃肠感冒、湿邪偏盛的慢性结肠炎和结肠激惹综合征均可服之，但一定是湿邪为病者。脾脏恶湿，胃主和降。本方化湿，以助脾。利气，以和胃。所治之病离不开湿邪。呕吐属虚者，既无外邪，又无停食气滞，而是小有劳而呕，或见不洁之物而呕，或食后尤其早餐后即呕，此呕吐，属虚证，当以六君子汤加减治之。呕吐无论虚实，皆为胃失和降所致，本自拟方可加减投之。属寒者加生姜、白豆蔻。属热者加黄芩、佩兰。属虚呕者，加人参、白术、黄芪以固本。若脾胃健运，胃气和顺，呕吐自可痊愈。

《金匮要略》说："诸呕吐，谷气不得下者，小半夏汤主之。"此方治疗，包括各类呕吐皆可用之。呕吐，饮食不能入咽，不能降入胃中，立即呕吐于外。此证是由于饮停于中焦，食入即反出，或入而不能下行，当以小半夏汤治之。方中半夏，和胃降逆，涤痰止呕；生姜，温中散寒，行水止吐，二药合而能使胃气温和，而呕吐自平。因呕吐而食物不得下，与食物入口即吐不同，与食已即吐也不相同。食入即吐，为食刚入口，尚未下咽，当即而反出。食物不得下，为食物可入咽，但刚入于胃内，不得下行，即而复出。食已即吐，为食可达于胃，且可暂停片刻，不久反出于胃。三者，食物不能上咽，为寒热相格，内外格拒，故应机病发。食物下咽即出，为饮停于胃，胃中胀满，不能再纳，食物可入，而不可下。食已即吐，为下脘壅塞，无从传化，停留片刻，而反出。食物不得下咽，可用干姜黄芩黄连人参汤，除寒热，开拒格。食入即出，可用小半夏汤涤水饮，降胃逆。食已反出，用大黄甘草汤通下脘，养胃阴。

《金匮要略》又说："先渴，后呕，为水停心下，此属饮家，小半夏加茯苓汤主之。"心下即指胃。中焦气化不利，气不化水，津液不生，而见口渴。饮水后，水入于胃，不能气化，又致饮留胃中，水饮上逆，而为呕吐。所以有先渴后呕之证。由于水停心下，饮之未聚，属于饮家，主以小半夏加茯苓汤，用半夏蠲饮降逆，用生姜止呕，用茯苓化气行水。此处之呕，均属胃病，皆因于饮邪。

另有朝食暮吐，暮食朝吐，宿食不化者。食入于胃，须得脾胃运化。脾胃虚弱，运化失司，虚气上逆，用人参扶脾胃，培中气；半夏降浊气，止呕吐。复用甘澜水煮药，使水软化不伤脾胃。蜂蜜缓解半夏之燥性，脾胃之气徐徐复生，诸药流连于胃，使胃和降。胃反呕吐，与食已即吐不同。前者兼呕吐，后者纯吐，前者为朝食暮吐，暮食朝吐；后者为食已则吐。由于胃气不降，则食已即吐。下脘不通，似有物阻塞，无从传化，则朝食暮吐，暮食朝吐。二者，有缓急之别，治法亦不同。朝食暮吐，暮食朝吐，与食已即吐，病均在胃，后者属于胃逆有火，而胃犹有纳谷之权，所以用小半夏汤，降胃逆，和胃止呕，胃气和顺，其吐自止。朝食暮吐，暮食朝吐，为宿谷不化，脾胃输化无权，所以用大半夏汤，健脾胃，降逆气，温胃止吐。用人参补中益气，又以白蜜和胃润脾，并用甘澜水煎药，使水软化不伤脾胃，和胃补益中气，化半夏之辛燥，转滋润之剂。

《伤寒论》《金匮要略》两书中，用人参治呕吐，还见于吴茱萸汤（治呕吐而胸满及干呕吐涎沫头痛）、半夏泻心汤（治呕而心下痞硬）、小柴胡汤（治呕吐而发热）、大半夏汤（治胃反呕吐）、干姜黄连黄芩人参汤（治食入即吐）、黄连汤（治邪据三焦而欲呕）、干姜人参半夏丸（治妊娠呕吐不止）。七方所治呕吐，皆是脾胃虚弱，邪气内侵。人参补气扶正，正复邪祛，所以用人参。唯表证邪实，如葛根汤证，里热正盛而不渴者；黄芩加半夏汤证、黄芩加半夏生姜汤证，太阳与少阳合病，邪在心下，或邪在膈上者；如小半夏汤证，饮在中焦者；如猪苓汤证，少阴病咳而呕渴，水饮内停者，皆无关脾胃虚弱，所以不用人参。

张仲景治呕吐，多用温热性药物，如半夏、生姜、附子、吴茱萸等，以此推论，呕吐多是寒证。然而《素问·至真要大论》说："诸呕吐酸，皆属于热。"可见《内经》的观点是呕吐多主热证。二者截然相反。这是出发点不同。《内经》所谓"呕吐酸"，系指肝胃有热，郁蒸成腐，变酸变馊，肝胃气逆，则呕吐出，宜用黄连、黄芩、连翘、栀子、煅牡蛎、海螵蛸等药。《伤寒论》《金匮要略》所指呕吐多属脾胃虚弱，即胃中虚冷则吐，脾伤则不磨，朝食暮吐等。腹满，口舌干燥，肠间有水气，渴欲饮水，水入则吐，名为水逆。食已即吐，名为格塞。兼此三者，是寒饮水气积留于肠胃，宜用防己、椒目、生姜、茯苓、大腹皮、桂枝、炒白术、干姜、半夏、白蔻仁等药。

东垣认为，上焦吐者属于气，中焦吐者属于积，下焦吐者从于寒。脉沉而迟，朝食暮吐，暮食朝吐，小溲不利为下焦吐，宜散下焦之寒，如吴茱萸、茴香、丁香、肉桂、半夏。若大便秘者，宜加大黄，兼通其秘，复以中焦药和之；半夏为治呕专剂；呕缘于气逆，气逆由于水与气相激，半夏长于下气降逆，消痰水，属于对症之药。唯呕、渴并见之候，属于猪苓汤之咳而呕渴症；五苓散的小便不利，渴欲饮水，水入即吐之候，均不用半夏，因半夏味辛性燥，非渴证所宜。再观《金匮要略》有呕家有痈脓，不可治呕，脓尽自愈。已隐寓有不可用半夏之意。有痈脓者，气滞血壅，郁而化热，口必渴，其呕吐，由于毒火犯胃，而不是气与饮相抟，自然不可服半夏。《伤寒论》中的小青龙汤方，加减法中，说到渴者，有去半夏之文，说明不只是专指"渴而呕"不用半夏。凡疾病之有"渴"证者，皆不应投半夏。

干呕为有声无物，属于阴寒内盛，阳气欲绝，其证较重，有厥逆无脉，干呕烦者，是由于虚阳上浮，为白通加猪胆汁人尿汤证；若有下利清谷，里寒外热，脉微欲绝，不恶寒，干呕，为通脉四逆汤证。有干呕，吐涎沫，头痛，为吴茱萸汤证。有干呕，吐逆，吐涎沫，为半夏干姜汤证。有吐利汗出，发热恶寒，四肢拘急，手足厥冷，为四逆汤证。干呕与哕，皆有声无物，干呕者，气动而不宁；哕者，气定而相搏，二者，皆属虚证。唯干呕者，为虚中之虚。哕，为虚中之实。呕吐后，口渴，为病欲解除。先渴后呕，为水停心下，即谓饮水太多，一时不能输布，而停于胃中。即是"水停心下"。若是上逆，则为呕吐，故曰"此属饮家"。水从呕吐去，故当口渴，今呕而不渴，其呕吐由于水饮上逆，曰"心下有支饮"，此与水停心下，先渴后呕不同。前者是宿水，后者是新水。若水停心下，以小半夏加茯苓汤，行水降逆。呕而不渴，为心下支饮，主以小半夏汤，祛心下支饮。水入即吐，为水停心下，用五苓散逐其水饮。

胃反呕吐，常为几脏同病，脉数为兼膈气，脉弦是兼肝气，脉微而数是兼心血不足，脉浮涩是兼脾土虚，脉紧而涩是胃阳、脾阴两虚。《金匮要略》云："病人欲吐者，不可下之。"欲吐为意欲吐，而未得吐，病在中焦胃，若其进一步也变为吐证，不可用下法。下法不能用于中焦之病，只可用于下焦肠内实证，特以示戒。又湿痰聚于胸膈，则上泛，而欲吐，只宜清化蠲痰，亦不可下。无论何病，如其人恶心欲吐者，即不可用下法。但亦有例外，如酒疸，因湿热上冲，时欲吐，用栀子大黄汤，方中大黄，以清其热，除其湿，不是单为攻下泄实。

半夏干姜散与小半夏汤同以姜夏二味成方。小半夏汤，主要用于各类呕吐；半夏干姜散，主治支饮呕而不渴，并治干呕，吐逆，吐涎沫。小半夏汤用于气逆而实；半夏干姜散用于气逆而虚。实者，用走而不守，辛温行散的生姜；虚者，用守而不走，温中散寒的干姜。又半夏之性比生姜为烈，而生姜能减半夏之毒。所以实者，半夏用量倍于生姜，虚者半夏与干姜用量相等，不仅用法、用量不同，而且剂型亦不同。实证，用汤，取其涤荡之义，可以重复给药；虚证，用散，取其消散之义，且仅服方寸匕，又用浆水以煎之，中和其药性。

如发热不扬，头重身痛，大便顺，小便涩，干呕，脘闷不饥，舌苔白腻，脉沉细而缓，引湿邪内着，郁而化热，病在太阴，宜二陈汤加苍术、白术、厚朴、猪苓、泽泻、茵陈、薏苡仁、生姜皮之类，湿邪祛，热自退。汗多者加桂枝、白芍；汗少者加紫苏、浮萍。若一身尽痛，而兼四肢微肿者，是为风湿流注四肢，宜二陈汤加薏苡仁、桂枝、秦艽、防己、羌活、木瓜、通草、威灵仙、片姜黄之类。足胫肿胀为主者，合二妙散。伤寒热甚不解，但头汗出，腹满，溺涩，目黄，口渴，舌苔黄腻，此湿热郁于太阴，将欲发黄，用茵陈蒿汤加茯苓、猪苓、枳实、厚朴、黄柏、栀子、苍术、秦艽、车前、泽泻，以利清之。大便秘结，小腹胀满者，此转属阳明，宜茵陈蒿汤。小便不利，水结膀胱，用茵陈五苓散。若伤寒发热之证，已经解表清里，但俱不应，其舌苔黏滞厚腻，脘闷恶心，口不渴饮，虽热，而不欲去衣被者，此外感风湿之邪着于太阴肌躯之表。其病尚在气分，身体但重不痛者，宜解肌法，用桂枝、秦艽、紫苏、半夏、茯苓皮、生姜皮、广陈皮之类，微微汗之，则风与湿俱去。若周身疼痛者，用九味羌活汤加减。外感湿邪，又兼内伤生冷，以致寒热泄泻，用太无神术散加减。若邪从阳经传入太阴，则热愈深，毒愈深，舌苔纯黄纯黑，唇齿焦燥，目黄而赤，腹大热，或晡热，手足不欲暖盖，小便赤涩，舌无芒刺，热毒暴下也。舌起芒刺者，大便不通也。三阴无窍，俱借阳明为出路，故兼见阳明证者为轻。大便通者，只宜清里解毒。大便不通者，兼导之清之。清里解毒用羚羊角、黄芩、黄连、栀子、连翘、金银花之类。导下用枳实、厚朴、槟榔、大黄之类。

二、温胃止呕——自拟方

药物 藿香、干姜、半夏、草豆蔻、白豆蔻、砂仁、木香、白术、生姜、红豆蔻、丁香、肉桂。

效验 1997 年，张某，近 30 岁。患者以呕吐收住针灸病房治疗，病情时发时止，近日加重，特来门诊会诊。诊查所见：形体瘦弱，语言低怯，活动自如，每顿饭后，即恶心呕吐，喜热畏寒，大便时溏，舌苔薄白，脉沉缓。证为脾阳不足，运化失常，寒邪内生。治以温运脾阳，和胃止呕。用本方，每日 1 剂，水煎 2 次，取药汁 400ml，频频饮服，以食后半小时温服为宜。3 剂后呕吐、恶心止。之后，改为每日 2 次，早、晚饭后半小时温服。连服 2 周，疾病痊愈。

编按 呕与吐同为水谷，逆出于口。吐，不必用力，如器满而外溢。呕，虽然沸腾于中焦，出反不易，须用力，方能外出。所以吐好像弃物，撞口而出。呕比如被迫，必呕声先发，随后物出。从而可知，吐为阴，呕为阳，吐多寒，呕多热，吐多虚，呕多实，然而吐也有实热之证，呕也有虚寒之疾。但各有其因，绝不是自作。如《伤寒论》说："服桂枝汤吐者，其后必吐脓血。"呕而脉弱为四逆汤证，食谷欲呕为吴茱萸汤证。又有"伤寒发热，呕吐不能食，而反出濈濈然者，是转属阳明"，有汗如此。阳之出，多迅速，则阴格；阴之出，多寒慄，则以阳气先溃。故凡呕吐而利者，来之速，有属于实证者，如十枣汤证、大柴胡汤证皆是如此。既是吐且下者，来之缓，有属于虚证者，如四逆汤证、吴茱萸汤证亦如此。其他如伤寒三阳证，则多呕，而少吐，胃反证言吐，而不言呕。又呕与吐亦有并见者，如黄连汤证之胸中有热，腹中痛，欲呕吐；小半夏加茯苓汤证之卒呕吐，心下痞，眩悸；小半夏汤证之诸呕吐，谷不得下；大半夏汤之反胃呕吐；附子粳米汤证之腹中寒气，雷鸣彻痛，胸胁逆满，呕吐。总之，膈间有停饮，胃内有久寒，则呕且吐。如干呕之证，有声无物，属于阳虚，其证较重，有厥逆无脉，干呕烦之白通加人尿猪胆汁汤证；有下利清谷，里寒外热，不恶寒，干呕，脉微欲绝之通脉四逆汤证；有干呕，吐涎沫，头痛之吴茱萸汤证；有干呕，吐逆，吐涎沫之半夏干姜散证；有干呕哕，手足厥之橘皮汤证。干呕，吐与哕皆有声无物，干呕者气动而不宁，哕者气定而相搏。二者皆属虚证。唯干呕者，虚中之虚，哕者虚中之实。

《伤寒论》曰："病人脉数，数为热，当消谷引食，而反吐者，此以发汗，令阳气微，膈气虚，脉乃数也。数为客热，不能消谷，以胃中冷，故吐也。"此条本是胃中冷导致之吐，同时又有热邪表现，本条教人如何不被假象所迷惑，认识疾病本质。数为阳脉，热邪内迫，则脉快速跳跃，较为急促。所以数脉为有热证之象。热则消谷，多食易饥，渴则喜饮，皆是胃中有热之证候。若正当膈气虚弱，即是膈中阳气不足，邪热乘虚而入膈中。吐为胃病，胃主纳谷，吐食物当是胃的主证。膈之热，是外来邪热，所以称客热，此热邪在膈中，而不在胃内。脉弦者，病在胸膈，胃气虚弱，寒自内生。所以出现上午所食之物至黄昏时吐出，证类反胃。由于纳食后，不能运化，至数小时后，倾吐无余，是其要点。寒在于胃，为反胃成因。脉数疾为有热，然其热不在胃，而在胸膈之间。如胃热，则当消谷，口渴喜饮，而不吐。今不能消谷，饮水反吐，足以说明不是胃热，而是膈间有热。因为过发其汗，致阳气式微，不能充达于膈，膈中阳气因而不足，故曰"膈气虚"。凡人之脉，皆应心而动。膈近于心，致脉见数。此数为膈中客热，热不在胃中。膈下为胃。发汗过多，阳气式微，胃液虚耗，故胃中虚冷，因而吐食。尚有寒在上焦，误用攻下，致胃气大伤，胃为阳土，土虚而肝气乘之，故脉反弦。又就弦而言，属于虚寒，所以说脉弦者为虚。此虚是指胃气不足，故于虚字之下，紧接"胃气无余"一句，胃主纳谷，胃气虚，则脾气亦衰，消化力弱，致朝食暮吐，而反胃之证。治宜和肝，扶脾胃。由上述可知，此起首至胃中虚冷故，脉弦至末，脉数，误下脉弦，一为客热，一为虚寒。此文可知脉数主热，但应注意其热在何处，若在胃当有消谷引食。若不在胃，其饮食不受热之影响，也可能原有胃中虚冷，症喜热畏寒之类，但脉仍见数，此数与胃无关，不能认为脉数就一定是胃热。原文说是"热在膈间"。

呕吐一证，皆诸逆上冲所致。诸逆之因当分急性呕吐与慢性呕吐。急性者，一为饮食所伤，常因饮食无节，饮食过多，过食油腻，饮食不洁，宿积胃脘。其症见肚腹胀热，恶心食臭，频吐酸腐，或身潮热，治宜消食和中，方用保和丸加减。饮食所伤中以饮食不洁为最剧。不洁之物，停滞中脘，损伤胃气，停积不化而上逆，可用吐法治疗，最好洗胃，若无条件，可服牛奶、豆浆后探吐，或参芦急煎，服后探吐。二为感受外邪，尤以暑湿所伤为多，湿邪伤脾，可恶寒发热，头重身痛，恶心不欲饮食，时发呕逆，可用和胃丸加减（陈皮、半夏、砂仁、苍术、厚朴、藿香、香附、甘草、山楂，生姜为引）。三为蛔虫内扰。此病已不常见。其症见上腹剧痛，恶心呕吐，吐物可见蛔虫。通常用乌梅丸加减。慢性者，一为虚吐，多因胃气虚弱不能消纳，其症见精神倦怠，面色不华，短气乏力，治疗用六君子汤加减。二为实吐，平素壮实，偶尔停滞，胸腹胀满，痞硬疼痛，口渴思饮，吐多酸臭，宜调胃承气汤加减。三为寒吐，过食生冷，或当风取凉，寒气入内，其症见朝食暮吐，食物不化，吐物无味，四肢逆冷，治疗用理中汤加减。四为热吐，过食辛辣之物，或素体阳气偏盛，积热胃中，令饮食入口即吐，呕吐酸涩，身热唇红，小便短赤，大便干结，治疗用小承气汤加减。

《金匮要略》曰："卒呕吐，心下痞，膈间有水，眩悸者小半夏加茯苓汤主之。"卒呕吐，心下痞，头目眩晕，心中悸动，是临床较为常见病证。小半夏加茯苓汤也是常用之方。骤然呕吐，邪从上出，心胃空旷，饮邪乘虚内犯，反结痞满，且有悸动不安。清阳不能上达，而见头眩。这便是膈间有水之证。如脐下有悸，吐涎沫而颠眩，此水也，主以五苓散。而五苓散方中无半夏。因为半夏本治中宫饮邪，而不是走下焦之药。水在脐下，病根在下焦，本不是半夏所能治疗的。且卒呕吐与吐涎沫也不同，前者来势急，呕吐胃中食物；后者来势缓，吐痰涎唾沫而无食物。

《伤寒论》与《金匮要略》治呕吐多用半夏、生姜、附子、吴茱萸等温热之药，足以证明呕吐多为寒证。《素问·至真要大论》说："诸呕吐酸，皆属于热。"大抵《内经》所谓"呕吐酸"，常指肝胃有热，郁蒸成腐，肝胃气逆之呕吐。若呕吐属于脾胃虚弱，则以胃中虚冷而治之。若脾虚有寒而食物不化，可见朝食暮吐，暮食朝吐，腹满口舌干燥，肠间有水气。渴欲饮水，水入即吐，名曰水逆，可见食已即吐。兼此三者是寒饮水气，伏于肠胃，胃中虚冷，而有手足逆冷、不欲饮食、心下悸等症，药用防己、茯苓、川椒、泽泻、大腹皮、桂枝、焦白术、干姜、生姜、公丁香、白豆蔻等。

《金匮要略》说："先呕却渴，此为欲解""先渴后呕，为水停心下，此属饮家""呕家本渴，今反不渴者，心下有支饮故也"。呕吐后，出现口渴，可能是疾病将要缓解之征。先渴后呕吐，为水停心下，主以小半夏加茯苓汤，行水降逆。呕吐而不渴，为心下有支饮，主以小半夏汤，除其心下支饮。二者大体相类似，用方略异。

呕吐，包括反胃一证。脾虚健运失职，而不能消磨水谷，加以胃气虚，不能腐熟水谷，脾胃两伤，不能转输下入大小肠，所以有宿谷不化，从而出现朝食暮吐，暮食朝吐。胃主纳食，其糟粕从二便排泄，今不能循其常度，上午所进食物，下午呕吐而出，此即反胃。反胃是由于胃失和降、脾失运化及肝气乘胃所致。反胃吐食，多兼其他脏腑疾病，有兼肝气，有兼心血虚，有兼脾土虚弱，当仔细辨析。

呕吐，为胃气上逆，其病因病机常见的有肝气犯胃；有胃阴亏虚；有胃阳不足，虚寒内生；有胃火盛，邪内郁结；有胃中寒，浊阴干犯；有胃中有痰饮，气机不畅等。虽有多种病因病机，以肝火上炎，乘虚犯胃与肝木克土，顺乘阳明为多见，治此类呕吐，当用调和肝胃法。肝火猛烈者，用平肝火，和胃气法。胃火冲逆者，当用清胃经实火法。脾主出，以上升为宜，胃主纳，以下行为顺。因怒动肝，肝逆乘胃，胃气不得下行，饮食不化，挟肝火上升而呕吐，此胃阳受伤，是由恚怒而肝火犯胃。肝火亢逆，胃失和降，故发呕吐。若是肝气横逆，胃阳不足者，肝气郁滞，则腹胀；犯胃上逆，则吐涎沫、酸苦黄水。当治以温胃通阳，疏肝理气。若肝挟相火，上逆犯肺，而作咳呛，宜平肝理肺。肝居下焦，其气上冲，则浊气亦可随之上逆，呕吐且胀，吐出胃中浊阴之水，其色绿、味苦。此水系被下焦之浊气冲逆而上泛所致。当治以镇胃平肝，通阳泄浊。肝挟饮邪上逆，入于络中，则厥而呕吐，宜和肝通络涤饮。热邪痞结阳明，胃脘痞闷而呕吐，宜清热祛痞止呕。暑热秽邪结于膜原，而呕吐寒热，宜辛开苦泄，舌苔黄，可用泻心汤；舌苔白，不宜陷胸，宜泻心之类汤剂，如杏仁、白豆蔻、桔梗、橘皮，苦辛开肺。如邪入膜原，舌苔粉白，可用达原饮；舌苔黄腻厚者，可用大黄黄连泻心汤之类。脾湿胃热，蕴结中宫，格拒不开，而呕吐，治以和中开痞，清热渗湿。寒饮伏胃，上升射肺，故呕吐，咳嗽。寒邪有饮，则口不渴。苔白滑，寒痰者，宜涤痰温散法。痰火者，用清胃化痰，宣肺止咳法。中虚胃寒，寒邪格拒不纳，有寒饮则呕涎沫，无热则舌润不渴，脉濡软，故用补中化痰，温散寒饮法。湿热暑疫之邪入于阳明，胃中津液受伤，而呕吐津亏，胃热则舌鲜红而口渴，用和胃生津化痰法。胃中津液大虚，呕吐不纳，口渴，舌苔白嫩者，宜金水六君煎加沙参、麦冬，以和胃阴。胃失和降，浊气上逆，气升呕吐，用镇逆降胃之法。

第十一章 腹 胀

脾虚气滞证——加减六君子汤

药物 党参、白术、茯苓、陈皮、半夏、砂仁、佛手。脾虚脘腹胀甚者，酌加木香、青皮、厚朴、枳壳、槟榔、莱菔子。呕逆、嗳气者，加白豆蔻、藿香、丁香、柿蒂、佩兰。挟有热邪者，加黄芩、白芍、连翘、焦栀子。有湿邪者，加薏苡仁、白扁豆、车前子、白豆蔻。

用法 水煎服，共取汁300～400ml，温服，日2次。

主治 胃脘胀闷，胸脘痞塞，纳食减少，身倦乏力，形体渐瘦，苔薄白，脉沉弦缓。

效验 2013年3月，刘某，女，50岁。胃脘胀闷，纳食减少，恶心欲吐，舌苔薄，脉沉弦。证为脾胃虚弱，运化失常，用原方加白豆蔻、木香、枳壳、槟榔、佛手、香橼、鸡内金、厚朴。投7剂，每日1剂，水煎2次，每剂取汁400ml，分2次早晚温服。7剂后病证若失。未再用药，1年后，胃病复作，又来求治。

编按 胃为水谷之海，脾为后天之本。人之始生本乎肾之精血，称先天之本。先天肾之精血，必得后天水谷调养，以立形体。后天脾胃主水谷之精，必得先天之精血资助，以御精神。所以胃气对于人无所不至，人之脏腑、经络、气血、四肢百骸皆凭胃气以生存，得胃气以维持人体正常生理活动，无胃气则百病可生，生命亦难保。脾胃之病，实则攻之，祛其疾，则脾胃得以复健；虚则补脾胃，固其本，脾胃方能健运。《难经》说："饮食劳倦，损伤脾胃，始受热中，末传寒中"，说明脾胃病寒和热不是一成不变的，开始热实证居多，最后可为虚寒证。至于中间过程，每见寒热错杂，虚实并见，升降失调。其有寒者，治以温之；其有热者，治以清之。若虚实并存，可攻补兼施；若寒热错杂，可寒热并投。若是升降失调，不可升降混用，当须明确应升、应降，不可错用。临床必须详细审证，认真辨证，方能取得良好效果。

《伤寒论》云："发汗后，腹胀满，厚朴生姜半夏甘草人参汤主之。"这是汗后脾胃受损，虚实并存，运化失调，腹部胀满，用标本兼治法。厚朴生姜半夏甘草人参汤是治疗脾虚腹胀的鼻祖方剂。此由脾胃虚弱，气滞不通，壅而为满。厚朴生姜半夏甘草人参汤具有和胃健脾，补气消胀，化滞涤痰，顺气温中作用。喻嘉言用该方，治泄泻后腹胀满，效果明显。《张氏医通》用该方治胃虚呕逆，痞满而不食。《类聚方广义》用该方治霍乱吐泻之后，腹犹满痛，有呕吐。所谓腹满者，实属气积胀满，故用攻补兼施之方。《金匮要略》中的枳术汤，亦属攻补兼施之方，用于治疗心下坚，大如盘，边如旋盘，水饮所作之证。枳术汤的作用在于治疗脾虚，运化失司，水饮滞于胃脘，故而心下坚，大如盘之证。用枳实消痞化积而泄其实，白术补中健脾而益中气。原方枳实七枚，白术二两，可知其方以攻积为主，重用枳实之气锐而力猛，以水五升煮取三升，分三温服。方后注明"腹中软即当散也"。可见该方主治心下坚，而不是腹部胀满。服药后，大气一转，其气乃散。喻嘉言认为：此证为阳邪自结于阳位，故用枳术开痰结，健脾胃。此饮邪起于气分，即气滞而致水湿内结，从而说气水关系密切。李东垣在《内外伤辨惑论》中用洁古枳术丸治疗脾胃本虚标实二十余种病证，为攻补兼施之范例。其药物与枳术汤大体相同，只是加工制作不同，枳实、白术为末，以荷叶蒸饭为丸。根据不同病证，而投以不同量。

本虚标实之腹胀在临床较为多见。中医门诊治疗慢性胃炎及溃疡病，有30%～40%是本虚标实证。其病程长，往往为几个月，几年，乃至几十年。本病多数反复发作，时轻时重。其病因为忧思郁结，忿怒气滞，饮食不节，病后体虚，以及风寒暑湿侵袭人体，病及胃肠。因于忧思者，常见饮食减少，腹部胀满，夜不安寐，日久形体衰弱。因于恚怒者，腹部胀闷，两胁与上腹部胀满，胸闷，善太息。饮食不节包括过食生冷，致腹胀满痛，喜热畏寒，饮食减少；过食辛辣，致胃脘灼热，肛中灼热，纳食减少；过食膏粱厚味、肥甘油腻，致腹部胀闷，吞酸噫气，口气较重，不欲饮食；饮食过饱，腹部胀闷不舒，噫气食臭，大便泄泻，恶臭难闻；饥饿少食，致腹部胀闷，肠鸣气串，少气乏力。腹部胀满的病因较为复杂，证候表现不一，但其病机是一致的，即食伤脾胃，脾胃虚弱，气滞中焦。治疗以加减六君子汤为主，至于表现症状种种，可随其症而治之。忧思伤脾者，以茯神易茯苓，加柏子仁、远志，同时加心理疏导，《史记·华佗传》中"以怒胜思"便是心理疏导和治疗；忿怒伤肝，肝气郁滞，克伐脾气，或横逆犯胃，当以疏肝为主，同时用健脾和胃之法，可于方中加木香、枳壳、青皮；饮食失节，若过食寒凉，当加温中散寒之品，如炮姜、高良姜、红豆蔻之类；过食辛辣者，加苦寒之品，如连翘、焦山栀；过食肥甘者，可加化湿降浊之味，如白豆蔻、苍术；过饱者，加消食化滞之药，如焦山楂、神曲、麦芽；过饥者，加健脾益气之药，如炒莲子肉、炒芡实、炒山药，总以加减六君子汤为主治疗。

《灵枢·海论》说："人受气于水谷，水谷入口，藏于胃，以养五脏气，故五脏六腑之气味皆出于胃，而胃为水谷之海也。"胃之所以为后天之本，一是受纳水谷，二是养五脏气。故而有"四时百病，胃气为本"之说。导致胃脘痛的原因较多，所涉脏腑，除胃之外，还有肝、胆、脾。肝胆属木，脾胃属土。肝主疏泄，即疏畅气血，调节情志，促进胆汁分泌，协助脾胃消化。肝脏体阴用阳，以血为本，以气为用，若是肝的疏泄功能失常，一般多见气分病变为主，可病及血分。肝的疏泄功能失调可分为疏泄不及和疏泄太过两个部分。疏泄不及，可见气机阻滞，情志抑郁，精神消沉，纳食呆滞，影响血分，可有胁痛呈针刺样、肌肉瘦削、月经不调等。疏泄太过，因恚怒刺激，致气机不畅，横窜上逆，出现胁痛，然后循经扩散，以两胁及少腹最为明显，可见纳少、嗳气、呕吐、胁腹胀痛、大便泄泻等脾胃之症；或因气机失调，情志怫郁，引起愤怒、急躁、精神不安，甚则失血衄血。胆为中精之府，内藏精汁三合，胆汁是肝的余气而成。胆汁排泄不畅，外溢肌肤而为黄疸。同时脾胃功能受胆所制，消化不畅。胆主决断，决断无权，惊恐异常，失眠多梦。脾主运化，包括水谷运化失常和水湿运化失常。水谷消化、吸收、输布，皆由于脾，且脾为胃行其津液，可致便溏、乏力、痰饮、水肿等。脾失运化的原因有气不化食，清气不升，气虚水停，气机阻滞。脾有摄血功能，脾虚不能摄血，可见失血、衄血、月经过多等症。胃的功能是受纳水谷。水谷腐熟是由脾胃完成的。腐熟即食物消磨沤腐。脾胃之气强弱，可见水谷不腐和消谷易饥。胃的蠕动平和而有节律，顺降而又均衡，故而胃主和降。胃失和降，可由外感六淫之邪，或痰饮停蓄中焦，或肝气横逆犯胃，而致幽门郁滞，或胃气上逆，或输降过快，消谷易饥而致。上述消化系统疾病大致与脾、胃、肝、胆四者关系最为密切，相互作用，相互影响，其辨证亦在四者之间详析。

《素问·脏气法时论》说："五谷为养，五果为助，五畜为益，五菜为充。"但其谷气必得助而后流动，得益而后滑泽，得充而后传化，若只有谷气，必有壅遏之弊。《论语》说："肉虽多，不使胜食气。"孟子说七十，非恰似不饱。正为食气肉味不可偏废。也即是说，肉食与谷食、蔬菜、水果，必使剂量适中，营养均衡，方可无病。凡疾病，用药治疗之后，须加调养，方能彻底痊愈，所以《素问·五常政大论》说："谷肉果菜，食养尽之，（用药）无使过之，伤其正也。"况六淫之邪迫于外，七情之伤扰于中，其间如有调节不当之处，疾病自然生于肌体。谷气下泄，而导致阴吹下喧；胃气下注者，矢气则舒，皆由于胃气下注。有声上升而响亮者，是为嗳气；其声低弱者，为噫气，皆是脾胃为病而发生，当须因势利导，顾护其本。

第十二章 胃 痛

一、脾胃虚寒胃痛证——黄芪建中汤加减

药物 黄芪、桂枝、炒白芍、炙甘草、草豆蔻、砂仁、枳壳、延胡索。

主治 胃脘疼痛隐隐，喜热畏寒，身倦乏力，得寒痛甚，得热痛减，大便或溏，舌苔薄，脉沉弱无力。

效验 2002年秋，王某，男，53岁。患者患胃病十余年，每在春秋季复发，曾多次胃镜检查，确诊为"萎缩性胃炎，十二指肠球部陈旧性溃疡"。近日来院检查：胃脘胀闷疼痛，纳食减少，喜热畏寒，大便时溏，偶有吐酸，舌苔薄白，脉沉弦。证为脾胃虚寒，运化失司。用本方加海螵蛸、红豆蔻、木香。每日1剂，水煎2次，取药汁300ml，分2次早晚温服。连服2周，病证若失。令其生活规律，注意休息，按定量进食，加强锻炼，勿食生冷黏腻及不易消化食品。将养一月余，再行胃镜复查。复查结果：浅表性胃炎，十二指肠球部陈旧性溃疡。

编按 李东垣说："脾为太阴之脏，恶湿喜燥，清气上升，以煦心肺，心肺和煦，则下济肝肾，胃为阳明之腑，恶燥喜润，润则胃之浊气下降，通降上下。"其病位在中焦，与肝、胆、心、肺、肾、大肠、小肠亦有一定关系，主要病机为脏腑气机逆乱，气血运行阻滞，升降失调，出入不利。凡此均可影响脾胃功能，影响与其他脏腑统一协调。如脾虚则化源减少，以致血气不足。肝随脾升，胆随胃降，肝胆气滞，又可克伐脾胃。心气不足，血行无力，可使脾胃气滞血瘀。脾阳虚则寒气内生，寒内生则运行不利，不利则不通，不通则痛。然而此亦虚实并见者多。其虚可因吐泻之后，或禀赋不足，脾不健运，虽胀而中空无物，按之濡，治宜温补，不可只补，或只温，尤在泾说："欲求阴阳之和，必求于中气，欲求中气立者，必以建中也。"选方应以补中益气汤、黄芪建中汤二方加减治之。偏于阳虚内寒者，以黄芪建中汤为宜。《景岳全书》说："凡虚痛之候，每多连绵不止，而亦无急暴之势，或按之、揉之、温之、熨之痛必稍缓，其在心脾胸胁之间者，则或为戚戚，或为慌慌，或似嘈非嘈，或饥劳更甚，或得食稍可，或懊憹无迹，莫可名状，或形色青黄，或脉微气弱，是皆虚寒之证，此非甘温养血，补胃和中不可也。"此为纯虚寒证，可用黄芪建中汤，而虚中挟实者，亦可标本同治，只是虚多者，以补虚为主，实多者，以攻实为宜，加减临证在于变通。

《金匮要略》说："虚劳里急诸不足，黄芪建中汤主之。"虚劳之因脾阳不足，虚寒内生，寒主收引，故而腹部里急疼痛，即虚劳里急。诸不足者，系指阴阳气血皆有虚损，表现为饮食减少，倦怠乏力，腹部疼痛，喜温喜按，肠鸣便溏，自觉腹中寒凉等。气为血之帅，且劳者宜温，急者宜缓，失精亡血，形体衰少，方用小建中汤，其内加甘温之黄芪，补虚缓急，温中止痛。所以中焦虚寒之胃脘痛用此方，常常能迅速收效。短气胸满，欲呕者，加生姜。胸中为阳位，阴邪踞于阳位，则胸中气滞，痞塞满闷，呼吸短促，因此用生姜，以宣通气机。兼腹部胀闷，嗳气则舒，为脾虚不运，本虚标实，应以此方酌加行气之品，如陈皮、佛手、香橼。若中焦痞塞不通，浊气不降，于本方中加木香、青皮、厚朴之属。本虚而致腹部胀满，应用行气药要注意：①不可只用顺气、破气之药。否则脾胃更加损伤，胀不除且可加重。②量虚实标本、

正邪之轻重缓急，可以补为主，或以通为主，随证灵活选药。③理气药不可久用，腹胀大减即止，而扶正药则可用到病情告愈方停。中焦气塞，由气积而成，表现为胸胁胀满、短气，宜加陈皮、瓜蒌、枳壳、佛手、香橼之类；上腹胀满、纳食减少、嗳气则舒，酌加木香、青皮、莱菔子、枳实、檀香；绕脐胀闷，或小腹胀满较重，宜加香附、乌药等。此外，尚须注意：肝气郁滞影响脾胃者，以疏肝为主，可用玫瑰花、八月札等；邪在胆，逆在胃者，可用四逆散、大柴胡汤等治疗；阳明腑实，腹胀满痛，大便不通者，可用调胃承气汤；脾虚寒甚者，可用理中汤，或四逆汤加减。黄芪建中汤也用于治疗虚劳气血不足证。腹满者，去大枣，其味过甘，令人中满，然而不可去味甘的饴糖、甘草，此二味，是建中汤方的主药。若去饴糖、甘草，就失去建中的本义。而且其原方小建中汤治疗腹中痛、梦失精、衄血、咽干、口燥诸症，饴糖、甘草有独特的补虚健脾胃作用。此处腹满，属虚满，而非实满，不可用厚朴、枳实泄满。茯苓也是补脾之良药，但补中又偏于泄浊，毕竟茯苓是淡渗利湿之品，建中者不宜用之。至于半夏，若遇胃气虚寒，呕吐不纳，半夏有和中降逆之功，加用半夏，实为权宜之计，暂时一用，未尝不可，但不可久用，恐其过燥伤阴。如呕吐而能纳食，胃气易于恢复，而沉疴可起。《伤寒论》曰："呕家不可用建中汤，以甘故也。"前人意见不一，有人主张去饴糖（《伤寒总病论》《类证活人书》等），有人主张加生姜（《外台秘要》等），有人主张原方不动（汪切庵等）。呕家、酒客患虚劳里急等症，应用小建中汤、黄芪建中汤二方时，方中甘药饴糖、黄芪、甘草皆是不可缺少的药物，其他药物当根据病情加减，不必拘于禁忌。例如，呕家本渴，若有支饮，则得温药后，反不渴。于此可见用药贵乎适时，虽犯其所忌，不应死守禁忌，失去良机。治疗虚劳里急，悸衄，腹中痛，梦失精疾病，即使其人为呕家、酒客，若用建中恐其呕，可用止呕之药反佐之，加半夏、砂仁、白豆蔻、藿香之属。总之，黄芪建中汤为治中焦阳虚之剂。若阴虚有火者，慎不可投。

阴阳气血不足，证属中焦脾胃不健，化源不足，可用黄芪小建中汤治疗，其目的是健其脾胃，使饮食逐渐增加，阴液借以恢复，荣血复以旺盛，精气得到充养，诸症皆可缓解。《伤寒论》治疗腹中痛多加芍药，小建中汤主治腹中痛，其芍药正是适可加量。芍药合甘草以缓急止痛，腹中痛之证有此二味可自缓解。黄芪建中汤，方中味过甘，若遇脾胃气滞不散者，单用建中，也非其宜，且可加重中焦满闷。此时可加用行气之品，如枳壳、木香，纠正方中不足。钟育衡、王德光老师临床多用此方治疗胃脘痛（包括慢性胃炎、十二指肠溃疡等），每每彻底痊愈。

原方中饴糖有建中之力，有人认为建中汤之所以能建中皆在于饴糖。饴糖味甘，主补虚乏，虚乏是因人之气血不足，不足以营养周身。五脏六腑、十二经脉、四肢百骸皆赖血之濡养。而气血的生成皆禀于中焦脾胃。脾虚则不能运化，水谷精微不能吸收、输布，气血化源不足，所以有虚乏的产生。人参、黄芪、白术、甘草皆能补益脾气，然而白术性温而燥，阴虚里急者不宜用。黄芪能充内外，而偏于走表。虽然人参、甘草能益气补中，但不能通达，其腹中急痛，唯饴糖柔润芳甘，正合脾家，既能充达内外而滋燥，并扶脾土而缓肝急，善通不行之血，堪补虚乏之气，而健中州，不是人参、白术、黄芪、甘草所能比拟的，然而饴糖性濡滞，所以宜与和营卫、通血脉、补中止痛的桂枝，养阴血、滋津液的芍药，益气补中的炙甘草，调和营卫的生姜、大枣合用，更加黄芪益气补中，通达内外。此方能够面面皆顾。人以胃气为本，中土既能充实健运，对于因脾阳不足而致的虚劳，用之得以治愈。小建中汤原本用于补益中州，较之后世四君子汤、四物汤、八珍汤、十全大补汤等更为贴切。小建中汤主治中有腹中痛一症，方中芍药是为腹中痛而设，而小建中汤所主之腹中痛是急痛，而不是胀满痛，胀满痛多是邪气传里，属于实证。虚劳与产后的腹中痛，则属虚证，且腹与腹中，有广狭之不同，腹中应是指自膈以下至少腹的宽广范围；腹则专指大腹、小腹、少腹而言。腹属阴，腹满痛，只能用开结行气药，否则难以奏效。若里急，腹中痛，是肝气侮脾，必用柔润芳甘之饴糖，补虚缓急和其脾胃，方可见效。里急、四肢酸疼、咽干口燥诸症，皆由阴气结，阳不得入，必令阴气开，阳得入，浮火得归，而后疾病可愈。小建中汤主症中有四肢酸疼，谓四肢酸疼，与外感之身体疼痛、骨节疼痛不同，四肢酸痛，是两手、肘、腋、两足、腘、髀、筋酸骨痛；身体疼痛是头项强痛，或胸胁痛，或项背痛，或一手一足痛等，是全身无一处不痛，又谓之身痛；骨节疼痛是全身各处骨节均有疼痛，而筋肉不在内。身体疼痛、骨节疼痛属于太阳表证，可用麻黄汤等发汗治疗。此四肢酸疼，属于虚劳里急，二者病因、症状截然不同。而且还有咽干口燥，如外感阳明中风的口苦咽干与少阴外感证之口燥舌干截然不同，凡于此处，必须详辨。总之，四肢酸疼、口干、咽干、悸衄、腹中痛等各种症状，属于虚劳疾病，所以应该以小建中汤为主方治疗。

低洼之处，水湿偏胜，久居其地，湿邪为害。然而我国南方各地，也不尽相同，闽、广湿气偏胜，江、浙则湿热相兼，感之为病，内应足太阴。足太阴，于五行中主湿土。足太阴脾脏本又恶湿，太阴脾病传经，通常见有腹痛，吐利交作，脘闷不食，口不渴饮，舌苔滑厚，或白滑，六脉沉缓，或沉细。此为足太阴感寒所致诸证，当以理中汤治疗，兼有外感者，加苏叶、桂枝；胀满者加厚朴、苍术；有食积者，加青皮、陈皮、山楂、神曲之类；吐多者加丁香、藿香、白豆蔻；腹泻者，加木香、茯苓；腹痛痞满，呕吐不纳，舌燥渴饮，或大便泄泻，小便不利，或二便俱秘，这是湿热内结于足太阴脾，应用半夏、赤茯苓、厚朴、草豆蔻、川黄连、通草、广陈皮、滑石之类。如便秘不泻，是转属阳明，应用枳实、大黄之类通之。

二、饮食不化胃痛证——大安丸加减

药物　白术、焦山楂、炒神曲、炒麦芽、鸡内金、槟榔、莱菔子、半夏。

主治　胃脘痞闷、疼痛，噫气腐臭，大便不调，吞酸，不思饮食，舌苔白厚，脉沉滑。

效验　1999 年春，陈某，男，11 岁。素常饮食减少，偏食厌食，喜食冷饮，形体较瘦，发育缓慢，大便稍干，偶有腹胀，活动如常，易于外感。晨起口气较重，舌苔白厚，脉沉滑。证属脾胃损伤，运化失调，气血不足，以致影响身体生长。用本方加砂仁、白豆蔻。每日 1 剂，水煎 2 次，共取药汁 200ml，分 2 次早晚温服，1 周后饮食增加，本方改制丸剂，连服 1 个月，形体渐胖，又服 1 个月丸剂，身体渐有增高，发育正常。

编按　《景岳全书》曰："饮食伤脾之证，有寒伤，有热伤，有暂病，有久病，有虚证，有实证。但热者，暂者，实者，人易知之。而寒者，久者，虚者从多不识。"寒者，有食过寒凉、有感受寒冷、有过用寒凉药物，寒邪停滞中焦，郁而不解，脾胃收引不运，积而不化。热者，过食辛辣、嗜酒肥甘或过食灼热食物或过食辛热药物，灼伤脾胃，邪热内生。暂者，常为饮食偶然过量、暑夏过食生冷、饮食不洁、饮食自倍，肠胃乃伤，生冷不洁，损害肠胃，以致运化失调。久者，长期不良饮食习惯，如偏食、厌食、长期过度节食，脾胃虚弱，化源不足。虚者，多是病程较久，脾胃受伤，脾虚胃弱，正气不足，精气夺则虚。实者，是食积内结，病程较短，邪气盛则实。青少年胃痛，若伤冷物者，可用理中汤、温脾汤加减。过量饮酒，湿热内生者，可用葛花解酒汤加减。胃痛初起，实证为多。所谓实证，主要包括寒凝、食积、气滞三者，此三者相互作用，相互影响，以本方加减为主，有寒凝者，加红豆蔻、砂仁；寒重者，加炮干姜、高良姜、丁香等，能起到温中散寒止痛作用；气滞者加木香、陈皮、厚朴，以行气除满止痛。大安丸加减作用，在于胃主被纳食所伤，胃被伤，则食不化，故用以上数药，若由于饮食不化，嗳腐吞酸，加陈皮、枳壳和胃顺气，加乌贼骨、煅瓦楞子以制酸，加木香、白豆蔻、青皮以理气化湿。胃肠属于六腑，六腑以通为顺。胃主纳谷，以降为和。小肠主受盛，吸收水谷精微。大肠主传导，排泄糟粕。寒凝、食积、气滞三者伤及脾胃（二肠），可致受纳、转输、传导失常。初患病者，可用大安丸加减一并治之。若寒凝、食积、气滞初始治疗不当，日久不愈，可进而伤耗正气，累及血络，出现针刺样疼痛，或兼见血证。若出现气滞血瘀、虚实并见、寒热错杂等多种复杂证候，凡见此等诸证，仍可用本方，量其所偏，随证加减治疗。如郁而化热者，可加焦山栀、牡丹皮；气滞化火者，加黄芩、黄连；血瘀者，加丹参、降香、桃仁、赤芍等；兼脾虚者，加党参、白术；兼湿郁者，加苍术、藿香；痛甚者，加延胡索、高良姜。久病不去，正气耗损，病势多由实转虚，或兼见阳虚，或兼见阴虚，或脾胃虚弱，或阴阳两虚。若阳虚重，虚寒内生者，可用小建中汤，或黄芪建中汤；若阳气衰，寒邪偏甚者，用理中汤，或附子理中汤；若阴虚津伤者，可用沙参麦冬汤；若阴虚化热者，可用玉女煎，或竹叶石膏汤；若脾胃虚弱者，用六君子汤加减或参苓白术散；若阴阳两虚者，可用归脾汤加减。总之，必须辨证施治，随证加减，灵活运用。

伤食可有头痛，恶寒发热，但身不痛，胸膈饱闷，恶食嗳气，脉见短滑，或弦滑，与六淫所伤不同，此为食滞中脘。宜辛温消导，药用紫苏、厚朴、枳实、山楂、神曲、麦芽之类。兼风寒者，见身体疼痛，加羌活、防风辛温表散；若见口渴，舌苔黄少津者，为兼内火，加连翘、黄芩、莱菔子，寒凉疏解；若兼胀痛者，为挟中焦气滞，加木香、青皮、厚朴，行气消胀。食积与痰饮，兼有之症，必须互相参考，辨证治疗。其痛、满在大腹脐上者，尚在小肠之间，宜消导，不可下。其痛、满在脐旁及少腹部位，是燥屎在于大肠，可用下法。

《金匮要略》说："脉数而滑者，实也。有宿食，下之愈，宜大承气汤。"此证尚应有腹满痛、便秘、不思饮食等症。脉滑数，是谷食内停，即是有宿食内结，用峻下剂之大承气汤，下之即愈，启示此种宿食结滞应当速下。所以然者，有宿食内结，则脾胃不能消化，脾不能为胃行津液，出现阴液不足，宿食内结，宜迅速攻下其宿食。宿食得下，则胃气通行，津液施布，而脾胃运化复健。若畏惧大承气汤峻猛，只用麦芽、山楂、神曲之类以消导宿食，此类消导药功能较逊，宿食结滞，更伤脾胃，阴液被损，正气愈加不足，反促疾病加重。食气壅滞，非枳实、厚朴、芒硝、大黄，不能迅速清除结滞，所以宜用大承气汤。此处仲景用一"宜"字，是说谷食内停，但下宿食即可，不可用之过当。若形体瘦弱，声弱色晦，语言短低，正气虚弱者，不可投大承气汤，只可用消导药缓慢图之。凡病均应四诊合参，则较少发生错误。大承汤为峻下之剂，必适于有峻下之证者。此宿食结滞，必是急重之证。笔者见其导师曾用大承气汤，治疗麻痹性肠梗阻，获取良效。笔者在临床中也遇2例肠麻痹患者，此2例一为暴食黏腻之品，一为进食食物过多而致。前者时间是1988年秋，王某，男，16岁。于1年前曾做阑尾炎手术。1年来，经常腹部疼痛，每用西药而缓解，3日前因食黏腻不易消化食品，又再次发生腹痛，且痛甚则呕吐，已4日无大便，经某医院诊断为"肠麻痹"，建议用中药治疗，于是来笔者门诊处，当时患者表情苦楚，呻吟不止，腹部剧痛、拒按，轻触可摸到腹部较硬，舌苔黄厚，脉滑数，此为宿食实证，于是收入院，选用大承气汤，1剂，水煎2次，取药汁约800ml，400ml口服，400ml保留灌肠。1剂后大便即通，继用六君子汤加减健脾益气。4个月后又因饮食不当而引起肠麻痹，此次大体同上次，只是身体更弱，脉沉数无力，遂用陶氏黄龙汤加减，用法同前，1剂而愈。另一例是肠结核患者，因饮食过量，而致腹胀腹痛，进行性加重，呻吟不止，夜不能寐，呕吐，无排便，舌苔黄厚，脉沉伏，投大承气汤原方，徐徐服下，直到大便泻下，腹痛即止。

小儿喜食零食，不能节制，多食甜食、水果，可致腹痛、腹胀、腹泻、胃痛、呃逆、厌食、不食。舌苔滑白，脉沉滑。方中可加厚朴、砂仁、鸡内金、陈皮、木香、半夏等。《伤寒论》

曰："大病瘥后，劳复者，枳实栀子豉汤主之。"方后注明：若有宿食者，内大黄如博棋子大五六枚，亦为用攻下法治疗宿食。之后历代治疗方法又有补充，不拘于吐下。例如，古今医籍说：固邪结聚，碍于消化，疏其邪；因气滞，妨于食，调其气；因过食肥甘，难于消化，当健脾和胃，消浊化滞；因痰饮妨于食，消痰化饮，去湿化浊。总之，饮食内停，而碍于消化，复其生发之气，使难消化者，自可消化。非止下法用承气，吐法用瓜蒂。食积中满者，泄之于内。大体用大安丸方加减。宿食证有头痛，脉紧者，颇类伤寒，但感受风寒，伴有恶风、恶寒，按感冒挟食治之。宿食证则无感受风寒，伴有头项强痛、身痛腰痛，用消食化滞，健脾和胃治之。风寒外袭，其在外者，汗以发之。宿食内停者，攻逐消导，泄之于内。

三、脘腹挛急——芍药甘草汤加味

药物 炒白芍、炙甘草、红豆蔻、草豆蔻、砂仁、延胡索、木香。寒甚者，加炮干姜、炮附子；气滞者，加青皮、厚朴、枳实；血瘀者，加丹参、降香。

主治 胃脘疼痛，不欲饮食，或畏寒喜热，或胀闷不舒，或痛如针刺，舌苔薄，脉沉弦。

效验 1986年春节前夕，张某，男，四十余岁。忽然胃脘疼痛，经人介绍来笔者处医治。当时症状：胃脘疼痛，喜温欲呕，按之痛重，不思饮食，苔薄白，脉沉弦。证为劳倦伤脾，寒邪犯胃，以致脾胃不和之胃脘痛。予本方，2剂，每日1剂，水煎2次，取药汁300ml，分2次温服。服1剂后，胃痛止，又服1剂，诸症悉退，病告痊愈。

编按 胃脘疼痛的发生，一为感受风寒外邪，二为进生冷食物，三为劳倦伤阳气，四为素禀阳气不足。凡外来者，可由轻至重，出现恶心、呕吐、胃脘疼痛、大便泄泻。由阳虚而至寒邪内生者，可出现胃脘拘急作痛、手足逆冷、遇寒则重、得热则减。此方用于治寒邪伤胃，或肝气犯胃急证。芍药、甘草有止痉，缓急，止痛作用。急性发作之胃痛，病机为脾胃气机被邪气抑制。所谓气邪，一是感受寒邪，寒邪困扰，阳气不足，脾胃运化受制，而发胃痛。二是饮食损伤脾胃，消化失司，而作胃脘疼痛。三是气滞中焦，脾胃受制，不通则痛。血随气行，气郁则血滞，故气滞作痛，常兼血瘀之征。此方之加减，辨证用药，可收效快捷。芍药甘草汤原是治疗脚挛急方。其意是脾主四肢，胃主津液，阳盛阴虚，脾不能为胃行其津液以灌四旁，故下肢挛急。用甘草以生阳明之津，芍药以和太阴之液。其脚即伸，此亦用阴和阳之法。此汤是纯阴之剂，为甘酸化阴之方，阴阳两和，其脚即伸。陈古愚曰：芍药味苦，甘草味甘，苦甘合用，有人参之气味，所以大补阴血，血得补，则筋有所养而舒，安有拘挛之患。凡患者素有大便溏薄与中虚者，忌服之。《医学衷中参西录》说："药之健脾胃者，多不能滋阴分，能滋阴分者，多不能健脾胃，方中芍药与甘草同用，取其苦味，与甘草相合，有甘苦化阴之妙，故能滋阴分。取其酸味，与甘草相合，有甲己化土之妙。故能益脾胃，此皆取其化出之性，以为用也。"《医学心悟》用芍药甘草汤，止腹痛如神，脉迟为寒，加干姜；脉洪为热，加黄连。《金匮要略》说："腹满，按之不痛，为虚；痛者，实也。"舌黄未下者，下之黄自去。腹满时减，复如故，当以温药和之。中寒下利者，里虚也。欲嚏不能，此人肚中寒。夫瘦人绕脐痛，必有风冷，谷不行，而反下之，其气必冲。不冲者，心下则痞。或腹满发热，脉浮而数，饮食如故，厚朴七物汤主之。腹中寒气，雷鸣彻痛，胸胁逆满，呕吐，附子粳米散主之。痛而闭者，厚朴三物汤主之。按之心下满痛者，此为实，当下之，宜用大柴胡汤。腹满不减，减不足言，当下之，宜大承气汤。心胸大寒痛，呕吐不能食，腹中满，上冲皮起，出见有足，痛不可近者，大建中汤主之。胁下偏痛，发热，其脉紧弦，此寒也，以温药下之，宜大黄附子汤。寒气厥逆，赤丸主之。痛而发热者，此系寒热对峙而言，宜施以寒热对峙之药，用大黄附子汤，以附子驱寒止痛，大黄除热破积聚，唯一温一下，极不调和，故又加细辛。魏玉璜用一贯煎治阴虚胁痛。程杏轩治胁痛在右，便闭，用瓜蒌、甘草、红花。又肝郁胁痛，宜旋覆花汤。按脉弦，属少阳，少阳经脉循胁，此证为少阳经病，其不用小柴胡汤，是由于小柴胡汤为治外感证之寒热往来、胸胁闷满、心烦喜呕吐、不欲饮食等症。此证为杂证，胁下偏痛，与胁下满，胸胁满及两胁痛，一痛一满，一偏一两判然不同。且发热与寒热往来，亦有区别。故治法也大不相同。两胁疼痛，跌阳脉微弦，大便难，与胁下拘急而痛，涩涩恶寒，寸口脉弦及此证之胁下偏痛，发热，脉弦紧，虽均属寒，然一为虚寒，肝木乘土，一为肝木侮肺，为寒实痛，为热所激，后者宜大黄附子汤，则前二者之治法，可据以推想。按温者，不可下。当下者，不可温。上数方一寒，一热，可以互相印证，互相参考。然而，又有宜温下并行者，如此用大黄附子汤以证之。可见温之与下，或分，或合。总之，应根据见证灵活选用，而不可拘泥。

邪气入里，与正气相搏，则腹痛。所以《伤寒论》太阳病，无腹痛。少阳病，有胁痛而无腹痛。阳明病，里证有腹痛。三阴病，俱有腹痛。按部位分，中脘属脾，脉沉迟者，属里寒，用理中汤。阳脉涩，阴脉弦，首选小建中汤。少腹痛，属厥阴，四肢逆冷，小便清白，是冷结膀胱，宜用当归四逆加吴茱萸生姜汤。如不厥冷，小便自利者，是血蓄膀胱，宜桃仁承气汤。小便不利者，是水蓄膀胱，用五苓散。大小便俱不利者，是水热蓄积，用八正散。大便实，小腹满痛，或绕脐攻痛，不大便，脉实者，用承气汤。发热口渴，脉弦洪，而腹痛者，属脾热，用芍药黄芩汤。腹痛，吐利并作，烦躁，饱闷，当防霍乱，用藿香正气散加减。按腹痛，有虚，有实，按之痛甚，属实；按之痛减，属虚。有寒热，自下逆攻于上者，属于火。自上奔迫于下者，属寒。又伤寒腹痛，以凉水接触痛处试之，其痛稍缓者，属于热；其痛转甚者，属于寒。

四、胃阴不足胃痛证——自拟方

药物 石斛、枇杷叶、沙参、玄参、黄精、玉竹、麦冬、白芍、太子参、黄芪、五味子、木瓜。

主治 胃脘隐隐作痛，按之痛减，心胸烦热，手足心热，口渴，大便干，口干舌燥，或少津，脉沉数无力。

效验 2003年春，孟某，女，50岁。其主症是口干舌燥，时有鼻干，夜间尤甚，饮水不能止渴，胃脘胀闷，噫气则舒，纳食减少，舌质红，无苔，脉沉细。证为胃阴不足，津液不能上承。遂用上方加佛手、香橼、陈皮、枳壳。每日1剂，水煎2次，取汁400ml，分2次早饭前、晚饭后温服。连服1个月，病证大减，舌质淡红，苔薄，脉弦缓。继而按此方意制成蜜丸，每丸9g重，每日服3次，每次1丸，白开水送下，早1丸食前服，晚2丸睡前服。又服2个月，病情痊愈。

编按 胃痛日久不解，正气被伤，气不化津，或素有内热，灼伤阴津，或肾阴不足，肾为胃之关，或饮水过少，无水输入，因而出现口干口渴、胃脘虚痛及阴虚发热等症。此方除治疗胃阴不足外，对于脾胃阴虚的干燥症，与肾阴虚之口干咽燥、鼻干目干，加减运用亦有良好效果。方中除润燥养阴外，另有甘酸化阴之义，使津液迅速恢复。热病伤阴，津液损伤，肾阴已亏，若稍加劳动，微受风寒，其病复作。症状可见头痛发热，恶风，舌燥，口渴，六脉浮数，这是阴虚劳复。凡复发症，必挟风寒外邪，仍宜用栀子豉汤，加葱白、薄荷、鲜生地黄、淡竹叶、麦冬、地骨皮之类。凡遇发热身痛，口渴唇燥，或初起微寒，即发热不已，舌苔中黄，边白，或黄燥如有刺，脉来洪滑，这是阳明内热，为外感新邪引动而发，宜连翘、牛蒡子、薄荷、黄芩、葛根、防风、石膏之类清解。若见烦闷，呕恶，足冷，耳聋，脉沉伏，或浮数者，这是斑疹欲透，亦用此方，透斑解毒。渴而干呕者，加芦根一握。如遇脉沉涩，不可认为是寒。此必邪热内郁，不得外泄。关上见伏脉，此必热毒凝滞，不得出。若右关脉伏，而兼胸痛，气急，或咳嗽者，此必有伏痰，又当以治痰为主。总以舌苔黄燥为实热依据，不得以脉沉迟为虚寒。阳明以胃实为病，故大便不通，然热邪外出无路，每每下逼大肠，而下黄黑黏滞粪便，下时肛门必有热气，此因外不得解，而邪从下泄，虽通，仍作不通论，勿止之。或从下泄之后，反能得汗而解，即使不能得汗，当以清火解毒，兼养阴液，其邪自能渐解，身热渐退。或从养阴之后，阴液外溢，反得大汗而解。或有毒热内结，邪气不得外透，反从下泄，之后斑疹始出，或用透发不彻，只用清火解毒，斑疹反透，此皆毒热内结而始发。

第十三章 便 秘

润肠通便——自拟方

药物 肉苁蓉、黄芪、玄参、当归、杏仁、桃仁、郁李仁、火麻仁、胡麻仁、黑芝麻、厚朴、枳实、大黄、柏子仁。

主治 大便干结，或大便难，或口干喜饮，或口干不欲饮，腹部胀满，或左少腹痛，舌苔薄，脉沉数。

效验 2012 年夏，谭某，女，三十余岁。大便干燥十余年，就诊时大便干燥，大便初硬如羊粪，每次便前必服泻下药，否则大便不能排泄，形体较胖，纳食尚可，月经正常，经前腰酸痛，冬季手足发冷，夏季手足发热，舌苔薄白，脉沉缓无力。证为阴阳两虚，肠中津液不足，而大便干结。用本方 7 剂，每日 1 剂，水煎 2 次，共取药汁 400ml，分 2 次饭前半小时服。服 3 剂后，大便转常，后 4 剂服毕，病即痊愈。

编按 大便干燥，有实有虚，属实者病程较短，虚者病程较长。属实者，《素问·玉机真脏论》说："脉盛，皮热，腹胀，前后不通，闷瞀此为五实"。实证有五种表现，其中即有大便不通（即后不通），这里大便不通一是胃肠积热，一是气机不畅。前者用清热通便，后者用理气通便。此二者应为阳结症，治疗大法以攻邪为主，邪去便自通。所谓虚者，当属阴结，一般可分气虚、血虚、阴虚、阳虚四种，此四者概括各类习惯性便秘。本方以润肠为主，阳虚为主重用肉苁蓉，阴虚者重用玄参，气虚者重用黄芪，血虚者重用当归。方中火麻仁、黑芝麻、柏子仁、郁李仁、杏仁、桃仁均多脂，滋润肠道。小承气汤有助燥下行之效，服用本药通常无泄泻之苦。连服 2 周，大便转常，可改为丸药，连服 1 个月，以达治愈。

气血不足，阴阳两虚，皆可导致大便秘结。尤多见于脾胃阴虚，大肠无以滋润，传导不畅，大便滞涩不出。凡年老体弱，将息失宜，或病后正气被伤，或产后亡血未复，可致胃中津液干涸，则胃中燥，小肠化物失常，则大肠传导糟粕迟滞，便可形成便燥、便结。失血过多，阴津被夺，或汗出过多，夺汗则少血，血不足，肠失滋养，则肠道化物、传导减弱，大便难。古人治病，每于虚中求实，实中求虚，如五劳七伤中，有治疗干血之大黄䗪虫丸证，产后胃实用大承气汤。也有阳明病大便硬，而汗出，小便利，用蜜煎导法。可知五劳七伤虽属虚证，然因其有瘀血则以祛瘀为急，而不能偏补其虚。阳明腑实，能食，发热，非为产后虚证，乃是胃实表现，故用大承气汤，不宜补其虚；汗出小便复利，此为津液内竭，虽有阳明证亦不可攻之，大虚之后有实证，不可不知。朱丹溪谓产后唯大补气血为主。其说对气不足者，不可取。喜用温药之张景岳亦力辩其非，惜张氏泥于产后宜温之说，致之后妇科医生皆谓产后宜温，所以有"胎前怕热，产后怕凉"俚语。不知产后固然宜补，仍须先议病，后选药。若产后病，宜用寒凉攻下，即当放胆用之。所谓宜凉宜温，不可概而论之，当以辨证论治为准。

第十四章 泄 泻

一、补脾止泻——升阳益胃汤加减

药物 炙黄芪、生晒参、白术、半夏、陈皮、茯苓、泽泻、防风、羌活、独活、柴胡、白芍、诃子。水煎，日二服。久泻不止，日泻数次者，加赤石脂、石榴皮、五倍子。腹中气窜，或腹胀闷者，加木香、槟榔。腹痛者，加炮干姜。

主治 大便溏薄，年久不愈，时发时止，或腹痛，纳食尚可，身倦乏力，舌苔白厚，脉沉缓无力。

效验 2014年冬，黄某，男，60岁。素有腹泻，时轻时重，每饮食不当，如食油腻稍多，即泻下如注。症状有形体较瘦，纳食尚可，小腹时胀，大便溏薄，日2~3次，舌苔薄，脉沉弱。证为脾胃阳气不足，运化失常，服本方半个月，每日1剂，水煎2次，取药汁300ml，分2次食前半小时温服。半个月后，大便每日1次，呈软便，小腹无明显不适。又服用本方半个月，病证消失。

编按 此方为李东垣所制。原方治疗脾胃虚，怠惰嗜卧，四肢不收，时实秋燥，令行湿热，体重节痛，口干舌燥，饮食无味，大便不调，小便频数，食不消，兼见肺病洒淅寒热，惨惨不乐，面色不和。因脾胃虚弱不能运化水湿，故肢节痛重；不能化生精微，故口干不知食味；中气不足，传化失常，因而大便不调、小便频数；肺弱表虚，则洒淅寒热；阳气不足，则面色不和。方中半夏、白术能燥湿；茯苓、泽泻能渗湿；羌活、独活、柴胡、防风不仅升脾胃阳气，尚可以风胜湿，其中防风虽属发散药，但佐于人参、黄芪，可变为补中有升，起到升发清阳之用；陈皮、白芍、白术、防风为痛泻要方，可疏肝止泻；人参、黄芪补中益气，加诃子助白芍之收敛，共合成以治疗脾虚湿泄，年久不愈者。笔者在临床用此方治疗脾胃虚弱，肠中湿滞，反复发作，久泻不止，常作为首选之方。

加减药物之赤石脂，取自张仲景。《伤寒论》《金匮要略》二书中将痢疾与泄泻统称"下利"。《伤寒论》少阴篇有桃花汤一方，开创收涩止泻法。此法虽也用于治疗痢疾，但治痢疾极少用收涩，所以目前此方主要应用于慢性腹泻。桃花汤方中，赤石脂用一斤（一半用于汤药中，一半筛捣为末），干姜一两，粳米一升。上三味，以水七升，煮米令熟，去滓，温服七合，于汤内加赤石脂末，方寸匕，日三服，余勿服。李时珍说："取赤石脂之重涩，入下，储备在分而固脱，干姜之辛温暖下焦气分而补虚，粳米之甘温佐石脂、干姜而润肠胃。"《肘后备急方》将之用于天行毒病，若下脓血不止者（即用桃花汤原方）。《外台秘要》中的桃花汤方，用赤石脂八两治疗冷多白滞。《太平惠民和剂局方》中的桃花丸，治冷利，腹痛，下白冻，如鱼脑。用法为赤石脂、干姜（炮）等份为末，蒸饼和丸，量大小服，日三服。《局方发挥》中的桃花汤，仲景用治便脓血，用赤石脂、干姜、粳米同煮作汤，一饮病安，便止停药。病属下焦，血虚且寒，非干姜之温、赤石脂之涩且重不能止血，粳米味甘，引入肠胃，不使重涩之体少有凝滞，故煮成汤液，药行易散。张氏说：局方不知深意，不造妙理，但取易于应用，喜用其性味，温补，借为止泻良方。改为丸药剂以面糊，日三服，其果与仲景之意不相合。《斗门方》治小儿疳泻，用赤石脂末，米饮调服半钱，立瘥。从上可知，赤石脂是收涩止泻之良药，只是用量不宜过小。汤剂中应用 30g 左右。

脾虚气弱，阳气不足，久病不愈者，以治本为主，兼治其标。治本补其脾胃，治标祛其湿邪。此方通治标本。

二、利湿止泻——胃苓汤加减

药物　茯苓、白术、猪苓、泽泻、肉桂、苍术、陈皮、厚朴、木香、黄芩。

主治　长夏暑湿偏盛，或食物不洁，或暑天纳凉，内犯肠道，大便水泻，日泄无度，腹部无痛，舌苔白厚，脉沉缓。

效验　2013 年夏，林某，女，三十余岁。素体健康，数日前冒雨受凉，初现呕吐、腹泻。自服西药及藿香正气丸等，呕吐即止，腹泻变减，于 3 日前因饮食不当，食寒凉油腻，腹泻加重，呈水样，便前腹痛，泻后痛止，形体倦怠，不欲饮食，乏力神疲，舌苔白腻，脉沉缓无力。证为感受湿邪，湿伤脾胃，而致泄泻。用本方 2 剂，每日 1 剂，水煎 3 次，日服 3 次，食前半小时温服。2 剂后，泻即止。便止后，糜粥自养。

编按　凡泄泻暴发，水谷不分，或呈水样便。此类泄泻，为湿邪居于肠胃，所以治疗以燥湿，利湿为急。暑天易于感受邪湿，湿暑伤于胃肠，当用胃苓汤逐湿散寒。胃苓汤为五苓散与平胃散的合方。五苓散是太阳病，邪热入府，水气不化，膀胱表里为病之方。其治一为水逆，水入则吐；二为消渴，即水入则消。膀胱者，津液之府，气化则能出。邪热入府，如水盛，则水壅不化，而停蓄于内，膀胱气化不行，出现小便不利。如热盛，则水被热灼，津液耗伤，也可见小便不利。由此可知，五苓散为治疗水热，小便不利的主方。泽泻咸寒，咸入肾与膀胱，寒可去热，协助猪苓、茯苓淡渗利湿，通调水道，下输膀胱，共泻水热；用白术之燥湿，健脾制水；用桂枝之辛温，宣通阳气，蒸化三焦，以行水道。泽泻得猪苓、茯苓，利水功能倍增；白术得桂枝之辛温，上升通阳之效甚捷，气上津化，其渴自止。总之，五苓散为通阳利水之方。平胃散是治湿淫于内，脾胃不能克制，而有积饮、痞膈、中满等证。积饮、痞膈、中满，脾胃实证可见，脾胃虚证亦可见。属实证者，可用承气汤治疗。脾胃虚者，李东垣用平胃散。若湿邪困脾，当是湿气盛，而脾气虚，在这种情形下，白术不如苍术，白术偏柔弱而缓慢，苍术性燥而偏猛烈，为速祛其湿，故用苍术为君。厚朴苦温，能助少火以生气，且能增强燥湿之力。陈皮之用为湿邪内阻，气郁不行，可行气，以助祛湿。甘草入脾，脾得补而健运。但虑其甘可碍脾，又缓和药性，故常减之。平胃散以燥湿，健脾为长。五苓散、平胃散合用以除胃肠之湿为要，湿邪祛而泄泻自止，脾得健而正气得复。

《难经》中泄泻之证有脾、胃、大肠、小肠、大瘕五种泄泻。溯其源，大概脾病，湿渍所致。大抵治疗泄泻，以健脾渗湿为先。若是痰火病，当属脾肾两虚而为病，以肾气衰减不能摄，脾气虚弱不能健运。脾气虚，小肠亦虚，所以不能泌别清浊，致水液渣滓，混入大肠，因此或溏，或泄，法当以健脾为本，次以益水，再佐以清金，使以兜涩。所谓健脾，用白术、党参、山药之类为主。所谓益水，以补骨脂、五味子之类为主。所谓清金，以五味子、麦冬、天冬、沙参之类为主。所谓收涩，以诃子、肉豆蔻、莲子肉、芡实之类为主。肾气实则自能摄，脾气实则自能运，气清肃则自能施化，虽有外寒内热，饮食积滞，但宜解散消导，不可妄攻，攻邪则易伤正气。泄泻一症，为亡阴，脱液开始。痰火病出现泄泻，很难治疗。由于阴虚，所以易于生火，相火得阴火之助，更加严重。一则泄泻尤为窘迫，一而咽痛，诸证蜂起。当此之际，欲健脾，当妨过燥伤肺，欲清金，须止过润碍脾，以健脾养肺之品，为末作丸，徐徐缓服，无犯胃气，无伐天和，其病自愈。

小儿腹泻常为脾胃虚弱，乳食失宜，或过服寒凉，或偏食不易消化食品，入睡露睛、蜷卧神疲，手足不温，用理中汤加山药、扁豆、石斛、薏苡仁、茯苓等。

下利而气，由谷道频频排出。其利下如蟹沫，此证乃宿物痰涎，下壅而作。而痰涎尤为柔滑之物。气有时得自泄，而终不能通，非小便利，则痰涎不能行，气终难畅。故前（下利气者，当利其小便）有下利气者，下利而矢气不已。矢气虽出于大肠，实由膀胱、三焦气道不通，宜利小便，气道通快，气利止。当利其小便之指示，不用利小便之药，而主以性温味涩之诃黎勒一味为散，诃黎勒有止泻利之功，以粥和服，粥即利小便之物。

三、温脾肾止久泻——养脏汤加减

药物 生晒参、黄芪、白术、炙附子、肉桂、砂仁、肉豆蔻、木香、补骨脂、炮干姜、砂仁、金樱子、诃子。

主治 大便泄泻，腰膝酸痛，四肢逆冷，喜热畏寒，腹痛隐隐，或脱肛，舌质淡，舌苔薄白，脉沉弱。

效验 1987年冬，庄某，男，50岁。每日清晨即便，外院诊断为"五更泻"，曾服四神丸，但效果不明显。就诊时大便溏薄，日1～2次，晨醒即便，小腹部冷痛，腰酸痛，小便不畅，四足逆冷，喜热畏寒，舌苔薄白，脉沉细。证为脾肾阳虚，运化无力，故腰腹冷痛，大便溏薄。用本方加减，连服1个月，每日1剂，水煎2次，取汁400ml，分2次早晚饭前半小时温服。病情初愈。

编按 本方原有罂粟壳，此药是毒麻药，已很少应用。病为脾肾阳虚。脾阳与肾阳关系密切，命门之火可助脾胃腐熟水谷，助肠胃的消化吸收。泄泻年久不愈，脾阳损伤，可累及肾阳不足。年老诸阳虚弱，病后损伤肾阳，命火虚极，不能温煦脾胃，运化失常，也能引起泄泻。《景岳全书·泄泻》说："肾为胃之关，开窍门于二阴，所以二便之开闭，皆肾脏之所主。"若脾肾之阳皆不足可用本方治疗。

《伤寒论》与《金匮要略》治里寒洞泻之方有四逆汤、通脉四逆汤、白通汤、理中汤、吴茱萸汤、白通加人尿猪胆汁汤。四逆汤证多为肝、脾、肾三经阳虚寒盛之泄泻，或由病在阳经误治而致，或阳虚不能运行而生。故虽用附子、干姜，而佐以甘草补益中焦。通脉四逆汤药味与四逆汤同，其外证皆有热，厥逆，而脉微欲厥，乃脾胃之阳大虚，阴寒内盛独存，《素问·五脏别论》说："五味入口，藏于胃，以养五脏，气口亦手太阴也，是以五脏六腑之气味，皆出于胃，变见于胃口。"可知脉生于胃。脾胃之阳大虚，则脉微欲绝，并有手足厥冷，而身微热，所以主以干姜，重用干姜，以温脾胃，回阳生脉，名为通脉四逆汤。甘草分量不减，恐脾胃阳微，不堪干姜、附子之猛烈，还赖甘草，以收扶正之功。白通汤则专治少阴阴盛，寒积于下，格阳于上，而见下利。此下利不是太阴、厥阴之下利，太阴、厥阴者不可用此方（少阴下利应有但欲寐、烦躁等症）。少阴下利，如服白通汤无效，反增干呕、心烦，则宜加除呕吐、止心烦的人尿、猪胆汁。若少阴病吐利，手足厥冷，烦躁欲死，则不是吴茱萸汤所能见效。因少阴之脏，皆本阳明水谷以资生，又复交会于土中。若上吐下利，则脾胃中焦大虚，中焦脾胃虚，气不能行于四末，故手足逆冷，中焦脾胃虚弱，不能引足少阴之气上交，则为躁，不能导手少阴之气下交，则为烦，其则烦躁欲死。用吴茱萸之大辛大温以救将绝之阳，佐人参扶脾胃，以安中。姜枣和中，以行四末，至理中汤，则为补脾养胃，扶阳温中之剂。凡脾胃虚弱之吐利，均宜应用之。对于小儿脾胃阳虚者，亦为有利。四逆散证，亦有泻利证，四逆散是阳邪内郁，气不外达之厥逆的主方。其泻利，必下重，与四逆汤治寒邪内盛，阳虚寒泻，而不下重者，有寒、温不同，当详辨脉、证、色而择用。通脉四逆汤、白通汤、白通加人尿猪胆汁汤证，皆阴气内盛为下利，格阳于外为面赤，是阴逆而阳衰，较之中阳自衰者有区别。若早用人参，正气得复，邪无出路，反致增泄利。故必待利止，亡血，脉不出之证出现时，始可加入人参。至吴茱萸汤、理中汤，系治吐利兼作，吐由胃阳虚所致，故均用人参，以扶中焦脾胃。

《难经》曰："泄凡有五（难经所谓泄，包括痢疾）有胃泄，有脾泄，有大肠泄，有小肠泄，有大瘕泄。"胃泄者，饮食不化，色黄，由于风木之邪乘胃，胃腑郁迫，水谷不化，必脉弦，肠鸣，而致排泄之物呈胃土之色。《内经》云："春伤于风，夏生飧泄。"即指此而言。脾泄者，腹胀满，泄注，食即呕吐逆，由于脾土寒湿，不能蒸水化气，故水谷并下，胀满泄注。食即呕吐者，脾弱下陷，则胃逆也，必所下多水，脉缓，腹不痛。这正是湿邪内盛，便可发生濡泄。大肠泄者，食已窘迫，大便色白，肠鸣彻痛，由于肠虚，不能摄，故胃方实，即迫注于下，气不和，则攻冲，故肠鸣而痛。此清气在下，则生飧泄者。小肠泄者，溲而便脓血也，少腹痛，由于小肠与心为表里，气不相摄，而便脓血，小便亦不禁，故曰溲而便脓血，小肠之气郁冲，下达膀胱，近少腹，故少腹痛也。大瘕泄者，里急后重，数至圊，而不能便，茎中痛，此即所谓滞下（痢疾）也。由于邪瘕之聚，则有形，散则无迹，故谓大瘕泄，隐寓寒证，宜通之意。里急后重者，肠气迫急，肛门重坠也。数至圊，而不能便者，由于热邪郁滞，致欲大便，而不爽也。湿郁为热，大便气不能达，则移于小便，故茎中痛。诸泄脉大者，难治，泄而脱血。飧泄脉小者，亦然。泄而腹胀大，四末青脱形者，为逆。

泻出臭秽，肛中灼热，溲少，或色黄赤，苔黄，口渴，发热，多属热证。其泻出如注者，可用生薏苡仁、生扁豆、鲜石斛、滑石、竹叶、金银花、沙参、甘草等。其欲泻，而不能快利者，可用白头翁汤加减。腹痛者，加金铃子、延胡索、橘皮、蚕沙等味。呕吐恶心者，加白豆蔻、川黄连、橘皮、竹茹、枇杷叶。由于肝火下注，或积湿化热，热极生风者，宜白头翁汤加减（热极生风宜加牡蛎、鳖甲、龟甲、茯苓、石菖蒲、郁金等味）。如系肺热移于大肠，发热，大渴，汗多者，可投白虎汤加减（可加黄芩、栀子、葛根）。稍久正虚，肌肉消瘦，气上逆者，宜用竹叶石膏汤加减（加太子参、石斛、扁豆、玉竹）。以上为热泻之法。寒泻无度，澄澈清冷，而不酸臭，完谷不化，甚至手足逆冷，脉微或如无，眼窠下陷，肌肉瘦削，则宜随证遵经，法用四逆汤、白通汤、通脉四逆汤、理中汤、吴茱萸汤诸方，已如前述。如泻久食少，由于脾虚湿滞，血虚风生，则宜用党参、白术、陈皮、半夏、茯苓、白芍、木瓜、沙苑子、鸡血藤，健脾祛湿平肝。其泻久晨甚，肠鸣不渴，胸闷时呕，不眠肌削，溲畅，色瘁，畏热，无汗者，为气虚血涸，中虚木侮，生化无权，忌投刚燥、滋腻。因为刚燥能助风阳，滋腻更增滑泄。法当砥柱中流，挽狂澜，而镇风轮，药用党参、山药、赤石脂、禹余粮、茯苓、白芍、诃子、广陈皮、牡蛎、乌梅肉、炒黄柏、熟附子、炙甘草等。泄泻而口干，不知饥，胁腹时胀者，舌赤无津，脉弦硬，宜濡润，药用甘草、生地黄、麦冬、阿胶、太子参、枸杞子、玉竹、乌梅、牡蛎、白芍、川楝子等。虚滑不禁，昼夜无度者，可用乌梅、禹余粮、诃子、川黄连、五倍子、赤石脂等。饮酒过多，致成酒泄，肌肉瘦削，不能食者，宜用枳椇子、肉豆蔻、白豆蔻、葛花、佩兰、党参、茯苓。以上为虚证泄泻的治法。

泄泻一证，治疗通塞之异，二者有天壤之别，不得一证用两法。但泄利如漏，下利赤白，塞与通皆可同时应用，阴结而阳不足以缓，则宜用通法。阳结而阴不能解，则宜用塞法。泄泻、痢疾的治疗不同，消除郁结，清除病源，仍有相同之处，而实际运用却又别有经纬。《伤寒论》《金匮要略》分别论述，各有区域。久利、暴利，是其区分要点。若暴利，则分上、中、下三焦。所谓"伤寒服汤药，下利不止，心下痞硬，服泻心汤已，复以他药下之，利不止，医以理中与之，利益甚，理中者，理中焦，此利在下焦，赤石脂禹余粮汤主之，复利下不止者，当利其小便"。其始误用下法，中焦被伤，邪热入里，而成痞证，以泻心汤治疗，结果未清，再用泻药，又次出现利不止，医生又误认为中焦受伤，投理中汤之类，结果泻利更为加重。其原因是病不在中焦，而在下焦，当用赤石脂禹余粮汤。若还不止，须用利小便，止大便之法。此等暴泻，是一误再误所致，掌握其大概，不能止其泻利，必须详细推求其症结所在，方能找出正确的治疗大法。暴利而见燥屎内结，热结旁流，自利清水色纯青，用大承气汤治疗；太阳与阳明合病自下利者，用葛根汤；太阳与少阳合病的下利，用黄芩汤；太阳中风，下利呕逆，表解者，用十枣汤；伤寒发热，汗出不解，心中痞硬，呕吐下利者用大柴胡汤，此皆属下利实证。至于久泻，时轻时重，属脾肾阳虚者用养脏汤加减；阳虚下陷，中焦停湿用升阳益胃汤加减。若过食生冷，泄泻腹胀，属于本虚标实者，用附子理中汤加减。属于寒热错杂，虚实并见者，用乌梅丸加减。

《外台秘要》有水利、久水利、赤利、久赤利、血利、久血利、赤白利、久赤白利、疳利、久疳利之名。此以病程长短，将利分新久。《备急千金要方》有热利、冷利、疳湿利，此以冷热性质而分属疾病类型。《伤寒论》说："太阳病，桂枝证，医反下之，利遂不止""太阳中风，下利呕逆""太阳与阳明合病，必下利""太阴为病，腹满而吐，食不下，自利益甚""自利不渴，属太阴，以其脏有寒故""少阴病，脉微下利""少阴病，下利清谷，里寒外热，汗出而厥""厥阴病，下之利不止""伤寒先厥后发热，而利者，必自止，见厥复利""伤寒始发热，六日，厥反九日而利，后三日脉之，其热续在者，期之旦日夜半愈"，此按疾病在外在内，而分表里论治。再就自利，有因下而利，有未经攻下而利，有原本旧微溏者，有误服攻下寒凉而致泄利者。谓之因下而利，自利者。不乘里不虚，不连表难治，《金匮要略》曰："下利脉沉弦，下重"（此下利，非因下而利。此下利实为痢疾）。有的下利是自愈之征，有的下利是危险之候。如"脉大者，为未止，脉微弱数者，为欲自止，虽发热不死""下利有微热而渴，脉弱者，令自愈""下利脉数，有微热汗出，令自愈。设复脉紧为未解"，此自利乘里，为可治之候。《伤寒论》云："下利，手足厥冷，灸之不温，若脉不还，反微喘者，死""少阴病，恶寒身倦，而利，手足逆冷者，不治"。此自利乘里，为不可治。

四、温经止泻——黄土汤加减

药物 白术、木香、槐花、赤石脂、炮干姜、五倍子、阿胶、艾炭、炙椿皮、地榆炭、乌贼骨、大贝、黄芪、党参。

主治 大便频数，便中带血，或先便后血，或便中有肠垢，腹部微痛，喜温喜按，久病不愈，舌苔薄白，脉沉缓无力。

效验 2002年，李某，女，21岁。经常大便下血已3年，大便溏薄，挟有肠垢，便前后腹部微痛，形体消瘦，纳食正常，曾多次肠镜检查，确诊为"慢性非特异性溃疡性结肠炎"。用过中西药物多方治疗，疾病无明显好转，时轻时重。门诊诊查，症同前，且见喜热畏寒，舌苔薄白，脉沉缓。证为脾阳不足，湿邪内停，血失所统。用本方每日1剂，水煎2次，早晚饭前服。忌食生冷、辛热、油腻。连服半年，血止，大便转正常，又服1个月，病即痊愈。

编按 此病病程较长，时轻时重，多为脾胃虚寒之证。脾主运化水谷精微，主统血。素体脾胃虚弱，或久病体虚，或劳倦过度，或饮食所伤，导致脾胃虚衰，失于统摄，血气流溢，失于常度，渗透于肠间，而成便血；若脾胃伤损较甚，阳气不足，阴寒内生，可致脾胃虚寒，气不摄血，血渗透肠间，而为便血，二者均属虚证。

血从后阴而出，为便血。便血者，若便血分出，先便后血，其来距肛门较远，所以称远血，乃脾气不足，不能统血所致。以前常用黄土汤治疗，灶心土现在已很难找到。当前治疗脾不能统血，每用地榆炭、乌贼骨、椿皮、艾炭、槐花之类，这些皆为善能止血之品，脾失统御，而下血者，此类皆可用。白术、党参、黄芪补脾气不足，而益中焦。本病属于脾胃之疾，阳气不足，虚寒内生，故用炮干姜。血证当须濡养，既虚且瘀，必通补并用，燥润兼施，因以木香、阿胶为佐。本方又主吐衄者，以白术、党参、炮干姜，具温中健脾之义，乌贼骨、浙贝母，又可治疗痈疡，阿胶养血。脾为后天之本，荣卫相得，内寒得温，游火不兴，脾胃复健，全身调养。其由于脾胃虚弱，内有寒邪，气血不足，而吐血、便血之自利者，尤宜用之，但以脾虚者为限。或谓本方以赤石脂易灶心土，以炮干姜易附子，加侧柏叶，用五倍子、党参，有甘酸化阴，收敛固本之妙。赤石脂，虽性涩，入血分，先血后便，属于近血，用赤石脂为佳。若先便后血，为脾虚内寒，不能统血，其下血属于中焦之疾，应以炮干姜为好，炮干姜不仅止血，又能温中健脾。若近血、远血皆有，或不定，二药皆可应用。若脾肾阳虚，加用附子，较为恰当。唯治吐血、衄血，可以炮干姜代替附子，须审证酌投。若吐血、衄血，是由于里热，肝火者，万不可用此法，但可用竹茹、白茅根、槐花，能清肝火，健脾胃，治吐血、唾血、鼻衄为宜。唐容川认为大黄是治疗脾胃有热之血证的良药。

血证治疗一是止血，血溢不止，恐其去血过多，将阴竭而死。二是化瘀，血溢于外即为离经之血，离经之血不能再归于经，而形成瘀滞，不去之必酿他病。三是柔络，阳络伤则血上溢，阴络伤则血下溢，络不伤则血不溢，故血不出，便应柔润脉络。且血证愈后，每多反复，可用白及、棕榈炭、阿胶。四是求因，凡病之成，皆有一定之因，或寒，或热，或虚，或实，或外邪，或内伤，详审病机，去其病因，以防血证再作。五是扶正，失血每致气伤血少，气为血之帅，血为气之母，血病初愈，虽当气血双补，但应以补气为先。

缪希雍治疗血证，首先提出"宜行血，不宜止血"。行血药对于血证须审慎，如虽然古人对于血证每用大黄，这是因为血以下行为顺，但必注意血证的新久、出血量的多少而取之。病之初可用行法，久病不可用行法，出血大者，应以止血为先，若少量出血可考虑用行血之法。若去血太多，气将脱竭，用行血法，可危及患者生命。若瘀血内蓄，自当用化瘀之法，如大黄䗪虫丸之类。缪氏其次提出"宜养肝，不宜伐肝"。肝主藏血，是血之所归。若伐肝，则血不能潜藏，而更失于外。然肝阴不足宜养，若肝经有火，必得清火，如每常见肝气郁滞，气郁化火，火伤血络，而致失血，必得治以疏肝理气清火，用抑青丸类。此肝气郁化火之证，不得不伐，伐即去其实，实得去，则正得安。而只是当归、地黄之类养肝，恐非其所宜。另外，血证以气虚者多，气壮者少。热证者居多，寒证者较少。属于恃强善怒之人，肝实而吐血、呕血、衄血每每常见，宜用清肝火，降气逆，为当用之法。其他如肺气虚，而不降者，可用生脉饮；脾胃气虚者，可用四君子汤；肾阳不足，不能纳气者，可用八味地黄丸；肾阴虚，不能纳气者，可用六味地黄丸。凡此皆须用补法。不能凡为血证，皆用犀角地黄汤。血证以阳盛阴虚，有升无降者，十居八九，阳虚阴必走，十之一二而已。总之，虚火者，宜清补；体弱者，宜培补气血。至于降火、降气，应由辨证施治而定。然而，止血化瘀为血证止血之后，须察不归经之瘀血，若瘀血内停，当用活血化瘀法，以除后患，但必须审证而定。

第十五章 水 肿

一、健脾利水——实脾饮加减

药物 黄芪、白术、茯苓、猪苓、泽泻、薏苡仁、车前子、白豆蔻、砂仁、大腹皮、槟榔、陈皮、青皮、木瓜。

效验 2003年秋，邱某，男，40岁。在当地诊断为"慢性肾炎"，经检查：患者形体瘦弱，面部及下肢浮肿，纳食减少，脘腹胀闷，晨起口气重，大便时溏，乏力身倦。舌苔白厚，脉沉缓。尿常规：尿蛋白（+），尿潜血（++），并有少量红细胞。证为脾虚湿邪内停。治以健脾利湿消肿，服本方1周。每日1剂，水煎2次，取汁400ml，分2次早饭前、晚饭后温服。7剂后肿消，胀减纳增，大便转常，尿液检查同上。患者转回原地治疗。

编按 20世纪70～80年代，治疗水肿，通常每以五皮饮、五苓散、济生肾气丸诸方加减。凡上肿者，用五皮饮加苏叶、防风、麻黄。下肿者，用五苓散加车前子、防己、通草、赤小豆。有寒者，加炮附子、肉桂、干姜。有热者，加黄柏、知母、生地黄。气虚者，则合四君子汤，或六君子汤，实则合小承气汤。挟瓜果之积者，则用香砂春泽汤。气虚者加黄芪、白术、党参。血分病变者，加川芎、当归、桃仁。肾阳虚者，则以济生肾气丸为主方。水肿辨证，一为注重阳水，湿热内郁，水道壅滞，外溢肌肤，以致头面肢肿，脘腹胀闷，发热口渴，小便短赤，大便秘结，心烦心悸。治以茯苓导水汤合大圣濬川散加减。一为注重阴水，脾肾虚弱，脾虚不能制水，肾虚不能主水，水邪外泛而肿，水湿内停而胀，二便不实，畏寒肢冷，治以实脾饮合济生肾气丸加减。风湿肿以头面上肢浮肿为主，其病因是外感风邪，可伴恶风发热，此以西医急性肾小球肾炎多见，治疗以越婢汤合五皮饮加减为主。湿水肿以下肢肿为主，病在腰以下而以两踝、两小腿为重，治疗以防己黄芪汤合茯苓导水汤加减。

近来治疗慢性肾小球肾炎，其临床表现多以脾虚较多，投用本方，其水肿消退易见，不失为有效之方。但其远期疗效尚待进一步观察。

病在血分，较难疏通，所以难治。先病血，后病水，男女皆可患有。妇女血分病变，常为月经不至，转而出现水分病变，如水肿等。血脉不通畅，导致水行郁滞，因而不易治愈。相比之下，治疗水病，较为容易。脉为血府，血滞不流，经络不通，壅聚为肿，病在血分。若胞门血瘀，凝聚不散，结而不流，以致经络不畅，壅结为肿，腹部皮肤见有瘀点、紫斑，或腹壁青筋暴露，腹部胀大，属于血臌病证，可伴有腹痛。此为血行瘀滞之实证。由于冲任血瘀，血行不畅，壅聚成肿，用活血化瘀法，以大黄䗪虫丸治疗。若见血虚气少，便属虚证，或为本虚标实证。证属虚者，可用桃红四物汤加减，或用泽兰汤（泽兰、当归、白芍、甘草）加减，虚甚者用归脾汤，加王不留行、泽兰之类。虚中挟实者，用柏子仁丸（柏子仁、熟地黄、泽兰、牛膝、卷柏、续断）之类。老年人下肢浮肿，两侧肿胀有明显差别，一侧轻，一侧重，按之凹陷，不易浮起。其证虽属水肿，但其原因是血行不畅，治疗以活血化瘀为主，佐以利水消肿，通常用自拟方（刘寄奴、苏赤木、桃仁、赤芍、当归、川芎、丹参、降香、王不留行、泽兰、益母草等）。若只利其水，其肿不易消退。

《金匮要略》云："师曰：诸有水者，腰以下肿，当利小便；腰以上肿，当发汗乃愈。"诸有水者，按《金匮要略》所述，应属风水、皮水、正水、石水、黄汗等水气病，可理解为各类水病。治疗水病最常用治疗大法是发汗与利小便。腰以下属阴，水为阴邪，水蓄于下，则腹胀、二便不利；水溢于外，则腰以下先肿，尤以两小腿、两踝肿胀明显，甚至皮薄色泽，按之凹陷，迟迟复原。治疗当利其小便，使水邪从小便出。水去，肿胀自可消退。利小便即是《素问·汤液醪醴论》所谓"洁净府"治法。腰以上为阳，若风寒袭于皮毛，阳气被郁，则可发生风水、皮水等症，发生腰以上先肿，尤以两眼睑、面部为著，甚则双目难睁，治疗当用发汗，使水邪从汗外泄，即《素问·汤液醪醴论》中"开鬼门"治法。利小便、发汗治法，只能施治于实证；如果遇有虚证，或有不可汗，不可利之证，又当观其脉证，有阴阳不足者，或兼用补法，或兼用补阳，或兼用滋阴，宜临证变通，不能拘泥于发汗、利小便二法。

水肿初始症状轻微，年盛不觉，因年龄较轻，正气能够抑制邪气。一旦阳气衰弱之后（如《素问·上古天真论》所说的："女子六七三阳脉衰于上""男子六八阳气衰竭于上"），正气衰减，正不胜邪，邪气日益盛强，而水又为阴邪，于是阳损阴盛，日甚一日，令人不适，以致水寒挟肾气而上冲，通过任脉起于中极底，经关元，直上咽喉，又通过冲脉挟脐上行，至胸中而散，出现咽喉不利、饮食噎塞、胁下急痛、脘腹痞胀诸症，多是水湿寒气为患。这时治以温化寒湿、益气利水、扶正祛邪等法，后患可除。若误用泻下逐水之剂，使胃阳大伤，阳虚则水乘之，因而心下痞悸、小便不利。胃虚及脾，则水谷不化，水湿内聚，郁滞中焦，不能顺流而下，外溢于皮肤，出现手足浮肿，此时治疗用健脾温胃、行水化湿之法。然而脾胃之虚，虽有好转，若饮食过多，又使脾胃失于健运，水湿内聚，浮肿复发如前。水气上凌，可见胸胁苦痛，其气上冲，状若奔豚，水气扬溢，上达于肺，则咳喘上逆，此时治疗当以去其新病为急，可用茯苓桂枝白术甘草汤加减。若脾胃虚弱，寒饮内停，水溢于外而浮肿者，再用健运脾胃、祛寒行水之法，可用实脾饮加减。张仲景用防己黄芪汤治疗风水，《金匮要略·水气病脉证并治》曰："风水，脉浮，身重，汗出，恶风者，防己黄芪汤主之。"如《金匮要略·痉湿暍病脉并治》曰："风湿，脉浮，身重，汗出，恶风者，防己黄芪汤主之。"此方既治风湿，又治风水，两条用法只有一字之差，前者是一"水"字，后者是一"湿"字，尤在泾、张隐庵等前贤认为：水与湿，不是二类，在风水病中，风水在表，卫虚不固，用防己黄芪汤补卫固表，利水除湿。在风湿病中，风湿在表，卫气已虚，用防己黄芪汤固表泄湿，卫阳可振。汤方中，"防己一两，甘草半两（炒），白术七钱半，黄芪一两（去芦）。右剉麻豆大，每抄五钱匕，生姜四片，大枣一枚水盏半，煎八分，去滓温服"。所以此方无论风水、风湿皆可除。然而水与湿，实质是不同的，大抵水邪渗溢内外上下，有质可察，属于水。若雾露弥漫之气，无质可见，属于湿。所以水有质，而湿无质，二者又可互相转化，湿可以转化成水，水也能蒸化成湿。然而水未经蒸化，还是水；湿未经转化，还是湿。在治疗上，虽然风湿、风水，疾病不同，治疗可以用同一个方剂，因二者有相似之处，一为水被风激，而浸渍为病；二为湿被风载，而壅滞为病。受病相类，症状、治法亦属一致。用防己祛水湿，以治疗水湿伤脾。脾主肌肉，水湿壅滞肌肉而身重，故用防己祛水湿。黄芪益气走表，可除风邪，亦为脾家之药。合防己能治风水，风湿之浸渍于肌肉而身重，故本方名防己黄芪汤。方中又佐白术，以其重在补土健脾，而制水之泛滥。水湿祛而身重自除，且能除风湿、风水不同疾病。合黄芪而止汗，黄芪行于表，不能发散风邪，所以宜用生姜、大枣，培补中州，辛甘助阳，协黄芪发散风邪。

2001年12月29日，董某，67岁。面目浮肿，晨起两手指僵硬，两小腿及两踝肿胀，自汗气短，身重，倦怠乏力，舌苔白厚，脉浮缓。1周前，曾在某西医院住院，诊断为"急性肾小球肾炎"。因对西药抗生素过敏，而求助于中医。此证为外有表阳不足，风邪袭络，内有水湿泛滥，溢于肌肤而致，用防己黄芪汤加味治之，方药为防己、黄芪、白术、茯苓、木瓜、薏苡仁、炙甘草、党参、车前子、通草、泽泻。水煎服，连服 2 周，病情大减，水肿消退。只是畏风仍在，上方减防己，加羌活，又服 1 周，基本痊愈。

少阴正水，脉沉细，当治以温经发汗，《金匮要略》用麻黄附子汤。1984 年，笔者与他人合写《中医辨证施治——治愈慢性肾功衰竭两例》（发表在《黑龙江中医学院建院二十五周年学术论文摘要汇编》，其理论依据此即其一）。《金匮要略》的麻黄附子汤 [麻黄三两，甘草二两，附子一枚（炮)] 与《伤寒论》的麻黄附子甘草汤 [麻黄三两（去节），甘草二两（炙），附子一枚（炮，去皮，破八片)] 药味相同。煎煮法：《金匮要略》方是"右三味，以水七升，先煮麻黄，去上沫，内诸药，煮取二升半，温服八分，日三服"。而《伤寒论》方是"右三味，以水七升，先煮麻黄减二升，去上沫，内诸药，煮取三升，去滓，温服一升，日三服"。少阴水肿，阴寒水邪较盛，阴气被遏，治宜升发阳气，令其水从汗出。麻黄辛温发汗，温阳利水；附子温阳散寒，补肾强阴；用炙甘草，缓麻黄之燥以取微汗，与附子辛甘化阳，以补益肾气。少阴病初始，不应发热而发热，但脉见沉，说明里无热，只是皮肤闭郁为热，表现为微恶寒，微发热，所以用麻黄附子甘草汤，微发汗法。《金匮要略》中的麻黄附子汤，为治病在少阴，水之为病，脉沉小，为正水，与肾相关。具有温经发汗，温阳补肾之用。此发汗，与《伤寒论》用义相同，是微发汗法。而其附子的用法与《伤寒论》方中的附子温阳散寒不同，取其温阳祛水。即《金匮要略》方意在逐水，《伤寒论》方意在微发汗。

2017 年 5 月 3 日，左某，女，40 岁。10 岁时患过敏性紫癜肾型，始时尚微，未能适时治疗。在二十几岁时发生肾衰竭，治疗未间断，但效果不理想，只是肾衰竭进展缓慢。2017 年 4 月中旬因劳累而致肾衰竭发展加剧，血肌酐超过 523μmol/L 而来就诊。笔者了解其病情变化的原因后，令其卧床休息 1 周再检查，患者按医嘱执行，检查结果血肌酐明显下降，仅为 457μmol/L，可见水肿类肾病若活动过多，病情必会加重。因为过劳过累，可使阳气耗损，正气消减，邪气深入，阳损则阴盛，疾病日益加重。除劳倦过度，耗损阳气之外，随着年龄增长，阳气亦渐衰，病情进展加快。正如《素问·上古天真论》说："女子六七三阳衰。"人有宿疾，阳气旺盛，邪气得以控制，病情相对稳定。40 岁后，疾病发展，已达难愈。

1982 年笔者在病房遇两位女性患者，一位四十余岁，一位将近五十岁，两人均有尿路感染史，而且都是反复发作，不知不觉而发展为尿毒症。始时尚微，年盛不觉，一旦正气被伤或正气不足，大病便成。平时注重养生，注重保护正气，或可免使重症发生。若有阳气不足，用熟附子、人参、黄芪、甘草、白术、生姜、白茯苓、枸杞子等药扶阳驱邪，予之可愈。反之知其水邪为患，而反复用攻伐之剂，正气反伤。知病未解，不断投之。脾肾阳气大伤，脾肾气阴亦耗，阳虚则水乘之，而致小便不利，浮肿反复发作，时轻时重。肾病及脾，则水谷不化，水气日盛，留滞中焦，溢于皮肤，出现眼睑、手足浮肿。法当温肾健脾，行水消肿。若肾阳虚为重，用肾著汤加减；若以脾阳虚为重，用中满分消汤加减。仅用利水之药，服后症状虽可减轻，攻伐之药更伤脏气，正虚则邪进。或又饮食不当，劳倦过度，或偶感外邪，浮肿必复发如前。脏气被伤，真元日损，其治当以扶正为主，肾阳虚甚用济生肾气丸加减。脾阳虚甚，可用理中汤合五苓散加减治疗。

二、阳虚证——自拟方

药物 车前子、牛膝、肉桂、附子、茯苓、通草、竹叶、薏苡仁、白术、杜仲、续断、补骨脂、大腹皮、山茱萸。

　　效验　1971 年秋，朱某，男，45 岁。因外感寒凉，而头痛，发热，咽肿咽痛，用西药治疗好转。1 周后出现面浮肢肿，尿检：蛋白（＋），少量红白细胞。当时诊断为"急性肾炎"。用西药 3 日，效果不明显，转而求治于中医。来时面部虚浮，下肢肿胀，按之凹陷，良久复常，腰酸腰痛，四肢沉重，倦怠神疲，不欲饮食，懒言喜卧，舌苔白厚，脉怠缓无力。证为水湿外溢，肾脾阳虚，用本方 7 剂，每日 1 剂，水煎 2 次，共取药汁 300ml，分 2 次早晚饭前半小时温服。7 剂后，水肿大减，体力恢复。又服 7 剂，诸症悉退。

　　编按　《素问·水热穴论》说："肾者胃之关也。关门不利，故聚水而从其类也。上下溢于皮肤，故胕肿，胕肿者，聚水而生病也。"脾、胃、大肠、小肠、三焦、膀胱都是仓廪之本，都称作"器"。肾主下焦，肾气化则二窍关门通畅，二窍关门闭塞则胃胀满，所以说"肾是胃之关"。关门闭塞，水液内积，气机受阻，水液外溢，形成水肿。此水肿是肾气化不利所致，为肾之因。《景岳全书·肿胀》说："水肿证以精血皆化为水，多属虚败，治宜温脾补肾，此正法也。"张氏主张虚证水肿，以治脾治肾为主。治脾前已述，此自拟方以补肾利水为主。慢性肾小球肾炎，属于肾气不足者，用此自拟方可收到良效。但从临床观察，属脾虚者居多，属肾虚者少。

　　《金匮要略》认为五脏之病，皆可发生水肿之病。心病而发水肿，为心阳不足，水邪内盛，水气凌心，出现心悸、烦躁、不得卧。心阳虚，不得下交于肾。肾不纳气而见少气。肾水失约，而见前阴肿胀。水由肝发，谓之肝水，肝气通于腹，水邪内停，其腹大而痛，肝脉抵小腹，布胁肋，所以有胁下痛，因而身体不能自转侧。肝为足厥阴经脉，厥阴之气冲逆水邪，疏泻失职，其津液时断时微生，其小便时利时不通。水由肺发，谓之肺水，水邪经肺，则肺气受伤，治节不行，则水乱，肺水犯于大肠，肠中清浊相混，排泄如鸭粪之状，色青而稀之便。肺通调水道，肺气受伤，则小便排泄受困，滴沥难出。肺主皮毛，外溢水于皮肤，可见一身皆肿。水发于脾，谓之脾水。脾主运化水湿，司升津而利水，脾阳虚，水邪内停，而见腹部胀大。脾主四肢，脾病水溢，则四肢苦重。津不上达，则口无生津。中气不足，则少气。脾所生病，水闭不利，则小便难。肾水者，水由肾发，腰为肾之府，肾病则腰痛。水邪内聚，腹大脐肿。前阴为外肾，肾病水，故阴下光亮而潮湿，如牛鼻上汗。下焦阴邪盛，而阳气不至，故两足逆冷。肾阳虚弱，火不生土，气血化源不足，面失其充，肾水腰腹下肢肿胀，而面部反瘦。

第十六章 痢 疾

清热止痢——白头翁汤加减

药物 白头翁、秦皮、黄柏、黄连、木香、马齿苋、当归。

主治 大便下痢赤白脓血，里急后重，大便频数，肛门灼热，小腹疼痛，口渴引饮，舌苔黄腻，脉沉数。

效验 1985 年夏，于某，男，三十余岁。患者因饮食不洁，而致腹痛，初大便水样，继而下痢便脓血，日下十余行，伴发热，微恶寒，肢节酸疼，舌苔黄厚，脉沉滑数。证为饮食不洁，损及脾胃，湿热内停，气血壅滞所致。用本方 3 剂，每日 1 剂，水煎 3 次，共取药汁 500ml，分早、午、晚 3 次食前半小时温服。3 剂后，热退痛止，大便转轻。又投本方 2 剂，用法同前，诸证悉退，病即痊愈。

编按 痢疾多发于夏秋之交，因暑天湿热，饮食不洁，肠中郁滞，传导失常而致。无积不作痢，积指湿热气血蕴藏于肠中，气血瘀阻，传导不利。表现为发病急骤，发热口渴，下痢赤白，腹痛，里急后重。此为夏季肠道传染性痢疾常见之症。

《金匮要略》说："热利下重者，白头翁汤主之。"热利者，是说利因于热。下重者，为湿滞于肠而里急后重。大肠为阳明燥金，传导不利，湿热阻滞气血，蕴积肠中，使利不快，湿热重浊，而致后重，前人认为此证为肝所迫，故《伤寒论》将白头翁汤证列于厥阴篇中。《素问·至真要大论》把暴注下迫的病机归于热邪所致（暴注下迫，皆属于热），方中白头翁，散瘀逐热，苦泄辛疏。秦皮、黄连、黄柏三者清热燥湿，厚肠止痢。白头翁合后三味，可祛湿清热，消积止痢。痢止而下重亦自可解除。《伤寒论》中还有"下利，欲饮水者，以有热也。白头翁汤主之"一条，是说自利不渴，为脏有寒，下利饮水，为腑有热。欲饮水是判断下利属寒、属热的重要依据。同时可知，但有下利，欲饮水，而无里急后重之症，也可服之。本方不仅治疗湿热痢疾，也可治疗湿热泄泻。《金匮要略·妇人产后病证并治》治妇人产后下利虚极，用白头翁汤加阿胶、甘草主之，提示白头翁汤，虽由四味苦寒药组成，是为治疗湿热下利实证的主方。而对于产后阴虚血少之极虚痢疾，加养血补虚的阿胶、甘草即可用之，说明白头翁汤方活用之例，也即是说湿热下利实证可用白头翁汤，湿热下利极虚证加用扶正药亦可，而不是诸如陷胸汤一类方剂，不可用于虚弱之人。

夏季肠道传染病之痢疾，多属湿热痢，笔者曾用本方 2～3 剂，治愈数例。夏秋间热痢下重为湿热之秽气积于大肠，郁滞难出，所出以脓血便多见。热利与协热下利相近，下利欲饮水者是热利。下利不渴为里有寒。若下利外有热，里有寒，是协热下利。热利脉多滑数，协热下利脉每见微弱。白头翁汤适用于热痢，而不适用于协热下利。

痢疾包括白痢、赤痢、五色痢、噤口痢、休息痢等不同类型。白痢者，大便泻下色白，黏腻如脓。之前医者多认为白痢由于寒湿滞于中焦，治宜温补。其实白痢中十之八九属于湿热证，为湿热伏肠中，十之一二属于寒证，只有白痢寒者，服用辛热之药，可以治愈。辛热之药，不能治愈十之八九属于热证白痢者，反可使加重病情。湿热白痢，治以清热燥湿，疏通肠胃郁积，使肠中传导宣畅,积滞得除,邪热得清,脾胃得健,痢疾可愈。痢疾早期治疗,又有先用通里泄下之法,清理肠中积滞,驱邪外出,使利得以解除。但应注意,下利虚弱者,不可轻用攻下之法。痢疾的治疗,忌过早选用兜涩收补之药,否则关门留寇,而致痛胀欲绝。或因用苦寒凉药太多以致阳气损伤,寒气内生,出现四肢逆冷,脉沉微,可选用理中汤(丸)加减。白痢不是一概不可用热药,必须辨证,把握病机而正确用药。若有食滞者,可酌用焦山楂、姜厚朴、炒麦芽、炒神曲、焦槟榔、莱菔子、炒鸡内金之类。若因劳倦伤脾胃者,党参、炙黄芪、白术、砂仁、白豆蔻、白芍加减随机而用。赤痢者,大便泻下赤垢,或红色积脓(便脓血),多由毒火内蕴,熏蒸肠胃,灼伤血络,以致里急后重,郁滞不快,下痢红赤,治宜清肝胃,化瘀止血,以白头翁汤为主方。其他如仙鹤草、白芍、枳壳、连翘、当归、生地黄、牡丹皮、地榆、黄芩皆可酌用。痢疾病甚,或日久不止,津液耗伤,皮肤干涸,舌燥口干者,玄参、天花粉、石斛、白芍、玉竹、沙参、扁豆之属可加减随用。五色痢者,所下秽物其色有赤、白、黄、绿、紫,每每混杂而下。五色痢也为肝火所致,可酌投白头翁汤加金银花、槟榔、竹茹、肉桂、黄芩、木香之类。噤口痢者,不能纳食,滞下红赤白或五色皆可兼见,甚至恶心、呃逆、脘闷,此属危急之证,为积热之邪伤及脾胃中和之气,胃津被烁,用黄连泄其邪热,燥湿止利;用莲子养胃健脾,固涩益肠,古方中多用石莲子(带壳莲子落入水中,年久不腐的老莲子),无石莲子者,用干莲子亦可;酌加西洋参、鲜石斛、太子参、北沙参、生地黄、麦冬、生白扁豆等药,补益脾胃,养阴固元。胸脘痞闷者,加瓜蒌、枳壳;恶心、干呕者,加竹茹、枇杷叶、柿蒂、白豆蔻之类。休息痢表现为时发时止,年久不愈,正气损伤,邪气较轻,正不胜邪,宜补益脾肾为主,用红参、黄芪、白术、补骨脂。有寒者加制附子、肉桂等。若阳气耗损,阴气大伤,津液干涸,可用急下存阴之法,急投大承气汤。治饥饱劳伤之虚痢,在补药中,仍佐调气破滞之品。如补中益气汤加枳壳、黄连。暑热痢疾滞下,虽属虚人,若有表证,当用逆流挽舟法,以人参败毒散加减。小儿食生冷泻痢,久不愈者,苔必白滑,宜用厚朴、苍术、草果仁、鸡内金、砂仁、陈皮、薏苡仁、黄连、木香、防风、木瓜,辨证施治,选择应用。久痢不止,气虚下陷者,如用升药,可用补中益气汤加木香、黄连、枳壳、石莲子等。

凡疫痢热邪传里,下利肠垢或下鲜血,小溲赤涩,身热口渴,脐腹大痛,舌苔黄燥或燥如刺,脉洪数,此为疫毒邪热,内攻肠胃,伤及营血,急用清瘟败毒散化裁。药用大黄、黄连、大青叶、金银花、牡丹皮、黄芩、芍药、连翘、贯众之类清热解毒;鲜生地、西洋参、麦冬、白芍养阴扶正。清热解毒之后,若下利肠垢,病势稍缓,宜用香连丸加黄芩、白芍、牡丹皮之属,凉血清热。血痢者加地榆、槐花、紫草、白薇,凉血止血。疫痢证,下利如豆汁或如鱼脑,舌苔白厚如渣,小便不利,而口不渴,脉沉缓,为邪热湿毒,伏于胃肠。宜用清热解毒,化湿消滞。药用苍术、厚朴、白豆蔻、陈皮、茯苓、猪苓、滑石、泽泻、金银花、重楼、大青叶之类,渗湿利湿,清热解毒。如下利杂色,口不渴饮,肠胃直出,无关闭,舌润无苔或紫色而光,脉沉迟者,此脾肾虚寒,关门不固,无气下泄之证。急投真人养脏汤合桃花汤加减,固肠止痢,扶正滞涩之法或重加人参以扶正固本。如外见发热烦躁,舌干口渴,脘中痞闷,神昏谵语,或痛或呕,下利不止者,属于中焦湿热,下利伤阴,当用神犀丹合香连丸加减,凉血止利,清解暑疫。湿热痞结中焦,胸脘痞塞,呕逆腹痛,饮食不下,类噤口痢,当防其闭结,用开痞逐邪之法,药用黄连、黄芩、半夏、干姜、枳实、木香、茯苓、泽泻之类。

鹜溏,即鹜泄,便形有类痢疾,但无里急后重,而且其水粪杂下,色青黑,如鸭屎。此因本有湿邪,兼中风寒。"大肠者,传导之官,变化出焉。"鹜溏,由于寒入大肠所致。《素问·气交变大论》说:"岁火不及,寒水大行,民病鹜溏。"此证脉多沉迟,小便清白,宜用附子理中汤或酌加肉豆蔻、干姜、吴茱萸等味。肠垢,谓大便下黏腻浊涕之物。其色或白、或赤、或酱、或如鹜溏，大便不正常，而有寒、热之分别。为使人辨其似，故特拈出合并论之。肠垢由于大肠有热所致，其登厕时，必有里急后重之证。此即所谓热利下重（治疗见前）。再说下重，有的是指脱肛，有的是指热利，有的是指里急后重。脱肛为小肠虚寒，中气下陷所致。便血者，宜用补中益气汤，温补升举，酌加炮黑姜、侧柏叶、艾叶等药温之。属热利者，用香连丸加减。属湿重者，用平胃散加减。痔疮，系肛边生肉，如鼠乳，或生核，或肿痛，多由于湿热所致，有牡痔、酒痔、肠痔、气痔、血痔之分。气痔可用厚朴三物汤加减。血痔可用赤小豆当归散加味。余如皂角子、竹茹、槐花、黄柏、扁蓄、鳖甲、五倍子等酌情选用。内外痔肿痛，甚则出血，肛坠不能坐者，可内服酒煮黄连丸、脏连丸，皆治痔漏。现在以手术治疗为主，效果较用药更为显著。

第十七章 腹 痛

温中散寒——理中汤加味

药物 党参、白术、炙甘草、附子、干姜。

主治 脐下腹部疼痛绵绵，喜温喜按，得热则痛减，遇寒则痛增，手足厥冷，舌苔薄白，脉沉缓。

效验 2014年秋，王某，女，43岁。因过食寒凉，而致腹部隐隐作痛，按之微减，喜热饮，舌苔薄白，脉沉弦缓。素体脾胃虚弱，感受寒凉，而致腹痛证。用本方2剂，每日1剂，水煎3次，每剂取汁400ml，分3次早、午、晚饭前温服。2剂后腹痛即止。但腹中不适，改用理中丸（一盒10丸），每日2次，每次1丸，白开水送下，服2日后告愈。

2001年9月30日，杨某，女，41岁。1日前，因食生冷，而致恶心呕吐，大便呈稀水样，腹痛、喜温喜按，舌苔薄白，脉沉缓。证为过食寒冷，损伤脾胃，运化失常而致，用理中汤加减（炮干姜、白术、党参、砂仁、白豆蔻、红豆蔻、炮附子、炙甘草、木香），水煎服，早饭前、晚饭后服，每日1剂。2日后，吐泻即止，但腹部不适，微有胀闷，改用理中丸，每次2丸，每日3次，白开水送下，又服1日，诸症悉退，病情痊愈。

编按 本方见于《伤寒论》，原方治疗"霍乱，头痛，发热，身疼痛……寒多不用水者，理中丸主之"。理中丸方中药物、制法、服法、用量与汤剂比较，原文是"人参，干姜，甘草，白术各三两，右四味捣筛，蜜和为丸，如鸡子黄许大，以沸汤数合和一丸，研碎，温服之日三四，夜二服。腹中未热，益至三四丸，然不及汤，汤法以四物依两数切，用水八升。煮取三升，去滓，温服一升，日三服"。书中加减法"若脐上筑者，肾气动也，去术加桂四两。吐多者，去术，加生姜三两。下多者，还用术；悸者，加茯苓二两。渴欲得水者，加术，足前成四两半。腹中痛者，加人参，足前成四两半。寒者，加干姜，足前成四两半。腹满者，去术，加附子一枚。服汤后，如食顷，饮热粥一升许，微自温，勿发揭衣被"。《金匮要略》说："胸痹，心中痞气，气结在胸，胸满，胁下逆抢心，枳实薤白桂枝汤主之，人参汤亦主之。"此处人参汤，即是理中汤。证为阳气未虚用枳实薤白桂枝汤，阳气已虚用理中汤。但用理中汤，当有中阳不足证。理中汤温中健脾，中气强壮，则痞气能散，胸满可消，胁气能下。人参、白术，益气健脾；甘草、干姜，温胃化阳，脾胃阳气得复，健运通调，则脾气上升，胸痹亦愈。《三因极一病证方论·伤胃吐血证治》曰："病者因饮食过度，伤胃，或胃虚不能消化，致翻胃呕吐，逆物与气上冲，胃口决裂，所伤吐出，其色鲜红，心腹绞痛，白汗自流，名曰伤胃吐血，理中汤能止伤胃吐血者，以其功最理中脘，分利阴阳，安定血脉，方证广如局方，但不出吐血证，学者自知之……或只服甘草干姜汤饮之，亦妙"。又《三因极一病证方论·中寒治法》曰："附子理中汤，治五脏中寒，口噤，四肢强直，失音不语。昔有武士守边，大雪出帐外观瞻，忽然晕倒，时林继作随行医官，灌以此药两剂遂醒。"附子理中汤即以本方加大附子（炮去皮脐）。《寿世保元》治疗上焦虚寒，手足冷，肚腹痛，大便不实，饮食少思，而作口舌生疮者，予附子理中汤。一男子舌常破，而无皮状，或咽喉作痛，服清咽凉药愈甚，予以理中汤治之乃愈。治虚弱之人上吐下泻，霍乱，手足逆冷，腹痛脉微者，乃阴证也，方用理中汤，若为寒湿气所感者，加附子。转筋霍乱，上吐下泻，腹内疼痛及干霍乱，俗名绞肠痧，真阴证也，并手足厥冷，宜理中丸一钱，细嚼淡姜汤下。从上述可知，理中汤上治胸痹，中治胃痛，下治泻泄，但以中焦虚寒为主。

腹痛是临床常见疾病，其病因病机很复杂。有寒、有热、有虚、有实、有气滞、有血瘀，单一病因病机较少，而多两类并见，如实而且热、虚而且寒等。临床所见，腹痛以虚寒多于实热；气滞多于血瘀；食积每见于儿科；至于虫积，近年来已属于罕见。腹痛辨证一是辨缓急，二是辨部位，三是辨病程长短，四是辨病势轻重，五是辨疼痛伴随症状。上腹痛为病在胃，脐腹痛为病在脾，小腹两侧痛为病在肝。虚寒腹痛病程较长，绵绵不止，反复发作，病势较轻，或伴大便溏薄。虚寒腹痛，以寒为重者，用本方治疗效果较好，汤药好于丸药，用丸时每日可服4丸，6小时服一次。

热结胃肠，非理中汤所宜。若热结胃肠，下迫大肠，而下注，治宜清化火热，可用葛根黄连黄芩汤加减。所下皆是水沫恶臭，或食入之汤水，随热下注，肠中有燥屎内结，证为水从旁流，可用承气汤加减，下其燥屎，热去则愈。热结旁流证：燥屎在肠，水从燥屎旁流出。因胃中火盛，火性急速，消化不及，则水谷不化，不能停留，故进食即利，此为火迫下注，必有实热见证，实火脉象见于外。热结旁流与脾肾阳虚火衰，不能消化，下利清谷者，有本质区别。热结旁流，当清泄胃中实火。脾肾阳虚，必温补脾肾之阳，可用真人养脏汤加减。表里同病，外邪内迫，而下利，宜疏表和里，两解治之，如用人参败毒散加减。若表有热邪，里有虚寒，表实里虚，阳明不足，表邪乘虚内入，直走肠胃，而下利，治宜温运肠胃，可用理中汤加减，并加桂枝、荆芥穗等，外散表寒。

第十八章 胸　痹

胸痹心痛——师承宁心汤

药物　黄芪、生晒参、丹参、川芎、葛根、寄生、降香、石菖蒲、珍珠母、砂仁、檀香。胸痛为主者，加炙川乌、细辛、薤白。胸闷短气为主者，加瓜蒌、薤白。配丸药去珍珠母，加三七、琥珀、珍珠粉。脑血管病变者，加豨莶草、地龙、僵蚕。兼头晕者，加天麻、蔓荆子。若兼见小腿肿胀，皮色如常者，加茯苓、泽泻、虎杖。水肿甚者，加车前子、通草、竹叶、灯心草。若肿胀而皮如熟李者，加泽兰、王不留行、益母草等。胸中灼热者，加牡丹皮、莲子心。胸中或背部恶寒者，加桂枝、炙甘草。

主治　胸痛时作，胸闷气短，心悸，身倦乏力，舌有紫斑。

效验　2013 年春，郑某，女，年八旬。患胸痛时作，气短，无力，春节后曾在某院检查，发现冠状动脉多个斑块，当时医院主张植入冠脉支架，患者考虑年事已高，不同意作支架，于是出院找中医治疗。最初每次来门诊，虽然距离较近，但身体疲惫不堪，呼吸喘促，胸痛发作，面色青紫，不得不急忙含服速效救心丸或硝酸甘油之类，以缓解心痛。舌质紫，苔薄黄，脉沉数无力。证为胸阳不足，气血瘀滞。用本方治疗，每日 1 剂，水煎 2 次，共取药汁 300ml，分 2 次早晚饭后 0.5～1 小时服。1 个月后，患者病情好转，每次来门诊可以不用别人协助，来后也不喘促，活动自如。本方断断续续服用 1 年，胸痛未再发作，自觉身体强壮有力。后去某院检查冠脉，与去年相比，发现冠脉斑块明显缩小，已经不再符合植入冠脉支架的条件。

1997 年春，刘某，女，13 岁。1 个月前，患感冒发热，头痛，心悸，胸闷气短，于某院住院治疗。诊断为"病毒性感冒"，3 日后病情好转，但胸闷不见减轻，做心肌酶谱检查，皆为阳性反应。又过 1 周，病情仍不见好转，出院找中医治疗。当时患者胸闷气短，脉沉而代。心电图显示心律失常。病为外感后，邪热损及心阳，阳气不充，阴血瘀滞。用本方 1 周，病情好转，又用 2 周脉止歇已无。

1996 年春，张某，男，50 岁。因胸痛住院治疗，该院诊断为"急性心肌梗死"。来笔者处前 3 日，在该院静脉滴注治疗，用药不详，病情无明显改善，于是求助于中医。当时患者活动稍快即胸痛，休息一小会儿，病情即缓解。每日胸痛 4～5 次，其痛呈紧缩感，并向背部、左肩、左臂放散，伴胸闷气短、乏力、身倦、口唇色紫，舌质淡紫，脉沉弱。证为心阳不足，血行瘀滞。其入院前心电图提示，前下壁及前间壁急性心肌梗死。投本方加炙川乌、砂仁、檀香、赤芍、桃仁。5 剂，水煎 3 次，取汁 150ml，分 3 次食后半小时温服。药后胸痛减轻，发作次数减少，即出院，只用中医中药治疗。服用中药 1 个月后，胸痛消失，胸闷、短气缓解，身体觉得轻快有力。心电图无明显变化，遂改用丸药治疗。服丸药半年后，心电图呈陈旧性心肌梗死。之后，每年春秋皆用丸药一月余，以防疾病复发。又连用 4 年，自觉身体无何不适，便停服中药。嘱患者注意饮食，适当锻炼身体，调节情志，一直处于良好状态。

编按　心痛指心脏本体之三条毛脉（今之冠状动脉）为病。其痛在膻中部位及左胸部疼痛居多，临床表现为卒痛，为时短暂。痛有剧痛、隐痛及无痛但胸闷等之分。多由胸阳不足，并伴寒凝、血瘀、痰阻、气滞所致。心痛前人定位与今不同，有广义、狭义之分。广义者指凡胸及上腹部痛，皆属于心，如中医有九种心痛之说，实则是指胃脘痛。狭义者为心脏本体痛，居于胸中，现在看法为胃之大络虚里，其动应衣，起始向中达于膻中，临床可见于动脉硬化性心脏病、心肌梗死引起的心绞痛，其他如心包炎引起的心前区疼痛，其临床表现与本证的特点相符者，均可参照本病辨证施治。

中医的胸痹、心痛、短气与冠心病症状相类。通过现代科学技术检查发现，血管内有斑块形成，影响或阻碍血液流通。这与中医"心者，其充在血脉"是一致的。由于血脉不充，从而出现胸痛，甚则胸痛彻背，背痛彻胸。胸闷、心悸、气短，此类症状，多为可逆的、一过性的，短时间发作（几分钟，甚则几秒钟即自行缓解），其发作时常伴恐惧感，含服速效救心丸等可缓解其胸痛。

冠心病症状表现与《素问》《灵枢》中有关心病所述相类似。如《素问·脏气法时论》说："心病者胸中痛，胁支满，胁下痛，膺背肩胛间痛，两臂内痛，虚则胸腹大，胁下与腰相引而痛。"其他还有《素问·痹论》中的心痹、《灵枢·经脉》中的心所主病等，与冠心病的心绞痛、心律失常、心肌梗死等表现接近。《灵枢》说："心胀者，烦心短气，卧不安"，类似于冠心病心力衰竭。

更为具体的是，《金匮要略·胸痹心痛短气脉证并治》说："夫脉当取太过，不及，阳微阴弦，即胸痹而痛。所以然者，责其极虚也。"脉之太过为邪气盛，脉之不及为正气虚。阳微系指心中阳气不足，阴弦为阴血与痰饮寒气相搏结。阳气不足，阴邪乘之。邪之所凑，其气必虚。若正气不虚，则邪气不能停留。因为胸中阳气不足，邪盛郁滞，尤其痰浊内阻于脉，气血流通不畅，甚则血行痹阻，进而气血不能正常运行。正邪相搏，阴邪乘阳位。胸中阳气虚弱，不能胜邪，是胸痹心痛的根本所在。阴寒、痰浊、血瘀等，乘上焦之虚，而发生胸痹。于是才有胸痛、心痛彻背、背痛彻心、吸气不利、短气不足以息、胸闷气塞、不得安卧、胁下逆抢心等症出现。所谓"胸痹缓急"，即心痛有时急剧发作，须臾自行缓解。在治疗上，根据不同证候，张仲景制定了瓜蒌薤白白酒汤等9个方剂，包括温中散寒、活血通络、缓急止痛、益气通阳、行气化饮等法。

寒暑犯心、七情内伤、饮食失节、失眠多梦皆能诱发胸痹心痛发作。其鉴别病证包括胃脘痛、胁痛、胸痛、结胸、胸痞、蛇盘疮、悬饮、肩背痛等。胸痹心痛与此类病证的不同点是，胸痹心痛发病时间短暂，胃痛等诸病证疼痛持续时间较长，至少持续几个小时以上。其他鉴别要点是，胃痛、胁痛之类皆有其独特的病因、病机、病证，与胸痹心痛截然不同。胸痹心痛的疼痛性质有闷痛、挤压痛、灼痛、刺痛、绞痛等差异，但其共同特征是疼痛时间较短，用速效救心丸等舌下含服能迅速缓解；疼痛部位以左胸虚里穴上下左右部位居多，次为或胸痛彻背，背痛彻胸，其左胸痛，或向右胸放散，或上及于牙，或下达于胃，或外达左臂、左手；病机为寒凝心脉，火邪热结，痰浊闭阻，瘀血痹闭，心气虚弱，心血不足，心阳亏虚。治宜通阳祛寒，宣痹通络，清热泻火，化瘀散结，疏畅气机，理脾和血；温化痰饮，或化痰清热，或息风化痰；活血化瘀，通脉止痛，益气养血；养心益气，振奋心阳，滋阴养血，补益心阳，温振阳气。胸痹心痛，多属于寒，用炙川乌、细辛，散寒止痛，此法最为常用。见有胸中闷痛，或有胸闷气短者，用瓜蒌、薤白，治痰浊闭阻，此亦常用。若心中烦热，加用牡丹皮、莲子心，清热散结。此法不多用，但胸中烦热者必用之。胸中气闷，甚则气憋者，重用青皮、枳实，行气散结，此属偶用之法。胸痹心痛，主要是血脉瘀阻，故用丹参、降香、川芎、葛根，通络化瘀之法每必用之。胸阳不足，用黄芪、人参治胸阳之微，益气补虚，凡兼见阳气不足必用之；用寄生，通络养血，以养血于空虚之地，又可养阴，制丹参等药性偏燥。心主神明，心血不足，神失所养，宜用酸枣仁、珍珠母，以镇心安神。

《金匮要略》曰："平人无寒热，短气不足以息者实也"，说明胸痹者，素常无病证发生，即所称"平人"，突然发病，出现短气，不足以息，胸闷气窒，抑头而不抬肩，虽有呼吸不畅，但无外感之邪，所以"无寒热"之症。胸痹为上焦阳虚，阴邪内盛，每有本虚标实，虚实并见之症，但也有胸痹短气，由于痰浊寒气，阻碍气机，属于纯实证。胸痹有短气之证，而支饮的水停心下，也有短气表现，二者是有区别的。胸痹之短气，为阴邪内盛，痹阻胸阳，病在上焦。支饮短气，是饮邪停于心下，阳气不能上达，病在中焦。胸痹之症状及脉象《金匮要略》皆有具体论述。喘息，气逆而上，咳嗽涎沫，前胸后背皆有疼痛，气息而短促。寸口为脉之大会，阳之位。《素问·脉要精微论》说："上竟上，候胸喉中事。上附上，右外以候肺，内以候胸中，左外以候心，内以候膻中。"即谓寸口脉沉而迟，即《内经》所谓"上附上"，沉为在里，迟为虚寒。关上脉小紧数，紧为阴邪，数为阳气，胸中阳气被阴邪阻滞，而不相贯通，因而见喘息、咳唾、胸背痛诸症，称作胸痹，用瓜蒌薤白白酒汤治疗，方中瓜蒌，驱逐凝结于胸中的痰浊；薤白，开通闭阻于胸中的阳气；白酒能通脉散痹，而温阳行气活血，气血环流，胸阳得复，阳气贯通，浊阴自去，无碍于胸廓。心痹因于痰浊，痹阻胸阳者，瓜蒌与薤白必不可少。关于白酒，现在临床中基本很少应用，只用瓜蒌、薤白，疗效依然良好。

瓜蒌薤白白酒汤证与小陷胸汤证不同。瓜蒌薤白白酒汤证是胸痹证，小陷胸汤证是小结胸证，虽皆以瓜蒌为主要药物，均是痰踞阳位，但胸痹证是病在上焦，小结胸证是病在中焦。胸痹证可见喘息，胸闷；小结胸证有心下痞，按之濡症状，而胸痹证或可出现。胸痹证，胸背痛，胸闷气短为自觉症状，疼痛持续时间短暂，仅数分钟；小结胸证，名为结胸，也属于结胸之一种，但无胸背疼痛、胸闷气短。胸痹较结胸为重。小结胸证的病机为痰邪与热邪相搏结，结于心下，而成结胸之证。胸痹证因胸阳虚极，浊阴寒气血瘀闭阻于胸阳，而致胸痹证。闭者宜开，结者宜散，虽然皆用行气逐痰的瓜蒌，而小陷胸汤佐以黄连、半夏泄热逐痰开结，瓜蒌薤白白酒汤佐以薤白、白酒通阳化痰除痹。

胸背痛，短气，心痛，牵及后背痛，这是胸痹心痛最常见的症状。此心痛不是《灵枢·厥病》所说的"真心痛"。胸痹心痛是胸中阳气不足，浊阴内阻之证。而《灵枢·厥病》说："真心痛，手足清至节，心痛甚，旦发夕死，夕发旦死。"真心痛为阴寒直犯于心，是死证，而且发病迅速，无药可救，属于不可逆转证候，大体相当于现代医学的急性心肌梗死。胸痹心痛的胸背痛特征是心前区痛，为时短暂，并可向背部放散，亦可向上，或向下放散，可达左前臂、左手小指，大体相当于现代医学的心绞痛。胸背痛伴不得卧者，是由于痰饮壅塞胸中，气逆于上所致。若卧则气逆加重，因而出现不得卧。治疗大法是开结胸阳，化痰降逆，方用瓜蒌薤白半夏汤，即瓜蒌薤白白酒汤中加半夏。临床通常加白果仁、厚朴以助降逆化痰。

胸痹不得卧，与支饮之咳逆依息不得卧、肺痈之喘不得卧三者各异。证为胸痹者，有胸背痛之证；支饮证但有胸满，咳嗽喘促，而无胸背痛证；肺痈虽有胸痛，咳吐脓血，自与胸痹不同。胸痹是胸中阳气虚，浊阴乘之，致气逆而为痹，治用瓜蒌薤白半夏汤为主；支饮是由于水邪犯肺，内饮外寒，而又兼外邪所致，治用小青龙汤；肺痈气喘，不得卧，可咳吐脓血，治用千金苇茎汤。

胸痹的胸背痛，病势由上向下扩展，即胸痛，胸闷，向两胁及胃脘放散。出现胸背痛，胸部满闷，心中痞，胁下胀闷，上冲于心证候。气血郁积，滞留不去，结于胸间，浊气壅逆于胸中，而导致心中痞，胸满，胁下逆抢心。气壅不降，其证甚急，治宜通阳开结，泄满降逆，速解其痞结之气。而此类证候，首先辨析虚实，由于邪气搏结，痹塞心胸，治宜开泄，用枳实泄其胸中之逆气；用厚朴降其胸胁之郁气；用桂枝通心阳；合以瓜蒌、薤白开结宣气，病邪自去。

若虚者，是由于阳气虚极，阴气凑之，治疗不宜用开泄之剂，而应以人参汤补虚除邪，使阳气得复，而阴邪自祛。临床虽有心中痞、胸满之症，毕竟阴邪结聚于里，不宜补益太过。枳实薤白桂枝汤、人参汤二方一祛邪，一补虚，祛邪之实，邪祛则正安；补阳之虚，阳复则阴散。证候虚实，依其病程之久暂与正气之强弱等而决定。胸痹心痛，若脉弦硬有力，人参、黄芪投之应慎重，且以逐邪为主，邪祛正自安。若邪祛正衰者，人参、黄芪之类自宜用之。若胸痹心痛，脉无力者，人参、黄芪之属当及时用。

只有胸中痞闷，时而自觉气塞不舒，呼吸不利，短气，甚至胸中闷窒，而无胸痛的病证，当是水与气相搏，壅于上焦所致，以茯苓杏仁甘草汤治之。用茯苓化气行水；用杏仁降气逐饮；用甘草益气和中，合而使气降饮化，则喘息、气塞、短气自可解除。茯苓杏仁甘草汤，气味甘淡平和，适用于无寒邪、血瘀之虚弱。若系寒邪搏于内饮，充塞于胸阳，气道闭塞，而成胸痹，选取橘枳姜汤。橘皮，芳香顺气；枳实，味苦降逆，从而治疗胸中窒塞，消除无痛之胸痹；气逆于胸膈，不行于四肢，用生姜以通阳。由橘皮、枳实、生姜三药组合成橘枳姜汤。由茯苓、杏仁、甘草三药相合为茯苓杏仁甘草汤。此二方皆为胸中气塞，短气之胸痹的主方，当根据临床审证择用。橘枳姜汤，治胸痹之壅，已如上述。去枳实，减橘皮四分之三，则为橘皮汤，治胸膈之壅。以半夏易橘皮，倍生姜汁，则为生姜半夏汤，治胸中之寒气壅滞，如半夏多于生姜，则为小半夏汤。对于无痛之胸痹，通常用上述师传方加瓜蒌、薤白、砂仁、檀香为宜，此方用于治疗胸痹喘促为佳。

"胸痹缓急者，薏苡附子散主之。""缓急"二字，系指其病发作之急，得以缓解之义。胸痹时发时止，发作胸痛急剧，服用薏苡附子散，能使胸痹急剧之势得以缓解。此证发作急剧之势，《素问·调经论》说："厥气逆上，寒气积于胸中而不泻，不泻则温气去。寒独留，则血凝泣，凝则脉不通，其脉盛大以涩，故中寒。"因于寒，血凝脉不通，不通之脉上段血积而脉大涩，下段可致血少或不通，不通则痛，此痛为寒所致。大体由于胸中阳气虚，寒气乘虚，上冲胸膈，寒主收引，所以拘急作痛。胸痹缓急，即胸痹之急，经治而缓解。胸痹彻背，或胸背疼痛，证属寒邪痹阻胸阳，挛急作痛，肢厥汗出，主以薏苡附子散，薏苡仁有缓解筋脉拘急之功，附子有散寒止痛逐痹之能，合而有缓急止痛之效。本方为散剂，痛势急迫，散有分散之义，分解其势急，消散其迫痛。心痛发作相对频繁，且较重者，每以上述师传方加炙川乌、细辛、郁金之属。附子与川乌，虽属同类，附子偏于守而不走，川乌偏于走而不守，为求速效，故用炙川乌以缓其急，效果更佳。

心痛彻背，背痛彻心，《金匮要略》用乌头赤丸治疗。心痛彻背，是疼痛发于心胸，而向背部放散。背痛彻心，疼痛从背部发生，由背而向胸前心位放散。邪感受于心，外达放于背部心俞，于是出现心痛彻背。邪从背部心俞，走向于内之心胸部位，于是出现背痛彻心。内外之气相引，心痛彻背，背痛彻心。所谓寒气客于背俞之脉，从其俞流注于心，故相引而痛。脏为俞气之根，俞为脏气之注，用附子、乌头，温脏之寒，即能外及，而解背俞之痛。治背俞之痛，亦能内及心胸之邪。用蜀椒、干姜、赤石脂，以除沉寒痼冷。胸痹心痛彻背，是背间无邪，无背痛彻心之候。但用瓜蒌实开胸痹，薤白能通阳，白酒散痹，半夏涤饮和胃，背痛彻心，心痛彻背，心背两侧俱病，宜用乌头赤丸。寒气所致者，重用炙川乌；血瘀者，重用丹参、赤芍、桃仁。《金匮要略》乌头赤丸有赤石脂，此药有收涩之效，对心血不足，胸阳不畅，不如用细辛、郁金，行散止痛为好。所以临床对于此病，较少用赤石脂。至于蜀椒、干姜，均为中焦脾胃之药，故极少用。

桂枝甘草汤见于《伤寒论》。原文是"发汗过多，其人又手自冒心，心下悸欲得按者，桂枝甘草汤主之。""冒"字，有人作"覆"字解。又手自冒心，即用手自覆其心之意。悸，是心动。悸，也有动气之意。桂枝甘草汤，原方是：桂枝四两去皮，甘草二两炙。上二味以水三升，煮取一升，去滓，顿服。此方是一次顿服方，桂枝味辛，甘草味甘，合而辛甘化阳。《伤寒来苏集》说："此补心之峻剂也。发汗过多，则心液虚，心气馁，故心下悸，叉手自冒心，则外有所冲，得按，则内有所依。如此不堪之状，望之而知，其虚矣。桂枝本荣分药，得甘草，则内补荣气，养血从甘也。"此方以桂枝为君，只用甘草为佐，合而补心之阳，则汗出多者，不至于亡阳。此方是桂枝汤去生姜、大枣、芍药，减去生姜的辛散，大枣的泥滞，不是阳虚心悸之所宜，并且不用芍药，不欲芍药的苦泄。桂枝、甘草，甘温相得，适于心阳虚之心悸，与心中悸而烦、心下有水气而悸者绝然不同。心中悸而烦是中阳不足；心下有水气而悸，是水停胃中而致。胸痹伴有心阳不足者，用桂枝甘草汤，心阳得复尤为明显。临床于手足不温，畏寒喜热，心悸常发者，选取此方温补心阳，最为相宜。胸痹心痛偏于心阳虚者，每以此方加入，以温复心阳，取效尤快。

第十九章 心 悸

一、心悸怔忡——自拟稳心汤

药物 黄芪、生晒参、丹参、降香、甘松、苦参、重楼、功劳叶、寄生、石菖蒲、珍珠母、酸枣仁。兼不寐者，加夜交藤、柏子仁、远志、茯神、龙齿。兼胸闷胸痛者，加郁金、薤白、瓜蒌。

效验 2015 年夏初，董某，女，年近五旬。2 个月前自己发现左乳房有结块，无痛质硬，去专科医院诊治，当时收住院，临床诊断为"乳癌"，做病理及外科手术治疗，但发现多发性心律失常，作 24 小时动态心电监测，心律失常共计 33 000 多次，其中室性期前收缩 30 000 多次，房性期前收缩较少，为多源性心律失常。专科医生要求必须使心律接近正常，否则既不能作病理，也不能做外科手术治疗，于是又去某院心内科，用药 2 周，复查结果：仍然 24 小时心律失常 33 000 多次，不得已求治于中医。患者面色不华，夜寐不安，心悸，胸闷，气短，舌苔薄白，脉沉代而促。遂用本方，连服 1 周，每日 1 剂，取药汁 400ml，分早晚 2 次饭后半时温服。病情大减，自觉体力恢复，又服前药 1 周，24 小时动态心电监测复查心律失常仅 300 次，患者十分高兴，转而寻求肿瘤治疗。

编按 心悸，是心中跳动不安，即古人所说的"筑筑然动，惕惕然不自安"。其有虚实之分，心虚血少则悸，肝胆痰火上逆亦悸。张仲景对于"悸"做了较为详尽的论述。"悸"包括心中悸、心下悸和脐下悸。心中悸有虚劳，心营不足而致悸或发汗过多，津液耗损而致悸，用小建中汤治疗。如《伤寒论》曰："伤寒二三日，心中悸而烦者，小建中汤主之。"大致是阳气虚则心悸，阴气虚则心烦。悸而烦者，阴阳两虚，正气不足，外邪欲入内，不可攻其邪，宜用小建中汤，是用其治疗虚悸。心下悸，又手冒心，欲得按者，是因发汗过多，而耗损心阳，为心阳虚之悸，用桂枝甘草汤治疗。发汗后，其人脐下悸，欲作奔豚之象，因发汗而心之液外泄，肾邪欲上凌于心，用茯苓桂枝甘草大枣汤治疗，方中除用桂枝、甘草外，还以茯苓渗水以伐肾邪，大枣甘平以缓急，平其欲冲之气。心下悸，由于水停心下者，用茯苓甘草汤。厥而心下悸，为寒邪中于阴分，水邪聚于心下，宜茯苓甘草汤，先治其水，水去后，再治其厥，否则水渍入胃，而作下利。肾阳虚损于外，肾水凌心，出现四肢厥冷，身体瞤动，心悸不宁。心属火，肾水乘之，肾阳不足，虚阳上浮，水邪因而得以上侵，用真武汤，降虚火，利水邪，镇浊逆。这是治疗少阴阳虚，肾气凌心，心下悸大法。太阳病发汗，汗出不解，其人仍发热，心下悸，头眩，身瞤动，振振欲擗地者，用真武汤治疗，此为发汗太过，心阳被伤，肾水上犯之证。卒恶吐，心下痞，膈间有水气，眩悸者，主以小半夏汤加茯苓汤。瘦人脐下悸，吐涎沫而颠眩，用五苓散治疗。理中汤证加减法中，若出现悸动不安，用理中汤加茯苓治疗。小柴胡汤证加减法中，若出现心下悸，小便不利，去黄芩加茯苓治疗。此二方加减法中，之所以用茯苓，是因其心悸之由为停饮而成，又用半夏涤饮。若少阴病四逆，其人或悸，主以四逆散，为阳虚之悸，故加桂枝。虚劳之心悸，可见小有劳，心悸气喘，为气血不足而致心悸，休息则气血运行趋于平稳，故而心悸减缓；而水饮所致心悸，稍一活动便心悸喘促，休息亦无明显缓解。水气冲之心悸，应参考上述。热邪壅膈而心烦，可用栀子豉汤。若脉结代，多为邪气阻碍，涩滞脉道，而致营卫运行不利。脉失常度，阴阳并竭，此种心动悸，同时有精神不振、心神震惊。邪气深入，阴液枯涸，应以炙甘草汤（即复脉汤）治疗，阴阳并调之。结脉与代脉，都属于阴脉，所以用一方即可。伤寒若是阳症而见阴脉，多为危险征兆，不得已，而用炙甘草汤治疗，以恢复其营血通畅，令无所避的脉道。

病后阴伤营弱，血少不能养心，心气大虚，虚火上扰，出现怔忡惊悸。治以养阴营，补心气，安神，止悸法。方用天王补心丹加减。有所惊恐，心神不宁，夜不得卧，此属惊则气乱，扰动肝火上逆，可用朱砂安神丸加减。其人心气素虚，内有伏痰，肝胆木火，乘虚凌心，出现怔忡心悸。宜清心涤痰降火之剂，方用温胆汤加减。若小儿因受惊吓，夜寐不安，睡眠露睛，不欲饮食，可用抱龙丸，化痰镇惊。

惊悸、怔忡、健忘三者的原因皆是心血不足，血不养心。因惊而致，心中突然震动不宁，此为惊悸。惊悸也见有心中跳动，同时又突然触受惊吓，如鱼刚刚离水，惕然跳跃时发时止。瘦人惊悸，常为血少。肥人惊悸，常是痰湿。怔忡，心中跳动不安，伴有惕惕然，如将被人抓捕的感觉。健忘，为陡然忘其事，尽心竭力，思忖不来，做事有始无终。言谈不知首尾，也是健忘。治法：血少者，先养心血，或滋补肝肾；痰湿者，当化痰除湿，并调其脾胃。无论血少，还是痰湿，皆当心中安逸，避免忧虑，并远离精神刺激，则心悸自安。朱丹溪说：病自惊而得者，则神出其舍，舍液则痰成也。血气入舍，则痰拒其神，不得归焉。黄帝曰：胃足阳明之脉，恶人与火，闻木音则惕然而惊，闻钟鼓而不为动。何也？岐伯曰：阳明者胃也，胃者土也，故闻木音而惊，土畏木也。又痰饮惊悸，属脾土，凡火病，吐血盗汗后，多见此症。此外，尚有心悸，汗出，火升，面赤，肢冷，心若悬悸，由于阴虚阳越，宜用玄参、龟板、生龙骨、生牡蛎、麦冬、天冬、茯神、五味子、白芍、酸枣仁等味。

惊悸多为虚证，脉亦多见虚弱无力。《素问·金匮真言论》说："肝病多发惊骇。"《素问·大奇论》也说："肝脉骛暴，有所惊骇。"心为阳中之阳，心以阳而合阴，以静摄动，骤有所惊，阳缩入阴，动摄于静，不能自振。于是肝火起，而相助于心，可是阳气错行，气遂逆乱。古人治惊，责之于肝胆。因惊而悸，称之"惊悸"。《伤寒论》曰："太阳伤寒加温针必惊""伤寒脉医以火迫劫之，亡阳必惊狂"。这种惊多由误用火法，治疗不当，以致不必暴发。闻惊骇本能发出，心中骤然紧张御防，于是出现心无所依，神无所归，虑无所定。心主神明，心之官则思，皆是心阳之活动而为。受惊之后，以致心神犹豫不定，心内空虚，烦乱无绪。此症状是阳不守舍。唯其阳虽动，而其阴不逆，安其阳，而使之归阴。与因发汗后之亡阳，宜止阴之逆，以安阳气者不同，发汗则先劫其阴，后动其阳，所以可用桂枝去芍药加蜀漆龙骨牡蛎救逆汤，或可用真武汤，或可用四逆汤。惊，由于用火致病，已如前述。投用此方，治疗受惊之证，大法如此，细加研究，治惊之法，当求其本，可用补益心胆，重镇安神之法。惊为火邪，多为气结不行，当治以疏利肝胆，行气散结。悸常见于心血虚弱，或吐血、衄血后血虚，气血耗伤，每由于火伤血络，而胸满瘀血每由于血结于胸中。凡失血后而悸者，必先虑其虚。治疗惊与悸，由于彼此原因大致相同，在治惊时尚有言外之意。是说凡治血，先注意火邪逆上（如吐血、衄血，有由于肾肝阴虚火旺，有由于肺胃之火上逆；便血、溺血，有由于下焦湿热，有由于下焦火盛）。因于寒邪凝滞，导致血证，临床少见。桂枝去芍药加蜀漆龙骨牡蛎救逆汤所治惊悸，是阴阳两伤，所以阴阳均宜顾及，镇摄而不凝滞，药重镇而驱于平和。悸之因与治法论述，散见于《伤寒论》《金匮要略》，如水气凌心，以致心气耗损，而心下悸者，可用茯苓桂枝白术甘草汤加减。因于惊吓而惊悸者，用仁熟散加减（茯神、菊花、人参、枳壳、熟地黄、柏子仁、酸枣仁、山茱萸等）。因于失血而心悸者，可用人参养荣汤或归脾汤加减。

脉有止歇者，可见于结、促、代、散、涩等脉象。结脉往来缓，时一止复来，促脉往来数，时一止复来。代脉动而中止，不能自还，因而复动，脉至还入，良久方来。涩脉细而迟短，短而且散，一止复来，参伍不调。《濒湖脉学》说："结脉缓而时一止，独阴偏盛欲亡阳，浮为气滞沉为积，汗下分明在主张"。主病：结脉主血凝气滞，老痰结滞内积，外则痈肿疝；又主阴盛之病。秦越人说：结甚为积甚，结微则积微。浮结外有痛积，伏结内有积聚。代脉是一脏气衰，而他脏气代之而至。《内经》曰："代则气衰。"《诊家枢要》说："若无他病，羸瘦脉代者，危脉也。有病而气血乍损，气不能续者，只为病脉。伤寒心悸脉代者，复脉汤主之……代之生死，不可不辨。"《濒湖脉学》说："数而一止名曰促，缓止须将结脉呼，止不能回方是代，结生代死自殊途""促结之止无常数，或二动三动，上止即来，代脉之止有常数，必依数而止，还入尺中，良久方来也"。主病："代脉先因脏气衰，腹痛下利下元亏，或为吐泻中焦病，女子怀胎三月兮"。《脉经》说："代散者死，主泄及脓血。"促脉：如蹶之趋，疾徐不常。数止为促，缓止为结，何独寸口哉？《濒湖脉学》说："促脉数而时一止，此为阳极欲亡阴，三焦郁火炎炎盛，进必无生退可生。"主病："促脉惟将火病医，其因有五细推之，时时喘咳皆痰积，或发狂斑与毒疽。"促为阳盛之病。促结之因，有气、血、痰、食、饮五者之别，一有留滞，于脉则见止歇。涩脉：涩为阳气有余，气盛血少，故脉塞滞，而肺脉宜之。细而迟短往来难，短且散，一止复来，参伍不调，如轻刀刮竹，如雨沾沙，如病蚕食叶。细短迟散，时一止曰涩，极细而软，重按若绝早微。浮而柔细曰濡，沉而柔细曰弱。主病：涩主血少，或伤精反胃，亡叟多汗，雨淋寒湿入营为血痹，妇人非孕即无经，寸涩心伤胸痛，关则胃虚胁胀，尺为精血俱伤，肠结溲淋，或为下血。涩主血少伤精之病，女人有孕为胎病，无孕为败血。散脉：大而散，有表无里，涣漫不收，无统计，无拘束，至数不齐，或多来少去，或去多来少，如杨花散漫之象。《濒湖脉学》说：散似杨花散漫不飞，去来无定至难齐，产为生兆胎为堕，久病逢之不必医。戴元礼说：心脉浮大而散，肺脉短涩而散，平脉也。心脉软散怔忡，肺脉软散汗出，肝脉软散溢饮，脾脉软散胕肿，病脉也。若肾脉软散，诸病脉代散，死脉也。《难经》说：散脉独见则危，柳氏曰：散为气血俱虚，根本脱离之脉，产妇得之生，孕妇得之堕。《濒湖脉学》说：散脉无拘散漫然，濡来浮细水中棉，浮大而散为虚脉，芤脉中空有两边。主病：左寸怔忡右寸汗，溢饮左关应软散，右关软散胕浮肿，散居两尺魂应断。临床见脉止歇，主要是脉道不畅。脉为血之府，血府内有郁滞，如痰结、血结、气滞。府外有食积、寒凝均易导致脉道郁阻，出现止歇之象，治以疏通脉道、化瘀、化痰、通络、散结、行气，酌选药物如苦参、甘松、寄生、重楼、石菖蒲、龙齿、郁金之类。

二、心肾不交证——天王补心丸加减

药物　柏子仁、五味子、当归、茯苓、生地黄、丹参、党参、麦冬、远志、酸枣仁、石菖蒲、黄精、珍珠母。

效验　2008 年，徐某，女，三十余岁。患者夜寐欠佳，入睡困难，健忘神疲，心悸心烦，腰酸膝软，五心烦热，舌尖红，舌苔薄，脉沉细数。证为心肾不交，阴虚火旺。用上方连服 1 周，每日 1 剂，水煎 2 次，共取药汁 300ml，分 2 次早饭前、晚饭后温服。1 周后症状明显好转。又服 1 周，服法同前，药后诸症悉退。

编按　天王补心丹，治心血不足，神志不宁，津液枯竭，健忘、大便不利、口舌生疮等症。心者主火，心又主神明。火邪盛则神明困。心藏神，精神不振，当养其心。养心者，必清其火，而神始安，故用生地黄为君，取其下达足少阴以滋水，肾水盛，可以伏火。本方非补心之阳，而是补心之阴。水果核有仁，犹如心有神，清气当属柏子仁，补血当属酸枣仁，以存其神。党参、茯苓能够补益心气。五味子可以收敛心气。麦冬能够清气分之火，心气和而神自归。当归可以补心血，丹参可以生心血，血充足则心得养。玄参能够清血中之伏火，阴火去则神自清。更加桔梗为舟楫，使诸药以达上焦。远志为向导，引诸药直入心中，而安神明。以此养生，则百体从令，健忘、怔忡、津液干涸、舌上生疮、大便不利诸症，自可消退。玄参能润肠通便，桔梗可载药上升，非心肾不交所宜，故去之。《景岳全书》说："不寐证，虽有不一，然惟'邪正'二字，则尽之矣。盖本乎阴，神其主也。神安则寐，神不安则不寐。其所以不安者，一由邪气之扰，一由营气之不足耳。有邪者，多实证。无邪者，多虚证。凡如伤寒，伤风，疟疾，水肿，不寐者，此皆外邪深入之扰也。如痰，如火，如寒气，水气，如饮食，忿怒之不寐者，此内邪滞逆之扰也。舍此之外，则凡思虑，劳倦，惊恐，忧疑及别无所累，而常多不寐者，总属真阴精血之不足，阴阳不交，而神有不安其室耳。知此二者，则知所以治此矣。"张景岳对不寐的分类简明扼要，而且实用，人们也常依此而指导临床。张氏又说："无邪而不寐者，必营气之不足也。营主血，血虚，则无以养心。心虚，则神不守舍。故或为惊惕，或为恐畏。或若有所系恋，或无因而偏多妄思，以致终夜不寐，及忽寐忽醒，而为神魂不安等证。宜以养神，养气为主治。"此类不寐临床多见，以天王补心丸加减治疗，主要针对于此。张氏还说："有邪恶而不寐者，去其邪，而神自安也。故凡治风寒之邪，必宜如诸柴胡饮，及麻黄、桂枝、紫苏、干葛之类是也。火热之邪，必宜凉，如竹叶石膏汤，及芩、连、栀、柏之属。痰饮之邪，宜化痰，如温胆汤。"此类不寐，属于痰者，每每可遇。而天王补心，丹中柏子仁养心，不宜投用，应清心火，清肝胆，解表邪，辨证施治。温胆汤对于因痰不寐，临床亦属常见，用之得当，确有疗效。

《金匮要略》说："虚劳，虚烦，不得眠，酸枣仁汤主之。"虚烦，无形之邪为虚，有时心中烦乱为虚烦，烦后自止。酸枣仁汤主要治疗肝虚内热，扰及神明而不得眠睡。心中烦，多为心气自乱，心中不得静谧。虚劳，虚烦，不得眠，是为心病。心属火，而藏神。肝属木。肝为心之母，子病及母，肝阴不足，魂不守舍，心阴不足，心神不宁，所以虚烦不得眠。宜补虚安神。酸枣仁可养心补虚安神，能助阴气，补中益肝，故为此方君药。知母能滋肾降火，乙癸同源，补肾水以滋养肝阴不足，阴虚而烦可解，用茯苓养心，安神，用为臣药。川芎入厥阴肝经，为血中气药，能活血行气，肝血舒畅，卧则血归于肝，寤则血归诸经，可作辅佐之用。甘草补益五脏，调和诸药，为方中之使。用此方重在肝虚内热，虚烦不寐，投之得当，取效较快。凡肝阴不足病证，并有虚烦不得眠，用此方效果良好。

不寐调养宜注重心脾肝肾，临床多见心肾不交、心脾血虚、肝病及心等。养心安神、补脾养血、调肝补肾等法，根据辨证可灵活选用。除药物治疗外，当需心理调养，保持心情愉悦，远离七情六淫，"心病，还须心里医"，心理疏导是十分重要的。不寐，多由七情太过而导致，解除心理负担，方能令病情痊愈。

不寐之证常有烦躁。躁是身体扰动，有形可见，人们易于明了。烦是心中烦乱，外无表象，唯患者自己知道。烦属于内，干于情志，而疾病相对较轻。躁形见于外，而疾病相对较重。烦为阳，而出于心，躁属阴，而出于肾。邪火内扰则烦，心中愦愦无奈，懊侬难过，欲吐不吐，欲眠不得眠，心烦意乱，不能自主，患者自知其苦，外无形象可见。火热从肺卫而传心包，邪在上焦清虚之部，故烦乱不安。左寸主心脉位，邪盛则躁动。舌燥尖红，为邪火伏于膈间，逼近心包，而津液受灼，用栀子豉汤，以除膈间之邪，加味以清心火之莲子心、牡丹皮等，此治火邪伏于膈中，火逼心而烦之法。汗后正虚，邪火伏留，故心虚烦，用竹叶石膏汤，养正生津。而邪化热，兼有痰者，用温胆汤涤痰化邪，此治汗后正虚，邪伏而烦之法。病后心气虚弱，痰热留伏胆经，故虚烦不得眠，治以养正清心，宣泄肝胆。有表证不得汗而烦者，取汗出即愈。若不得汗，心中烦闷不安，恐有邪火内郁，须细察之。表有邪而不得汗，气郁而烦，汗则气通，邪达而烦愈。如发汗而不得汗，心中烦闷，转增剧者。此邪伏不宣，欲发痧疹之兆。

阴火上浮则躁，其症忽起忽卧，一刻不安，扬手掷足，去衣揭被，躁扰不宁，烦乱如狂，此等形症旁人皆可见到，不似心烦那样不外显露。此阴寒极盛，阳不附阴，浮越于上，阴火外现，真元欲脱的征兆，病在少阴，因此躁属于肾。此是阴盛格阳，阳浮欲散，古人每用四逆汤、理中汤等方，以回阳固元，这是治疗阴盛格阳，虚阳外越的主要大法。发躁是肾水亏，阴火旺的表现，水不得制火，而躁动不安，治以壮水制火。胆火内郁，烦而不躁，懊憹不眠，此为阳经热邪，而不是虚寒证，可用温胆汤加减。若大便不秘，其邪热居于膈间，未完全入于胃府，宜清上中二焦无形之热，可用栀子豉汤加减，邪热清，烦自止。此治阳经热邪，但烦不躁之正法。太阳风寒袭表，无汗，阳热内扰，而烦躁，阳邪偏盛，大青龙汤中麻黄、桂枝发汗以解表邪，用石膏清热以除烦躁。若少阴病，上吐下利，手足厥冷，而烦躁，这是阴虚阳浮，相互离绝，欲亡于外，用茯苓四逆汤，干姜、附子以回阳救逆，人参、茯苓以益气滋阴。下之后，复发汗，汗出，里阳将脱，因而烦躁。昼不得眠，阳虚而邪踞。夜而安静，阴不虚。单独以干姜、附子二味以急回其阳。烦躁有阳经、阴经之区别，有虚实表里之不同。治疗前须加仔细辨证。躁属于阴，阴躁而不烦，同时伴有三阴见症，是纯阴无阳之候，不用大剂温中散寒，回阳救逆难以奏效。阳经热复，邪去自安，邪通自安，方有生机。若于三阴经病变出现阴竭，阳气散脱之象，张仲景认为，此死证居多。肝昏迷早期，见有躁动不安，而无心烦，预后不佳。

三、心气不足证——自拟方

药物　黄芪、党参、茯苓、白术、茯神、柏子仁、酸枣仁、炙远志、夜交藤、龙齿。

效验　2003年春，刘某，女，50岁。因心悸、胸闷等症住某院，经多方检查诊断为"心脏神经症"，建议找中医治疗。当时主症为心悸，胸闷，气短，夜不安寐，身倦，乏力，每日发作多次，且常因恚怒而加重。发作时含速效救心丸可缓解。舌苔薄白，脉沉弦无力。证为心血不足，神失所养而致，用本方加丹参、降香、瓜蒌、薤白、青皮。7剂，每日1剂，水煎2次，共取药汁400ml，去滓，分2次早晚饭后半小时温服。7剂后，病情明显好转，尤以心悸和失眠为著，又投7剂，诸症悉退，病情痊愈。

编按　《素问·解精微论》说："夫心者，五脏之精专也。目者，其窍也。华色者，其荣也。是以人有德也，则气和于目，有亡，忧知于色，是以悲哀则泣下。"心是神明之府，可以支配各脏之精。心神内守，明鉴于外，通过眼目状态能了解心神活动。从这一点说明眼目是心之窗口，目为心之窍。《素问·六节藏象论》曾说："心者生之本，神之变也，其华在面，其充在血脉。"两条相互补充，面部表情也由心控制，通过面部表情变化可知心神情志动态。可知古人对于心神生理与面部表情的相互关系有准确而明了的判断。"德"，王冰解释为"德者，道之用，人之生也"，有如今"道德"的含义。另外杨上善的《黄帝内经太素》将"德"改为"得"，即人的得失从眼目与面部的变化能够知晓。至于眼泪，通过面部表情可知是由悲哀而生还是由喜乐而出。总之，人的心理变化通过眼神和面部表情能够清楚了解。这也是中医望诊之一。

《金匮要略·妇人杂病脉证并治》说："妇人脏躁，喜悲伤欲哭，象如神灵所作，数欠伸，甘麦大枣汤主之。"妇人包括室女、妇女、经断前后女人，尤以后者居多。脏躁是说一脏或几脏阴血、津液不足，主要是心与肺二脏，肺阴虚，则悲伤欲哭；心血虚，则神乱，而如有神灵所作，神志无主，不能自持。数欠伸，为打哈欠、伸懒腰频繁。欠，即打哈欠。虽有数欠，有睡意，但不能入寐，这里有暗示失眠之义。伸，即伸懒腰。善"数欠伸"见于肾精虚，也见于胃阴不足。总由内脏阴液不足，而出现脏躁，表现为悲伤欲哭，情志失常，体倦神疲，数欠伸。主以甘麦大枣汤。脾为五脏之母，人以胃气为本，方中甘草补脾养胃，补气缓急。小麦健脾和胃，舒肝解郁，又可养心气，安心神。大枣安中养脾，坚志强力，除烦生津。此方是益气生津，治疗脏躁之良方。打哈欠一证属于疾病者极少，大多数为生理性自然表现。《灵枢·口问》说："卫气昼日行于阳，夜半则行于阴，阴者主夜，夜者卧，阳者主上，阴者主下，阴气积于下，阳气未尽，阳引而上，阴引而下，阴阳相引，故数欠。阳气尽，阴气盛，则目瞑，阴气尽而阳气盛，则寤矣。"文中说明阳欲引而上，阴欲引而下，阴阳相引交争，所以数欠。最后结局，若阴气胜，则目瞑入睡；若阳气胜，则睡意消退，而清醒。此种阴阳进退，亦是生理变化。《灵枢》提出泻足少阴、补足太阳法治疗。脏躁不只妇人患有，男子亦可见，按甘麦大枣汤之义制上自拟方，一以益气，一以安神，用之得当，收效亦很明显。

因虚而致心内烦热，亦属虚烦。虚烦，无恶寒，头不痛，与伤寒不同。心虽烦热，不宜用苦寒药攻其热；若用，其热未必尽去，而且正气可伤，甚则变证蜂起。如劳役虚烦，身热头痛，气口脉大，是为劳倦内伤，当用补中益气汤加减，以甘温之品补其中气，升其阳气，其热自止。此即甘温除大热，热退虚烦自止。若兼肾阴不足，内生虚热者，补中益气汤中酌加滋养肾阴之品，如黄柏、知母之属，其热可退。如劳役虚烦，身热骨痛，腿膝酸软，或兼自汗，舌润不渴者，可用归芪建中汤，酌加川续断、寄生、杜仲、煅龙骨、煅牡蛎。热甚者，可酌加生地黄、黄连、淡竹叶、莲子心、牡丹皮等药。兼痰者，加天竺黄、川贝母、麦冬之类。如心气虚而躁烦，心神不宁，夜不能寐，或有谵妄状态者，可用本方酌加清心之品。如莲子心、羚羊角、石菖蒲、黄连、钩藤之类，或加重镇安神之药，如珍珠母、生龙骨、生牡蛎、玳瑁等，以镇心安神。虚甚者，加人参。虚烦，体倦乏力，神志疲惫，心气不足者，可用自拟方加减。

四、心火亢盛证——朱砂安神丸加减

药物 生地黄、黄连、当归、莲子心、牡丹皮、夜交藤、龙齿、酸枣仁、柏子仁、远志、珍珠母、石菖蒲、灯心草、竹叶。

效验 2015 年，齐某，女，年六旬。因家事而心悸体倦，夜不能寐，胸中烦闷，躁动不安，口舌生疮，口干咽燥，小便深黄、短少，视诊见舌苔薄黄，脉沉数。此为情志所伤，心火亢盛，热扰神明，心神不宁。投本方 7 剂，每日 1 剂，水煎 2 次，取药汁 300ml，去滓，分 2 次早晚饭后半小时温服。

编按 朱砂安神丸，治疗心火偏盛，心神昏乱，惊悸，怔忡，夜寐不安，昼日烦躁等症。《素问·六节藏象论》说："心者，生之本，神之变也。"心主人体精神活动。神气舍心，精神内守。《灵枢·本神》说："是故怵惕思虑者，则伤神，神伤则恐惧流淫而不止。因悲哀动中者，竭绝而失生。喜乐者，神惮散而不藏。愁忧者，气闭塞而下行。盛怒者，迷惑而不治。恐惧者，神荡惮而不收。"情志所伤者，心失所主，或神志涣散，或忧思不解，或不能自制等不同表现皆由心所主，心为君主之官，心主不明，各脏腑功能均可受到不同影响。过度疲劳，则神志倦怠，所以昼夜寐寤颠倒，淫邪发梦，轻则惊悸，重则妄行癫狂。朱砂安神丸方中，朱砂，《神农本草经》说："味甘微寒，主身体五脏百病。养精神，安魂魄，益气明目"，色赤通心，重能镇怯，寒能胜热，甘以生津，抑阴火之浮游，以养上焦之元气，为安神第一品。然而朱砂含汞，为有大毒药物，不可多服、久服。因心中有热，配黄连之苦寒，泻心中烦热。更佐甘草之甘，以助泻热。心主血，用当归之甘温，养血归心。更佐生地黄之寒，以补血清心，心血足，心热解，而精神自壮，魂魄自宁。

《金匮要略》《伤寒论》中的栀子豉汤，治疗虚烦，心中懊憹，不得眠。此证为外感风寒，由于发汗、吐下后，邪气结聚，正气已伤，所以称之"虚烦"。发汗、吐下后，阳邪乘虚入内，干于胸膈，用栀子豉汤，清胸膈虚热，而使阳邪外达。此属于外邪所致。酸枣仁汤所治之虚烦，不得眠，为虚劳证，属于阴虚内热所致。由于肝阴不足，母病及子，挟热扰及心神，是为以肝阴虚为主的虚劳证。二者虽然皆是虚烦，病机相差甚远。黄连阿胶汤证，其治为心中烦，不得卧，与虚烦，不得眠有本质不同。况外感与虚劳，绝不可相混。黄连阿胶汤是少阴病二三日以上，其病发作不久，心阴不足，虚火偏胜，故用黄连，以泻心火，用阿胶、鸡子黄，生血、养阴、安神。若少阴病下利咳而呕渴，同时出现心烦，不得眠，为水热互结，干于上、中、下三焦。干于上焦则见咳，心烦，不得眠；干于中焦则呕与渴；干于下焦则水结不行，小便不利。当用猪苓汤，此方以二苓交通心肾，阿胶养阴补虚，泽泻行水散结，滑石引火下行，以达水升火降，热退结散，诸症自解。黄连阿胶汤与猪苓汤，皆有不得眠与内烦，但二者之烦，不是虚烦。此外，胃津液不足，临床表现为胃中干而不和，胃不和则卧不安，因而可见心中烦，不得眠。若欲饮水者，可少少与饮之，令胃气和则愈。阳明热结在里，扰及神明，而出现心烦，卧起不安，当用承气汤治疗。若少阴病，肾中真阳扰乱，顷刻竭散，出现烦躁，不得卧寐者，属于病危之象。病后，余热未尽，扰及肝胆，出现胸中烦热，口干口苦，夜不欲眠者，用温胆汤加减和之。若兼有心气虚，惊悸不宁者，加酸枣仁、远志。

五、心阳不足证——桂枝甘草龙骨牡蛎汤加味

药物 桂枝、炙甘草、煅龙骨、煅牡蛎、细辛、薤白、炮附子。

效验 2000年冬，王某，男，年五旬。因劳倦而致心悸，胸闷，且素有畏寒喜热，手足逆冷，心中烦躁，微自汗出，纳食正常，夜寐欠佳，就诊时前症仍在，舌质淡红，舌苔薄白，脉沉细无力。证为胸阳不足，血行不畅，寒邪内生。用本方7剂，每日1剂，水煎2次，共取药汁300ml，分2次早晚饭后半小时温服。服7剂后，病情缓解，本方加红参，煎服法同前，又服2周，药服毕，病告痊愈。

编按 《伤寒论》曰："火逆下之，因烧针烦躁者，桂枝甘草龙骨牡蛎汤主之。"此说误之又误，烧针伤其阳，误下又耗其阴，胸中阳气欲绝，烦躁不宁，为元气欲脱之兆。阴陷于下，不得阳使，故躁。阳亢于上，不得阴济，故烦。用本方交通心肾，镇上平下，烦躁则止。

此方亦治悸动不安，烦躁惊惕。身体任何部位，凡有不自主跳动，统称为悸。悸有虚实之分。心虚血少，为心悸；水气凌心，亦为心悸；肝胆痰火上逆，扰及心神，亦可心悸，必须辨清病因病机，才能用药施治。伤寒寒盛，而见四肢厥冷，同时，心下又有水饮，则出现心下悸。此心下悸，即是胃脘发生悸动不宁。其原因为寒中于阴，阴阳气不能顺接，而四肢厥逆。水聚于胃脘，升降之气被阻，而发生心下悸。宜先治其水，予茯苓甘草汤，水去后，再治厥。否则水渍入胃，而发生下利，若下利则厥逆，更不易恢复。也就是说，厥逆与心下悸并存，而其心下悸是有水气，乘其未发生下利之前，先治心下悸，然后再治厥，不致产生厥利，阴气欲绝的复杂局面。饮水多而小便少，水无出路，而停于心下，水气上逆，而作悸者，亦用茯苓甘草汤。茯苓甘淡利水，而益中气。心下悸若是肾阳亡于外，心阴虚于内，肾水凌心，水气上逆，此种心下悸应是水去则心下悸自止。肾阳大虚，筋肉失养，可有厥冷，而身惕然而跳。肾阳虚，心阴弱，水邪上侵，而致心下悸者，用真武汤，益火利水而镇逆，这是少阴阳虚，肾水凌心而悸的治疗大法。阳气内虚则心悸，阴气内虚则心烦，悸而烦者，阴阳两虚，邪欲乘虚入内，不可

攻其邪，而应以小建中汤温养中气。中气立，则邪自解，即不解，而再以攻伐为法，但亦需中气充足后而施用。又小建中汤，治虚悸，虚烦，若为水气冲心而悸，热邪壅膈而烦者，小建中汤不宜轻用。脉结代者，乃邪气阻滞，营卫之气涩少所致。心气不振，心神震惊，而心动悸。若是邪气深入厥阴，阴液几涸，故用复脉汤，即炙甘草汤。此方虽是阴阳并调，而以针对阴亏液竭，心悸，脉结代为宜。而此证不多见。方中煎法用清酒七升，水八升，其中汉时清酒于当今属哪类酒尚未清楚，故用之很少。如果邪气入深，阴阳并耗，脉失常度，而见结代，还是用炙甘草汤，为恰当无疑。结代脉是阴类脉象，伤寒有此，在阳证中得见阴脉，多危险征兆。病后阴伤，营弱血少，不能养心，心气大虚，虚火上扰，而怔忡惊悸者，治以养营补心，扶正安神，可用天王补心丹加减。病后心虚营弱，而怔忡心悸，脉见结代者，治疗用养心止悸大法，可用人参养荣汤加减。惊则气乱，扰动肝火上逆，其人心气素虚，内有伏痰，肝胆木火，乘虚凌心，而怔忡心悸，治宜清心涤痰降火之法，可用温胆汤加减。治心神不宁，惊悸怔忡，可用本方加减治疗。

筋惕肉瞤为筋脉抽掣，肌肉跳动，是因血液亏少，热邪内伏，筋肉失于营血滋养，热入阴中而燔灼，致筋抽而肉跳，属于阳虚阴弱之症。故治以大补气血，育阴养阳，可用人参归脾汤加木瓜、鸡血藤之类。血热生风，阴液不足，治以养血清热，滋液息风，用炙甘草汤加减。伤寒未经过汗，六七日，经脉动惕，其肉不瞤，潮热谵语，大便闭结，小便赤涩，此是实热，宜大柴胡汤。伤寒日久不解，正气已虚，又复发汗过多，阴血亦耗，气血两虚，筋肉失于滋养，而见瞤振动惕之症，宜大补气血，可用生脉饮合人参归脾汤加减。肝胆有火，阴亏挟痰，故见不眠，惕瞤等症，宜用补气化痰，两和胆胃之法，可用酸枣仁汤合六君子汤加减。

六、阳虚水泛证——苓桂术甘汤加味

药物　桂枝、炙甘草、白术、茯苓、川芎、葛根、寄生、丹参、降香、瓜蒌、薤白、琥珀。

效验　1998年秋，牟某，女，年六旬。心悸胸闷，气短乏力，动则呼吸喘促，卧则气憋，面色青紫，舌质紫，舌苔薄白。来笔者处门诊前，曾在某院住院治疗，诊断为"冠心病，心包积液"。此为心气不足，心血瘀滞，水气凌心。用本方1个月，每日1剂，水煎2次，取药汁300ml，去滓，分2次早晚饭后温服。用药1个月后复查，心包积液已退。更用丸药方，连服2个月，心病缓解，无明显不适。

编按　此方出自《伤寒论》，其主治有"伤寒若吐，若下后，心下逆满，气上冲胸，起床则眩，脉沉紧，发汗则动，经身为振振摇者"。脉沉提示有水饮内蓄，紧脉之义是寒邪内犯，寒饮搏结，壅塞胸膈，所以心下逆满。气机不畅，上犯于胸，阳气不能上达，故起则头眩。汗出阳伤，身见颤动。总为上焦阳气被伤所致。成无己说：里虚为悸，上虚为眩，经虚为身瞤振振摇。方中桂枝、甘草温复心阳；白术培补中气；茯苓清胸中饮邪。《金匮要略》用此方治痰饮，其一曰："心下有痰饮，胸胁支满，目眩，苓桂术甘汤主之。"其二曰："短气有微饮，当从小便去之，苓桂术甘汤主之。"治痰饮大法，当以温药和之，用温药，则脾阳得温，易于健运，而阴寒自化。白术、茯苓虽能理脾胜湿，必合桂枝，温化太阳之气，以伐肾邪，使水道通，方能奏效。此方与苓桂甘枣汤，仅有一味之差，而主证却大不相同。苓桂术甘汤方，治疗饮停心下逆满，气上冲胸，起则头眩，证候较重。苓桂甘枣汤主治脐下悸，欲作奔豚，为饮停下焦，证候较轻。《三因极一病证方论》用茯苓汤治心气不行，郁而生痰，胸胁支满，目眩，以胸中为痰饮也。此茯苓汤，即是茯苓桂枝白术甘草汤，只是药量有所更变。

年世已高者，脾肾阳虚，肾阳虚则肾不纳气，脾阳虚则湿邪凝聚，于是痰饮内生，而泛于上焦，以致呕逆咳嗽，或着枕即呛咳；聚于中焦，则呕吐，痞胀；伏于下焦，则大便溏薄，小便不利。肾络之中，至阴之界，阳气衰微，则形寒畏冷。脾阳不足，运化失职，湿邪内聚，生痰生饮。治法当以温药和之，用苓桂术甘汤，以和脾。肾阳不足者，用金匮肾气丸加胡桃肉。

《金匮要略·痰饮咳嗽病脉证并治》所论苓桂术甘汤治疗痰饮大概是，痰饮弥漫胸中，则阳气受困。痰饮是中焦失运，水谷所化。所以有痰饮之人，多见胃气不和，因而宜用温药，以振中焦阳气，涤痰和胃。心下有痰饮，上溢于胸，下及两胁，则胸胁满闷。支饮上溢于胸，则胸满，下及两胁，则胸胁支满。支者，是说痰饮上溢于胸，旁及于胁。自觉头目旋转不定，即谓之眩。肝脉"上入颃颡，连目系，上出额，与督脉会于颠"。又肝开窍门于目，痰饮之气上逆，犯肝之经，伤肝之窍，故头眩。此证与水走肠之痰饮有异。此病之目眩，胸胁支满，与伤寒少阳经病之胸胁满闷，目眩不同。伤寒邪居于少阳，可有耳聋，往来寒热，其脉见弦。当用少阳经方药——小柴胡汤和之。痰饮为患，症见胸胁支满，头目眩昏，活动则眩昏加重，并伴恶心呕吐，合目稍减。当以苓桂术甘汤温之。

第二十章 口 疮

虚火上炎证——清心莲子饮化裁

药物 黄芪、党参、莲子心、地骨皮、黄芩、麦冬、茯苓、青黛。脾胃有热者，加连翘、紫草、重楼、生地黄、赤芍、牡丹皮。

效验 2002 年夏，李某，女，40 岁。就诊时，患口舌生疮时轻时重已 3 年，伴身倦乏力，饮食减少，曾于多个医院治疗，某院诊断为"白塞病"。其病每因情志不遂而加重，用本方 2 周，每日 1 剂，水煎 2 次，取药汁 400ml，分 2 次早晚饭后半小时温服。2 周后，患者病情缓解，改用丸药，本方加珍珠、玳瑁、牛黄等，除牛黄、青黛外共为细末，牛黄、青黛合研细面，再与前药合匀，炼蜜为丸，每丸 9g 重，每日服 3 次，每次 1 丸，白开水送下，连服 3 个月，口疮未再发作，便停药。2 年后，患者因工作劳累又出现口舌生疮，再以前丸药方服 1 个月，疾病再次痊愈。

编按 湿热生虫，上蚀于咽部与下蚀于二阴，病名为狐惑证。只蚀上部咽喉，称为惑证；只蚀于下部，称为狐证。治宜利湿清热，解毒杀虫。虫闻食臭而动，则心烦，恶闻食臭，不欲饮食，治宜甘草泻心汤，以安之。胃之经络，上及于面。湿热之虫，交乱于胃。所以面目一阵红赤，又一阵白，或一阵青黑。人以胃气为本，狐惑病者更宜保护胃气。所以选用甘草泻心汤，以甘草为君，保护胃气；黄芩、黄连为臣，清泻心火，祛除湿热。虫积致病是慢性过程，其脏气必虚，卧起不安，心神不宁，故用人参为佐，补益脏气，养心安神。且佐以大枣，以益脾胃。用干姜、半夏为使，虫得辛则伏。虫蚀前阴，用苦参汤洗之。用苦参，因其有清热，燥湿之效。蚀肛之虫，用雄黄散熏之。湿热不甚，脉虽数，只是微烦，目赤，而身无热，默默欲卧，汗出等，治以利湿活血为主，方用赤小豆当归散。方中赤小豆清利湿热；当归养血活血。

声音嘶哑的原因有很多，常见于讴歌失音、咳嗽失音之证。肺主五声，肺虚肺实，皆有声音嘶哑，肺感实邪，外邪闭肺，肺气失宣，而失音声嘶，当治以清宣肺气；劳则气耗，肺气不足，无力鼓励，亦失音声嘶，治以养肺益气。因肺病而声音嘶哑，治疗必先分虚实，虚则益其气，实则祛其邪。凡讴歌而致者，不必用药，调养可自愈。咳嗽而致者，当止其咳嗽，咳嗽止，则失音自复。此处又出现因惑而嘶哑，当以治惑为主。惑愈，其声音当恢复。笔者用清心莲子饮加减，选加木蝴蝶、玄参、牛蒡子等清利咽喉药物。然而惑证，虽然应有声嘎，而门诊遇有就诊伴声音嘶哑者极少。

阳毒与阴毒，亦有咽喉疼痛。而后世又将阳毒归属发斑烂喉；阴毒归属锁喉风、缠喉风之类。治疗阳毒，《金匮要略》用升麻鳖甲汤；阴毒，用升麻鳖甲汤去雄黄、蜀椒。尤其治阳毒，方内有雄黄，现在认为此药有毒，不可内服，而改用另法。阳毒烂喉，为气分之热，宜用白虎汤加减，外用锡类散［象牙屑（焙）、珍珠各三分，飞净青黛六分，梅花冰片三厘，壁钱二十四个，木板上者勿用，西牛黄、人指甲共研极细粉，吹患处，流出恶涎即愈，此专治烂喉口舌糜之验方］。若热入营分，宜先用犀角地黄汤（无犀角可用紫草、玄参，或玳瑁代之），清营分热。若阴亏，内风妄动者，可用加减复脉汤。初用者加桑叶、菊花、玄参、钩藤。患处吹锡类散，续用二至、二冬、生地黄、肉苁蓉、沙苑子、龟板、鳖甲、茯苓等清热息风，滋阴潜阳。又烂喉轻证，而热不重者，可用锡类散、西瓜霜、六神丸之类。突发咽喉肿痛，如蛇缠颈，面目青，痰涎壅盛，牙关紧闭，旋即身冷，僵硬，可用凉膈散加减，或解毒汤（《焦氏喉科枕秘》黄连、牛蒡子、桔梗、连翘、当归、生地黄、白芍、牡丹皮、青皮、枳壳、前胡、甘草、玄参、金银花、柴胡。水二锺，煎八分，去滓服之）。用青黛、儿茶、芒硝、硼砂共研极细末，外散患处。锁喉风，缠喉内可用八味顺气汤（陈皮、砂仁、枳壳、桔梗、白芍、甘草、当归、川芎、人参、牛蒡子），外用吹喉可用硼砂、芒硝、儿茶、青黛为末吹患处（此为自拟方，凡口腔溃疡皆外用于患处，效果良好）。

第二十一章 癫 狂

痰气郁结证——癫狂梦醒汤

药物 桃仁、香附、青皮、半夏、通草、陈皮、大腹皮、赤芍、桑白皮、苏子、龙齿、珍珠母。心悸者，加朱砂面、琥珀面。痰多者，加瓜蒌、青礞石。

效验 2001年，朴某，男，42岁。因经商受骗，精神受挫，开始不吃不喝，进而语言错乱，终日不休，目光呆滞，时哭时笑，神志失常，在家属带领下来门诊求专家治疗，就诊时病证同上，舌质暗红，舌苔滑白，脉弦滑数。证为暴怒气壅，阻塞心窍，神不守舍，兼有血瘀所致。用本方7剂加朱砂面、琥珀面。每日1剂，水煎3次，共取药汁500毫升，去滓，分3次早午晚饭后半小时温服。7剂后，病情缓解，时而神志清醒，能正常进食，正常入眠。又投7剂，用法、服法同前。前后共进14剂，病证初愈。

编按 颠（今作癫）与狂，皆是病名。癫狂各有两个分型。癫证，一为阴盛之癫，其始发，表情冷淡，直视僵仆，可见阴脉大而有力。自觉上重下轻，行则欲仆，此癫疾，因邪气聚于巅顶。《难经》所谓"重阴者癫"，属于此类。治宜用风引汤加减。二为心阴气衰之癫，其状神情默默，头重痛，目赤，心烦，语言错乱，烦躁不宁，脉来细弱，此癫偏于阴虚，治宜滋阴养血，安神定志，如酸枣仁、生地黄、当归、红枣肉、茯神、甘草、远志、石菖蒲、菊花、莲子心、灯心草、竹茹之类。狂证，一为阳盛之狂，《素问·病能论》说："帝曰：有病怒狂者，此病安生？岐伯曰：生于阳也。帝曰：阳何以使人狂？岐伯曰：阳气者因暴折而难决，故善怒也。"此处提出有"怒狂"。《难经·五十九难》所谓"自高贤，自辨智，自贵倨，妄笑。好歌乐，妄行不休（踰垣上屋，奔走骂詈，打人，不避亲疏等）"可见阳脉盛大有力。《难经·二十难》所谓"重阳者狂"，属于此类。治用本方加朱砂面、琥珀面、磁石重镇之品。热甚者，加黄连、龙胆草之类。痰多者，加青礞石、胆南星等。二为阳衰之狂，目妄见，耳妄闻，善呼，或多食，善见鬼神，喜笑不休。此节之狂偏于阳气虚衰，治用桂枝、甘草、高丽参、五味子、白茯苓、龙眼肉、龙骨、牡蛎等，振其心阳，补其心气。此外，还有如狂，言病状类似发狂，热入膀胱，则其人如狂，外解已，小腹急结者，宜桃仁承气汤。太阳病，身黄，脉沉结，少腹硬，小便自利，其人如狂者，抵当汤主之。如狂较发狂为轻，尚可自治，时而清醒，未达到不能自控的发狂。

阳邪入于阳经，称作重阳。阳盛则发狂病。若邪热内伏胃中，火毒上熏，蒙蔽干扰心包络，则神昏，不自知而发狂。阳明实火上升，神蒙不清，病偏于上，可用吐法，用瓜蒂散之类。病偏于下，阳明胃热内蒸，燥屎内结而不得下，而致发狂者，可用大承气汤。阳明经热，胃火内燔，而发狂者，用白虎汤加减，其热外泄，则狂自止。太阳表热，不得外泄，郁而发狂，当清解表里热邪。火毒内燔，挟痰上灼，蒙蔽清窍，如醉如痴，宜清毒泻火，或吐其痰热，可用黄连解毒汤加减。劳心伤营，则心血耗散，神思偏执，心火亢甚，或挟痰浊上升，蔽其清轻之气，以致昏妄似狂，此非外邪致病，无表里症见象，由于内伤神明者，当清心泄火，佐以涤痰安神。少阴水亏，感受温热，外邪入于阴经，为水亏火盛之病，医者误用辛温升散，阴愈伤，而火愈盛。虚火上冒，反致躁狂而无制，此属假热之象。病为水亏不能制火，故脉沉细数，或见洪大，重按则空而似无，为虚阳上扰，当用壮水制火之法，阴旺则浮火自平。少阴寒邪，阴多阳少，阳不恋阴，而外浮上越，阴寒格柜于中，见此躁扰，为虚狂之象，外假热，而内真寒，故必以脉辨之，脉见洪大，按之则空，或细数且躁，此亦属假热之征。手足厥冷，脉微欲绝，此是阳脱之候。舌色淡红、微白，舌本胖嫩，苔厚，证属阴寒格拒，虚阳浮越，顷刻欲散之兆，正气将绝，回光返照之象，用六味以滋阴，桂附以回阳，妙在冷服。上焦之假热，以假冷之药制之，内伏之真寒，以真热之性除之，则阳回寒化，其病自愈。病在少阴，邪已入里，法不当汗，医者误用太阳发汗之药，汗漏不止，阳随汗脱，而躁扰似狂，此虚阳外散，阳不恋阴，而欲脱，故用建中汤加人参、附子以回阳，龙骨、黄芪以摄敛之。此数条，虚证发躁似狂，非是真正发狂之证。蓄血如狂之证，有太阳、阳明两经之分，以抵当汤治之。

第二十二章 癫 痫

痰迷心窍证——定痫散加减

药物 海螺、琥珀、天竺黄、胆南星、僵蚕、珍珠、丝瓜络、川贝母、玳瑁、半夏、远志、酸枣仁、龙齿、钩藤、石决明。共为细末，每服5g，每日3次，白开水送下。

效验 2007年夏秋之交，徐某，女，4岁。患癫痫，每个月发作3～4次，经某院脑电图等检查，确诊为"原发性癫痫"，其家长不愿意给患儿服西药，便求治于中医，来笔者处前即发作一次，就诊所见，患儿神志委靡，舌苔薄白，脉沉滑。家属说患儿每月发作3～4次，每次多在清晨3：00～5：00，一般持续1～3分钟，发作时四肢抽搐，两手握固，牙关紧闭，两目上翻，口吐白沫，醒后头痛，约1日可恢复正常。此系痫证，为痰迷心窍，心神被扰而致。遂用本方连服2个月。用量：每服1g，日三服，白开水送下。2个月后病情大减，发作明显减少，智力未受影响。又服4个月发作基本停止。

编按 痫属于实证者，可用豁痰清火，疏利肝胆，通心活络之法；属于虚证者，可用养心安神，交通心肾，补肾除痰之法。发病初期，病势较轻，不可过用猛烈之药，如蜈蚣、全蝎之类。痫与癫狂不同，癫狂属实者十之八九，痫属虚者十之八九，且痫证以年少者居多。精与气充满周身，则身体健康，阳气清净，阴精不绝，精神旺盛，耳聪目明。若是先天不足，过于劳心伤神，则阳气弛张懈惰，阴精大伤，出现阳亢阴衰，火盛水亏，先有头晕头痛，继而突然昏倒，不省人事，牙关紧闭，四肢抽搐，目珠凝滞上翻，口吐黏沫，喉发羊、鸡叫声，须臾自省，省后全身乏力，头部或晕或痛。此证每日任何时间均可发作，但以平旦为多见。如是成人可用上自拟方加减，选加人参、麦冬、五味子。如是小儿用药宜更慎重，小儿为稚阳之体，易实易虚，用药不当，易产生严重后果。某三岁小儿，每月约发痫证一次，形体瘦弱，发育迟缓，神情呆滞，用六味地黄丸加鹿茸、肉苁蓉、珍珠、琥珀，形体健壮后改用上自拟方制成面药，连服半年，而痫证未再发作。若素常心烦善怒，肝气郁滞，阳气不治，纯阴用事，阳气不能通达，郁而不解，日久化热，于是痫疾发作，症状同前，但此证有痫证发作，有气郁而厥，后者发作无抽搐，牙关紧闭，且目珠不凝滞。属于痫证者，可用本方加理气之药；属于气厥者，可用五磨饮加减，气和则血流顺畅，若大怒气逆，阻隔不通，而血瘀于上，或者脑外伤，颅内出血，数月后而出现痫证。此皆血瘀上焦，清窍失养，无神不宁，而发痫证，可于本方加活血药物，如桃仁、西红花、血竭之类。

厥证与痫证相类。厥证是阴阳失调，气机逆乱，而致突然昏倒，不省人事，或四肢逆冷，并且短时间内即能苏醒，醒后无头晕头痛，无肢体瘫痪。若晕厥长时间不缓解，也可导致死亡。厥证可分气厥、血厥、食厥、暑厥等。气厥有虚实之分。实证者形体壮实，每由恚怒而发，突然昏倒，不省人事，气粗肢冷，口噤握拳，脉沉弦，可用五磨饮子加减。虚证者形体瘦弱，昏仆面白，气息低弱，自汗肢冷，脉沉弱无力，可用参附汤加味治疗。血厥也有虚实之分。实证者突然昏倒，不省人事，牙关紧闭，面赤唇紫，舌质红，脉沉涩有力，宜用血府逐瘀汤加减。

虚证者突然昏倒，面色苍白，爪甲色淡，呼吸微弱，舌质淡，脉沉细，可用归脾汤加减。食厥者暴饮暴食，突然昏厥，脘腹胀闷，舌苔厚腻，脉沉滑，方用保和丸加减。暑厥者暑天炎热，头晕胸闷，气息喘促，身热面红，突然昏倒，不省人事，大汗淋漓，舌红口干，脉洪数，可用白虎汤加味。若是老年人出现厥证，当注意将有中风发作。

第二十三章 眩　晕

一、化湿降浊——自拟方

药物　红曲、茯苓、草决明、虎杖、泽泻、白术、车前子、白茅根、生山楂。

主治　头重嗜寐，或精神倦怠，或健忘，舌苔白，脉沉缓。

效验　2005 年，陈某，男，43 岁。该患者因体检发现血脂高［总胆固醇 7.3 mmol/L（正常值为 3.9～6 mmol/L），三酰甘油 4.2 mmol/L（正常值为 0.6～1.7 mmol/L），低密度脂蛋白 3.7 mmol/L（正常值为 1.56～5.7 mmol/L）］而就诊。患者多眠，身倦嗜卧，舌苔薄白，脉沉弦。证为湿浊内停，蒙蔽清阳。选用上药，连服 1 个月，病情好转，血脂检查显著下降。因本人不愿意再服汤药，续而改用丸药，丸方即本方加丹参、降香、葛根、三七，共为细末，炼蜜为丸，每丸 9g 重，每日 3 丸，分早午晚 3 次饭后半小时，白开水送下。又服 1 个月后复查，各项指标均恢复正常。

编按　高脂血症多数无明显症状，一部分与中医湿浊偏盛相类。病因以湿浊为主。病机以湿浊内盛，痰邪内蕴为主。朱丹溪说："凡人上、中、下有块者皆是痰。"血管内斑块，也可以痰浊论治。痰证如见头重身倦，纳食呆滞，或咳或喘，呼吸不畅，多痰较多，见前咳喘证。属于痰湿化热，发热头重，纳食呆滞，身热不扬，胸闷气逆，头重不欲举，咳嗽兼喘，口渴者，舌苔黄燥，或白刺，脉数，此为痰湿化热，困于三焦。治以三仁汤加减，加贝母、大青叶、鱼腥草、白花蛇舌草。热甚者，加羚羊角，以息风清热，风热去则痰自平。痰闭气逆，加竹沥、姜汁润之。属于包络痰热，若为伤寒，神昏谵语，目睛微定，或舌謇语涩，舌尖赤，中白而燥，此热痰乘于包络，宜羚羊角、川郁金、石菖蒲、天竺黄、川芎、钩藤、淡竹叶、瓜蒌霜之类及紫雪丹等。如舌绛神呆，语謇，痰浊内闭，加西黄，或安宫牛黄丸等。属于络中湿痰，发热脘闷，胸胁肩背痛，属于湿痰踞肺胃之络，痰邪阻络，气机不畅，故有胸胁肩背痛。治宜指迷茯苓丸加减，加桂枝、钩藤、蒺藜、瓜蒌皮、片姜黄、白僵蚕、木香之类，通络化痰。痰入肝络，伤寒解表之后，肢体不能转动者，此为痰入肝络，当以金礞石、半夏、瓜蒌、茯苓、陈皮、僵蚕、全蝎、炒蒺藜、川桂枝、白芍、钩藤之类，以搜入络之痰，肢体自遂。如未应，即以养血之药兼之。属于病后伏痰，伤寒表解之后，热势稍退，但觉目钝神呆，身重或痛，胸脘满闷，此胃中有伏痰。脉见沉伏，或沉滑，宜二陈汤化裁，加枳实、瓜蒌、姜汁、竹茹之类，豁痰和胃。中宫痰湿，如伤寒胸闷脘痞，不欲饮食，恶心不渴，大便不实，此中宫有痰湿，宜二陈汤加枳实、厚朴、紫苏、白豆蔻、竹茹、佛手、香橼之类。积痰发热，胸脘痞闷，呕吐痰涎，纳食呆滞，大便溏薄，舌心及根部苔黄白厚腻，脉沉滑，此为积痰犯脾，治宜建脾燥湿，化痰行气，用六君子汤加减，选加南星、佛手、香橼、海蛤粉、海石、枳实、枳壳之类。属于大病解后，余痰未尽，凡伤寒汗后，斑疹已透后，尚觉余热未除，目睛微定，为痰邪郁结，可用导痰汤加减。两侧眼睑色黑者，亦是痰邪为病，其证必中脘痞闷，少纳不饥，宜二陈汤加枳实、麦芽和之。若痰湿蒙蔽清阳，多眠睡，身重肢倦，神疲流涎，当用本自拟方加苍术、荷叶、白豆蔻、地龙之类治疗。

浊与湿相近，但浊与清是相对的。根据《灵枢》清浊原义推论之，阴清而阳浊，浊者有清，清者有浊，清者上注于肺，浊者下走于胃，胃之清气，上出于口，肺之浊气，下注于经，内积于海。清者气滑，浊者气涩，此气之常。偏于清，上行达于心肺，入于血脉，营养周身。偏于浊，下行达于肝肾，分解后至浊者，排于体外。阴阳清浊，交互于乱，若分解利用不当，进入血脉，便可使血府郁滞，或进而形成斑块，使血脉阻碍闭塞。因此痰浊是血府之患。《灵枢·五乱》曰："清气在阴，浊气在阳，营气顺脉，卫气逆行，清浊相干，乱于胸中，是为大悗（闷），故气乱于心，则烦心密嘿（冷漠），俯首静伏，乱于肺，则俯仰喘喝，接手以呼，乱于肠胃则为霍乱，乱于臂胫，则为四厥，乱于头，则为厥逆，头重眩仆。"可见清浊相干，脉道壅滞，导致心、肺、肠胃、四肢、头部紊乱，清浊相干紊乱的表现与心脑血管及周围血管疾病有些相似。所以血液中的浊中之浊，必得清之除之。

《灵枢·经脉》说："谷入于胃，脉道以通，血气乃行。"良好的饮食习惯，有益于脉道通畅，可以使血液顺利运行。反之，可以使血府生斑块，影响血液循环。所以饮食合理搭配，也是保持心脑健康的关键。

血脂高于正常，与饮食有一定关系，为控制高血脂，主张清淡饮食。中医认为：淡食多数含有补法。五味对于五脏，各有损益，若一种饮食过于偏多，虽然对某一脏腑有益，同时也导致另外脏腑的损害，因此，饮食应在相对均衡的前提下，谨慎节制，谨图一时爽口，反而损伤脾胃，伤及内脏。进食清淡，自然清纯，对于健康有益。例如，盐味太过，可伤肾气，但断盐也不是补肾之道。靠增加进食健康食物，并不是养身之方法，而清淡饮食中，自有真气，可以保健安神。饮食事关养生。"饮食自倍，肠胃乃伤"，偶然饮食过多，可伤害脾胃，若持续太过，也可损寿。若反反复复不能节制饮食，必然导致脾胃受病，轻则嗳腐吞酸，重则痞满疼痛，病体复加，若再不合理控制饮食，疾病难以康复。攻其食积，可伤正，补养脾胃，又可生火生积。过于消导，则损伤脾胃，纳化失常，正气日损。人借水谷之气以为养，若脾土受伤，则不能运化精微，精微不能上归于肺，输布五脏，以养百骸，自然是形体日减，肌肉消瘦，其人即能饮能食，也难以维持正常活动。

戒酗酒，酒虽适口，性悍烈，扰神志。古人制酒，只有愉悦情况下，可以畅饮，但不能狂恣过饮。对饮酒贪恋者，以酒为浆，以醉为常，直至酩酊而后已。凡一醉之间，百事迥异，神乱志狂，或助淫欲，而色胆包天。或逞威风，而雄心若虎，骂詈不止，而不避亲疏。或以假幻而误作真，斗殴无畏生死，伤其天性。败坏人伦，乖名丧德。甚而忘形仆地，促其天年。酒之酷历，难以估量。况人既有病，杯酒下咽，犹如涧海燎原。盖酒之为性，剽悍升浮，气必随之，痰郁于上，溺涩于下，内存郁热，渴必恣饮寒凉，饮冷过量，肺气大伤，轻则咳嗽喘促，重则肺痿劳瘵。观其大寒之季，唯酒不冰。知其性热，独冠众物。药家用之，唯借以辛热行散之势。人若过量多饮，体躁神昏，其毒可知。尤其服药期间，酒能使药物无毒而成有毒，无不良反应而产生不良反应，有毒副作用而使之增加。饮酒过量，必伤害冲和之气，损营卫，毁精神，竭天癸，损人寿。

二、滋肾镇肝——自拟方

药物　杜仲、桑寄生、豨莶草、地龙、夏枯草、石决明、钩藤、葛根、青葙子、茺蔚子、生龙骨、生牡蛎、珍珠母。

主治　患者时有头晕，纳食正常，平素血压增高，或伴腰膝酸软，或项背不舒，手足、肢体麻木，或心悸，胸闷，气短，脉沉弦有力。

效验　2015 年，宁某，女，55 岁。患高血压十余年，有家族遗传史，通常血压在 150～

160/90～95mmHg。证候为头时眩晕，耳鸣，腰酸，舌质红，舌苔薄白，脉沉弦。证属肾阴不足，肝阳上逆。用本方2周，每日1剂，水煎2次，取汁400ml，分2次早饭前、晚饭后温服，血压显著下降。又服2周，服用法同前，血压稳定在130～140/85～90mmHg。又用本方1个月，症状基本缓解，血压平稳。

编按　高血压，数十年来，被中医所重视。中医对高血压做了大量工作，尤其中药药理研究认定，许多中药均具有降血压作用。继发性高血压、原发性高血压的病因病机多较复杂，与遗传因素、工作压力、性格与情绪等各类因素密切相关。其病发生，是阴阳不调。病因为先天不足，七情所伤，安闲少动，每致气、风、血、瘀、痰诸种病变。所涉病机，可见肝火旺盛、肝阳上亢、心血瘀阻、痰浊蕴脾、肾阴不足。肝火旺盛者，可用龙胆泻肝汤加减。某患者既往血压正常，曾因大怒，而肝火亢盛，头晕目眩，面赤目赤，口干口苦，心中烦热，小便黄赤，舌苔黄少津，脉弦数有力，血压忽然升至180/100 mmHg。用龙胆泻肝汤加减，服1周，血压复常。肝阳上亢者，用上自拟方。若肝阳亢极化风者，加羚羊角。肝肾不足者，加龟板。兼肝火盛者，加栀子、牡丹皮、黄芩。心血瘀阻者，加丹参、降香、桃仁、赤芍。痰浊蕴脾者，加茯苓、泽泻、半夏、天麻。肾阴不足，阴虚火旺者，加龟板、黄柏、知母、生地黄。若兼肾阳不足者，用二仙汤加减。

气贵顺，而不贵逆，顺则脏腑百脉舒畅通利，逆则经络脏腑壅逆阻塞。例如，原有肾阴不足，又大怒伤肝，气郁化火，阴阳乖戾，脏腑失调。或忧思不解，夜不能寐，昼不进食，以致神倦身疲。此类情志所伤常致血压增高。气大伤身后悔难，气血逆乱，阴虚阳亢，终可致大病发生。《素问·至真大要论》说："怒则气上，喜则气缓，悲则气消，思则气结，恐则气下，惊则气乱，劳则气耗，寒则气收，炅则气泄。"九气之中，除寒、热之外，是人们自觉或不自觉而发生的。身体壮实，气行则已，可不致病。身体虚却，著而生病，终身难解。若素常疾病缠身，复被诸气所伤，开始便有真气被伤，元神耗损，火邪内生。朱丹溪曾说："气有余便是火。"所谓"有余"，并不是元气有余，而是邪气偏盛，正气受损，出现气郁化火。又情志所伤，发生或虚，或实，或上，或下，疾病迅速发展。气与火俱为阳，以阳重阳，以致阳亢，阳亢则阴消，阴虚则生内热。若劳心伤神，心血亏耗，肾水枯竭，君火失令，相火司权，熏灼肺金等一系列病机转变，可产生许多病证。况七情之气，唯怒为临床多见，《素问·至真要大论》说："怒则血菀于上"，以其情动于中，气逆于上，火载血上，错经妄行，越出上窍，可致血压升高，进而可致中风、失眠、眩晕之证出现。皆自无而有，物极而致。星星之火，而致燎原之祸，所以人的气，只能顺而不可逆。高血压病机，很大部分可见于此。

除用药外，尤其应注意：一为精神修养，精神紧张，或精神刺激等诱因，常可导致血压突然增高。所以必须保持乐观情绪，避免过分激动，以保持血压稳定或下降。二为饮食，①减盐：中医认为，过食咸则伤肾，肾伤则精亏，阴不恋阳，阳气上浮，可使血压升高。②忌烟：吸烟之火，火气虽微，内攻有力，灼津生痰，痰浊内阻，可使血压增高，加重其并发症形成。③勿食肥甘：《素问·生气通天论》有云："高梁之变，足生大丁。"膏粱厚味，亦可使血压增高，其继发症加速、加重。三为加强锻炼，肢体摇动，可免脾湿生痰，血流舒畅，有利于血压平和。

三、肾虚证——杞菊地黄丸加减

药物　白菊花、枸杞子、熟地黄、山茱萸、山药、茯苓、泽泻、石决明、草决明、白蒺藜、沙苑子、茺蔚子、荆芥穗。

效验　1988年春，马某，女，30岁。素常腰膝酸软，耳鸣头晕，劳则头晕，就诊检查所见，腰痛，头晕，耳鸣，目眩，恶心欲吐，合目少安，舌质红，舌苔薄，脉沉细无力。证为肾阴不足，髓海空虚，肝风上乘，清窍被扰。选用本方 7 剂，每日 1 剂，水煎 2 次，共取药汁 300ml，分 2 次早饭前、晚饭后温服。药后诸症皆减，又服前药 1 周，服用法同前，病即痊愈。

　　编按　肝肾不足，清窍失于滋养，而发眩冒，其症状为目眩头晕，昏昏不清，甚至发作时不能活动，动则欲仆，恶心呕吐，耳鸣耳聋，合目少安，腰膝酸软。《素问·五脏生成》说："头痛巅疾，下虚上实，过在足少阴，巨阳，甚则入肾。徇蒙招尤，目冥耳鸣，下实上虚，过在足少阳，厥阴。"头痛巅疾，目眩头晕，多为肝肾之病。头晕目眩，恶心呕吐，合目少安，耳鸣耳聋，病在肝肾。肾与膀胱相表里，膀胱经脉交巅上，肾虚不能行巨阳之气，其气逆而上行，所以头痛巅疾，乘肾虚，而母病及子，病入于肝。胆与肝相表里，胆经起于目锐眦，入耳中，目为肝窍，肝经连目系，肝胆在下而阴虚火旺，虚火上炎而阴血不足，不能上达于耳目，故目眩耳聋，用杞菊地黄丸加减，清肝补肾，滋养清窍治头眩晕，病证可逐渐减轻，久服其眩晕可治愈。

　　因病郁冒而呕逆，致不能进食。此不食与不思饮食不同。不思食，是心中不想进食，即不欲饮食，为脾虚不纳所致。不能食，是想进食，但胃气上逆，食不能下，下则即呕。食入致胃逆加重，不食则稍安。胃失和降所致不食，是想进食，但食后病情增加。不思饮食，觉得食物乏味，即俗话说"食物不香"，是脾气不足，胃不受纳。呕吐，不能食，若由脾胃虚弱，饮邪内停所致者，大便当溏，若大便不溏，而反大便干硬，又眩冒，头自出汗，他处无汗，手足逆冷，反复眩晕发作，其发作持续 2～3 日，自可缓解。若同时见有两足逆冷，属于阴血不足，血不能下达于两足所致。又见但头汗出，而通身不汗出，这是阴虚阳越，所郁之阳气，若得汗出，则邪外泄而解，不用服药，自可痊愈。此为阴虚，所以只头部有汗，余处无汗，头微汗出后，其郁冒之病，将欲解除。肝阴不足者可以用杞菊地黄丸为主方治疗，滋肾以养肝，肝阴得复，肝气亦健，木郁则达之。若是少阳相火偏盛，症见口苦，咽干，头晕，目眩，可用"火郁则发"之法，方用小柴胡汤，以柴胡为君，柴胡能达能发，佐黄芩清火，半夏止呕吐，人参、甘草、大枣和胃生液，生姜散寒、宣通阳气，可为解郁冒、缓便坚之主方。服后，则上盛之阳从汗而泄，郁开，而阴阳和。病在肝胆之眩晕，阴虚者用杞菊地黄丸，火旺者用小柴胡汤治之。产后昏冒谵语，自汗肢厥，恶露行，属于痰饮者，宜蠲饮六神汤（石菖蒲、胆南星、旋覆花、白茯苓、橘皮、半夏曲）。

四、风痰上扰证——自拟方

　　药物　半夏、白术、天麻、茯苓、泽泻、石决明、草决明、茺蔚子、沙苑子、蔓荆子、荆芥穗。

　　效验　1987 年秋，何某，女，35 岁。头晕目眩，自觉天旋地转，恶心呕吐，卧则眩轻，合目少安，耳如蝉鸣。曾去某院神经科检查，诊断为"梅尼埃病"，建议中医治疗。来就诊时，已病 3 日，症状如前，舌苔白厚，脉沉滑。此为痰邪所致，投本方 7 剂，水煎服，每日 1 剂，服中药 2 日病即痊愈。舌苔薄白，脉沉缓。诸症悉去，未再服药。

　　编按　眩晕有虚有实，如壮盛之人，舌苔厚腻，脉滑有力，其证来之迅速，缓解亦快。发病时力不能支，头晕目眩，周围物体旋转不停，恶心呕吐，合目则安，卧则病轻。此是痰邪内阻，清阳不升，可用本方加减治疗。若伴有大便不通，可加大黄。若体弱之人，倦怠乏力，语言低微，可加人参，或太子参。方中之所以用祛风之药，是因头脑挟风，眩晕之甚，抬头则屋转，眼常黑花，或见有物飞动，或见物为两，宜祛风之药，以除其风邪。之所以加祛痰药，以其无痰不作眩，且发作时头重不欲举，恶心呕吐，为痰邪内阻之故。若有正气虚弱，动则短气不能续息，可加鹿茸，大补真元之气。盖鹿为阳气钟于头，以其类相从。若是阴血不足，可加当归补血汤。即黄芪50g，当归20g。再说风之辨证，有虚实之分。若夏月冒暑而眩晕者，又不得一概从风论治。肝为风木之脏，故《内经》以眩晕专责之于肝。若肾水亏少，肝枯木涸，复加相火，上踞高巅而眩晕者，近时最多，可用滋水清肝汤加减。妇人患此类眩晕更为常见，宜补肾清肝为主，可用六味地黄丸，加栀子、白芍。他如晕属阳虚者，可用右归饮加减；昏属阴虚者，可用左归饮加减，亦为辨证施治之法，可供临床参考。

眩晕是一种常见病，包括两种不同感觉。眩者，旋也，患者发生运动错觉，无论睁眼、闭眼都觉得外界物体或自身在运动，主观可有旋转感，患者也可能有升降感。患者主诉多为觉得天旋地转，外界物体以自身为中心在一个平面上旋转，以致不敢睁眼；也有感到自己身体在一个平面上转动、移动等。晕者，动也，患者不发生运动错觉，主观感觉无明确的旋转感，或移动感。这类患者的主诉是头昏，眼花，眼前发黑，头重脚轻，脚下不稳，此类通常不伴恶心呕吐，临床以后者居多。头为诸阳之会，脑为髓之海，骨为肝肾精血荟萃而生。精血充则脑为之满，耳聪目明；肝肾精血亏损，脑筋宗脉弗能宁静，目为之眩，耳为之鸣，头为之顷，坐卧行动如坐舟车之中。眩晕一般病程虽辨证无错，而治疗很难痊愈，其治通常较头痛尤难。主要为五脏失衡，升降失调，挟痰挟瘀，故其疗程较长。通常用羌活、蔓荆子升阳气；茯苓、泽泻降浊气；荆芥穗、白蒺藜祛风气；石决明、白芍镇肝敛阴，疏风祛痰，降浊镇肝，治疗一般轻症每可见效。

中气虚衰，清窍失养，亦为眩晕的主要病机，通常用补中益气汤治疗。此方补脾胃之虚，须注意虚中挟实。若确如是，可用本方酌加祛实之药。虚损之人，脏腑功能减弱，元气不足，阴阳气血运行无力，易于停滞，故纯虚者少，而虚中挟实者，应先祛其邪，邪去正自安，邪少者则应以扶正为主，正盛邪自退。此种眩晕与升陷汤主证相类，若用补中益气汤去陈皮，加桂枝，重用黄芪，其疗效似较升陷汤作用更强。至于重用黄芪日久可生内热之论，若确为脾肺气虚，用之得当，生热之说并不可信。甚至有人在此方中加知母，以制黄芪之热，尤有画蛇添足之疑。眩晕之证病因繁多，大凡风、火、痰、虚、瘀皆能导致。诸病因中，以痰饮所致者为多见，《金匮要略》说："心下有支饮，其人苦冒眩。"《丹溪心法》说："无痰不作眩。"可知痰饮在眩晕病因中的重要性。治疗痰浊眩晕，一般用半夏白术天麻汤化裁。痰少眩晕常伴有恶心呕吐，若恶心而且心下痞闷，应用温胆汤加减；若只有恶心呕吐，无心下痞闷，用半夏白术天麻汤增减。本证挟火用芩连温胆汤；挟肝风上扰之眩晕，每用天麻钩藤饮加减；若为湿浊中阻，蒙蔽清阳，常用藿香正气散加减。

血虚、血瘀皆可导致眩晕。眩晕属血虚者，为血不上达，清窍不能上充，络脉空虚，神失所养。眩晕属实者，气滞血瘀，清窍被阻，精气不能上达，髓海失养。前者治虚用养血活血，补益肝肾，佐以通络，或用人参养荣汤加葛根、丹参。后者治以行气化瘀，祛风化痰，佐以醒神。中老年人眩晕，多数为血瘀所致，可用血府逐瘀汤加减，或用宁神汤加地龙、水蛭。

仲景治眩用泽泻，仅泽泻汤一方，余如小半夏加茯苓汤、苓桂术甘汤、葵子茯苓散，几方都是用茯苓治眩。小半夏加茯苓汤证，有呕吐、心下痞而悸之症。此三症虽然皆属中焦为病，而其中的重点是呕吐的病机是痰饮为病。所以用小半夏汤治呕吐，用茯苓治眩悸。苓桂术甘汤证，胸胁支满，胃停痰饮，阳不上达而目眩，除桂枝、白术、甘草外，其用茯苓，是为渗湿利水化痰，痰饮祛清阳升，目眩自止。葵子茯苓散用治妊娠水气的身重，小便不利，恶寒，起则头眩之证。此头眩，也是水饮内停，清阳不升而致，所以用茯苓化气利水，饮化水去，清阳升，头眩愈。可知茯苓治疗痰饮之眩，当是必选之药。

第二十四章 胁　痛

一、舒肝利胆——自拟方

药物　柴胡、白芍、枳实、片姜黄、木香、砂仁、延胡索、红豆蔻、莪术、郁金。

效验　2007年冬，柴某，女，51岁。因情志不遂，晚饭又过食油腻，而致胃脘胀痛，连及两胁，不久两胁疼痛剧烈，伴恶心欲吐，大便溏泻，于是以急诊入住某院。经检查，诊断为"急性胰腺炎，慢性胆囊炎，慢性胃炎"。用西药1周，病情略缓解，来中医院治疗。当时两胁呈胀闷隐痛，不欲进食，大便微溏，心下痞塞，舌苔黄腻，脉沉滑有力。恚怒伤肝，饮食伤脾，肝脾俱伤，胁腹皆痛。食积中焦，动化失常。治以疏肝理气，健脾消食。用本方加玫瑰花、鸡内金、败酱草。7剂，每日1剂，水煎3次，共取药汁500ml，服3剂后，胀减痛轻，饮食增加，大便正常，又服5剂，用法、服法同前。共服12剂，诸症悉退。检查示慢性胆囊炎仍在，胰腺情况好转。

编按　本方用于治疗急慢性胆囊炎、慢性胰腺炎。胆囊炎急性者，常以急诊求治于西医；慢性者，每多用中药治疗。胆为中清之府，附于肝、胆之经脉，络于肝，与肝互为表里。胆又是奇恒之腑，不直接受纳水谷，内藏由肝而来的清净胆汁，胆汁通过肝脏疏泄，参与脾胃运化。同时胆的少阳之气，协助脾脏运化升清，生发后天资源，化生气血，灌溉五脏六腑，这就是"凡此十二经者皆取决于胆"。胆腑发生病变，临床表现颇不一致。《灵枢·胀论》说："胆胀者，胁下痛胀，口中苦，善太息。"胆病之证，以胁痛、胸脘闷胀、口苦、恶心呕吐、黄疸等为多见。病因病机：一为外邪侵袭。感受六淫之邪，邪入半表半里，出现口苦、咽干、往来寒热、胸胁苦满、默默不欲食、心烦喜呕等症。二为内蕴湿热。主要有饮食不节，或过食肥甘，或饮酒嗜辛，致使胆失疏泄，胆汁瘀滞，郁久化热，而致湿热蕴结，横逆犯胃，出现恶心、呕吐、纳食呆滞、胁腹胀闷、两胁痛及胃脘。三为情志不遂。恚怒气滞，胆气郁结，内犯脾胃，胆汁以降为顺，肝胆气滞，胆汁瘀积不行，影响脾运化功能，以致口苦、咽干、胁腹胀痛、心下痞硬、大便失调或秘或泻。

四逆散见于《伤寒论》少阴篇中。《伤寒论》少阴篇所载"少阴病，四逆，其人或咳，或悸，或小便不利，或腹中痛，或泄利下重者，四逆散主之。"除去或然见证，主症只有脉微细、但欲寐、四逆三个证候。柯韵伯认为尚应补入"泄利下重"一症。四逆，柯氏解释说：四肢为诸阳之本，阳气不达于四肢，而厥逆。故四逆多属阴证，此泄利下重，是阳邪陷入阴中，阳内而阴外，以致阴阳脉气不相顺接。可知手足逆冷为热厥，四肢厥冷为寒厥，亦鉴矣。《素问·厥论》云："阴气虚，则阳气入，胃不和，而精气竭，则不荣于四肢。"《伤寒论·厥阴篇》曰："前热者后必厥，厥深热亦深，厥微热亦微。"柯韵伯的见解，是一家之言。其宗旨是说此四逆非为寒证，而为热证。然而从方剂分析，此方应是大柴胡汤减半夏、黄芩、生姜、大枣。大柴胡汤证的病机是热结在里。其症有寒热往来，或发热，微烦，心下急，或心下痞满，呕吐，下利等。其病在少阳经，在胆腑。四逆散，减黄芩，因热邪不甚，去生姜、大枣，因病不在表，去半夏，避免燥伤津液。此方重在理气。四逆散所治之四逆，应是阳气内郁，不得外达，属于气郁所致的四逆证。所以宜四逆散主之。枳实行滞气，消痞气，所以通达胆络。芍药主邪气腹痛，疏理经络之血脉。甘草调中。柴胡启达阳气，阳气通而四肢温。邪在胆，逆在胃，此方又治脘腹胃中结气。四逆散是病在肝胆，气郁不畅证的主要方剂。《伤寒论》方剂有加减者，近十首。其中黄芩汤与当归四逆汤二方的加减用药，以条文方式明显列出。理中丸与枳实栀子豉汤，在方后以注译方式加以说明。其余均在正文中列为或然之证。或然证与主证应是主附关系，或然见证的病机与主证是一致的。四逆散的主证若是热证，而其或然见证的病机也须是热证，但治疗或然证的用药大多是热药，如咳者加五味子、干姜。五味子敛肺气，干姜散寒气。其咳为肺寒而致。心悸者，加桂枝，温心阳而止悸。腹中痛者，加附子，温经散寒止痛。泄利下重者，用薤白，以温通下焦阳气。四逆散中，有五个或然见证，其中有四个是用温热药治疗，证明四逆散主治并非为热证；反之，为病偏于寒，或者说四逆散的病机是阳气郁滞，而兼有寒证。四逆散证或咳，或利，或小便不利，同小青龙证，咳或小便不利，用药相近；而真武证中，或咳，或小便利，或下利，或呕，种种皆是水气为患，水性无定，或然见证，不离其本。少阳为阳枢，小柴胡汤为转阳枢之专方。少阴为阴枢，真武汤为转阴枢之专方。并于两方加减处，细细寻释。知其异，并知其同，即可知其同中之异，并知其异中之同。方名四逆散，与四逆汤同治手足逆冷。但四逆汤治寒厥，四逆散治气厥，其病机不同。四逆散以疏邪通气为主，四逆汤以通阳散寒为主。四逆散可治气逆痛厥，胸胁挛急，两胁疼痛，口苦，不欲饮食，此方加理气疏肝利胆药物，如青皮、姜黄、木香、玫瑰花等治疗慢性胆囊炎、慢性胰腺炎等，往往可得奇效。

　　肝之经脉，"上贯膈，布胁肋"。所谓肝脉散布胁肋，是指左右两侧的胁与肋。性格急躁者，多心烦易怒，怒则伤肝，肝气不疏，而致胁痛、腹痛、胃脘痛诸症。胁虽有左右之分，而肝布两胁，临床不必严格区分，但病证确有在左、在右之不同。左胁作痛，古人认为肝火气盛，但有气滞、血瘀之分；右胁作痛，为痰火流注。肝急气实，须用苍术、川芎、青皮、当归之类。肝火盛者，加辛凉之药治之，或用当归龙荟丸，姜汤下，当归龙荟丸是泻肝火之要方。死血作痛者，用桃仁、红花、川芎，或用膈下逐瘀汤加减。痰火偏盛者，久坐办公室，或伏案过久，多以左胁伏桌，或劳倦后，尽力倚靠，虽然暂时不见内伤，久则胁痛，此为胸前瘀血停滞作梗，可用参苏饮（即苏赤木、党参）加红花、桃仁、降香、瓜蒌、半夏等，其效显著。两胁微痛者，由于痰邪内阻，或与食积并见，每用温胆汤加减，用化痰消食之剂以治之，有左胁痛，胃脘痛，以忧思忿怒，肝胆之气不得条达，故作痛，可用四逆散加味治疗。治妇人肝气郁滞，必以行气开郁为主，可用四逆散加减治之，或用柴胡舒肝汤治之，舒肝解郁，为治肝胆病证主要治疗大法。此方治疗慢性胰腺炎效果亦佳。

二、解郁安神——逍遥散加减

　　药物　当归、白芍、白术、茯苓、柴胡、夜交藤、柏子仁、炒酸枣仁、炙远志、龙齿、珍珠母。气郁化火者，加山栀子、牡丹皮。气郁痰甚者，加青皮、瓜蒌、枳壳、木香。瘀血停滞者，加丹参、降香、郁金、桃仁。

　　主治　心烦易怒，胸胁胀满，夜不安寐，胃脘胀闷，苔薄，脉沉弦。

　　效验　2011 年，张某，女，53 岁。因情志所伤，心烦易怒，手足心热，夜不安寐，胃脘胀闷，呃逆，来门诊求治。诊查所见：除上症外，面色不华，舌苔薄黄，脉沉弦。证为肝气不舒，气郁化火，热扰神明，肝脾不和。用本方 7 剂，每日 1 剂，水煎 2 次，取药汁 300ml，分 2 次早饭前、晚饭后温服。

编按 精神刺激，情志所伤，尽管变化不同，总体上病变有虚实差异。喜、悲、恐每致气之虚，其病机可有卫外失固，升降失调，固摄失司，气血运行不畅等。怒、思、惊每致气之实。实者其病机可见气行逆乱，气滞不行，气结壅遏，气郁横串等。此为概括之分，相对而言，并非一概如此。况病之成因非止一端，病之一发，变化莫测。《灵枢·寿夭刚柔》说："忧恐愤怒伤气，气伤脏，乃脏病。"病机过程为：情志所伤—气伤—脏伤。气伤可见气郁、气结、气逆。此三者，均易于化火、生痰、血瘀、聚湿、食滞之变。脏伤，首先是肝，其次为心，再次为脾。逍遥散为情志所伤疾病的常用方。名曰逍遥者，约有四方，包括张景岳逍遥饮、元戎逍遥散、丹栀逍遥散、加味逍遥散。张氏逍遥饮治思郁过度，耗伤心血，而怔忡心悸者。组成为当归、芍药、熟地黄、酸枣仁、茯神、远志、陈皮、炙甘草。元戎逍遥散治疗肝脾血虚及郁怒伤肝，少血目暗，发热，脑痛等症。药物有当归、白芍、白术、茯苓、甘草、柴胡。丹栀逍遥散为薛立斋所创，治疗肝脾血虚，发热，小便不利。药物即元戎逍遥散加牡丹皮、栀子。丹栀逍遥散，《医宗金鉴》载："治肝家血虚，火旺头痛，目眩烦赤，口苦，倦怠，烦渴，抑郁不乐，两胁作痛，寒热，小腹重堕，妇人经水不调，脉弦大而虚。"方后又云："引用炮姜三片，薄荷少许煎服。"加味逍遥散又以茯神易茯苓。临床以元戎逍遥散与丹栀逍遥散应用较多。吴崑译此名逍遥，"亦是疏散之意，柴胡能升，所以达其逆也；芍药能收，所以损其过也。丹栀能泄，所以伐其实也；木盛大则土衰，白术，甘草扶其所不胜也。肝伤则血病，当归所以养成其血也。木实则火燥，茯神所以守其心也，总之，气盛血虚，肝郁有热者宜之"。

元戎逍遥散治血虚劳倦，五心烦热，肢体疼痛，头目眩晕，心忡颊赤，口燥咽干，发热盗汗，减食嗜卧，以及血热相搏，月水不调，脐腹胀痛，寒热如疟。又主室女血弱阴虚，荣卫不和，痰嗽潮热，肢体羸瘦，渐成骨蒸，原方为当归（酒洗）、白芍（酒炒）、茯苓、柴胡各一钱，炙甘草五分，加生姜三片，薄荷少许，一方无薄荷，加麦冬二十粒。如热甚者，加牡丹皮、栀子。骨蒸者，加知母、地骨皮。咳嗽者，加五味子、紫菀。吐痰者，加半夏、贝母、瓜蒌仁。饮食不消者，加山楂、神曲。口渴者，加麦冬、天花粉。胸中热者，加黄连、山栀。心慌者，加远志、酸枣仁。吐血者，加阿胶、生地黄、牡丹皮。自汗者，加黄芪、酸枣仁。久泻者，加炒黑姜。遍身痛者，加羌活、防风、川芎，以利关节。手足振掉者，加防风、荆芥、薄荷。气恼胸膈痞闷者，加枳实、青皮、香附。怒气伤肝，眼目昏花者，加龙胆草、黄连、山栀。小腹痛者，加香附、延胡索。经闭不通者，加桃仁、红花、苏木。左腹血块者，加三棱、蓬术、桃仁、红花。右腹肿块者，加木香、槟榔。

此方适用于情志所伤，肝郁脾虚，以及肝血不足，木不疏土，常用于妇女更年期综合征、抑郁症及乳癖等，效果良好。用此方加木瓜、钩藤治愈1例血虚，又情志不遂，而致手足搐搦之证。手足搐搦应与循衣摸床相区别。

循衣摸床，捻线撮空，有此证出现表明病情较重，常为重危之病。由于阴亏热盛，元气虚衰，不能自主。虚者则气衰阴弱，阴阳离决，循衣摸床，微喘直视，元神耗散无主，可用独参汤，以补元神，或左归饮，以壮肾水救阴。实者，属于本虚标实之状。阳明热极，邪实于中，阴气被灼，几将涸竭，火劫阴伤，阳盛热极，神被火迫而不守，致循衣摸床，可用大承气汤，急下回阴，希冀万一。当此之际，必审阴液存亡，存得一分津液，便有一分生机。须验小便利与不利。若小便通利，阴存则生；小便不利，阴亡则危。若脉象见涩者，阴竭血耗，病为危急无异。

三、养肝降浊——自拟方

药物　黄芪、党参、枸杞子、五味子、黄精、当归、白芍、木香、枳壳、郁金、半枝莲、白花蛇舌草、败酱草、太子参。

效验　2001年夏，尤某，男，35岁。该患者素常喜饮酒，且有成癖之势。近日检查肝功能发现，谷丙转氨酶120 U/L（正常值0～40 U/L），谷草转氨酶80 U/L（正常值0～40U/L），总蛋白55 g/L（正常值60～87g/L），白蛋白30 g/L（正常值34～50 g/L）。总胆红素30 μmol/L（正常值2～20.4 μmol/L），直接胆红素10 U/L（正常值1.7～6.8 U/L）。证候仅有纳食减少，胸脘胀闷，恶心，身倦乏力，二便正常，舌苔薄白，脉沉弦。证为肝失疏泄，脾气不足，运化失司。投本方20剂，每日1剂，水煎2次，共取药汁400ml，去滓，分2次早饭前、晚饭后温服。服用1周，患者病情好转，无明显不适。又服20剂，服用法同前。药后复查肝功能，各项指标均恢复正常。3年后，患者因饮酒而致周身不适，当复检肝功能时发现各项指标又有升高，再次服用中药，方同前，连服40日，服用法同前，药后复查肝功能又恢复正常。

编按　目前对肝脏功能的评价就是依据抽血化验结果。而谷草转氨酶、谷丙转氨酶增高，是其中的重点项目，但只有此二者单项增高并不能定为肝功能异常，多数无明确临床表现。仅少数可见干呕渴饮，胸膈满闷，饮食不下，或两胁抽痛，舌苔黄黑，此即肝邪犯胃而然，宜用黄连汤加枸杞子、五味子、败酱草之类。若寒热似疟，合用小柴胡汤加减。若症有呕吐青绿之水，或黄黑浊饮，此邪已犯厥阴，因胃中空虚，肝风乘虚袭胃，所吐之物是胃底肠中之阴浊，升降失调，翻腾上逆，遂致上涌，而出于口，治以泄厥阴，以安阳明，如竹叶石膏汤合二陈汤加黄连、乌梅之类，以安胃镇逆。若其人阳明虚弱，慎用酸苦，当安胃为主。微兼泄肝之品，宜六君子汤加姜黄连、吴茱萸、白芍、乌梅、代赭石之类。若身热，耳聋，口渴，胸腹板实，入暮谵语，呕逆吐蛔，舌苔黄中带灰，此湿热之邪，结于厥阴之界，病势最险，宜用三仁汤加黄连、枳实、半夏、茯苓、石菖蒲之类。阳邪传入厥阴，入里极深，厥阴相火内寄，热与相火，二相蒸灼，伤阴最速，阴液消耗，邪热陷闭，其症多属危证。只有转氨酶增高，无明显临床症状者，须结合舌象、脉象选用滋阴补肾、清热解毒、疏肝理气、敛肝养血诸法，用上自拟方酌加女贞子、山茱萸、桑椹、覆盆子、青皮、焦山楂等。此方对于转氨酶增高，疗效明显，只是少数患者有复发现象。

四、补血养肝——补肝汤加减

药物　当归、白芍、川芎、熟地黄、木瓜、远志、酸枣仁、石决明、鸡血藤、枸杞子。

效验　2013年春，王某，女，25岁。两目胀痛，眼压升高，视物不清，头部微痛，曾于眼科治疗两月余，目痛好转，头痛消失，眼压复常，但仍视物不清，建议其服用中药，于是求治于笔者门诊。就诊时视物模糊，面色不华，少眠心悸，月经后期、量少，舌质淡，苔薄白，脉弦细。证为肝血不足，目失血养所致，选用本方加菊花、谷精草、密蒙花。连服1个月，每日1剂，水煎2次，取药汁400ml，去滓，分早晚2次饭后0.5～1小时温服。药后视力好转，又服3周，诸症悉退。

编按　《灵枢·大惑论》说："五脏六腑之精气，皆上注于目而为之精，精之窠为眼。内之精为瞳子，筋之精为黑眼，血之精为络，其窠气之精为白眼，肌肉之精为约束，裹撷筋骨血气之精而与脉并为系，上属于脑，后出于项中。"这是中医眼科有五轮之说的最早记载。肉之精为上下眼胞，为肉轮，属于脾。血之精为内外两眦，为血轮，属于心。气之精为白眼，为气轮，属于肺。筋之精为黑眼，为风轮，属于肝。骨之精为瞳仁，为水轮，属于肾。此五精经约束气血筋骨之精与脉并为一个系统，上归于脑，后出于项中。八廓是将眼目分八个部分，分别用八卦命名。八廓分属六腑及心胞与命门。眼与内脏的关系是"肝得血乃能视""肝开窍于目""目为心之使""心属火，火能外照""肾主水，水能内鉴"。肝病及目，一为急性发病，眼目突发红肿疼痛，眼屎增多，目睛出血，为肝炎上升所致，以龙胆泻肝汤加减治疗。二为慢性发病，两目昏蒙，伴头晕，活动加重，或两目干涩，或天黑则视物不清。此为血不养肝，肝血不能上达，当以养肝血为主，方用补肝汤化裁。心主血脉，若心血不足，可见心悸气短、面色不华、视力减弱，动则头晕、心悸加重，健忘，可用天王补心汤合当归补血汤加减。若心血瘀滞，可见头痛目痛，状如针刺，视物不清，或有复视，或视野缺损。此常为瘀阻，可用宁心汤加桃仁、红花。肾水不足，可见两目昏花，神疲健忘，耳鸣如蝉，腰酸膝软。当治以养阴补肾，清头明目，可用杞菊地黄丸加减。若血不上达，髓海不足而致者，可用宁心汤合地黄饮子加减。

　　肝藏血，包括肝的贮藏血液、调节血量作用。《医学入门》说："人动则血运于诸经，静则血归于肝藏。"临床凡大怒所致吐血、衄血皆责之于肝。肝血不足，可见于多种疾病，如失血过多、癌症放化疗之后、慢性白血病、再生障碍性贫血等，每有血不能藏之于肝，肝不能为诸经调节血量，表现为动则心悸，眩晕，夜不安寐，面色苍白，爪甲不华、色淡白，身倦乏力，脉虚滑无力。病偏于肝血不足，每用补肝汤加减。常用药如枸杞子、补骨脂、黄精、白芍、当归、鹿角胶、阿胶、黄芪、人参等。2002年冬，梁某，男，年七旬。某日突发左眼视力不清，当即去医院检查，诊断为"左眼底出血"，马上来笔者处求治。当时以犀角地黄汤加止血之药治疗1周。1周后复诊，患者自诉，病情未发展。左眼视力未恢复。又以四物汤加活血药茺蔚子、王不留行、泽兰、丹参、降香、桃仁。连服1个月，左眼视力恢复正常，病情痊愈。

第二十五章 臌 胀

化积养肝——自拟方

药物 鳖甲、黄芪、生晒参、白术、莪术、三棱、当归、鹿角霜、皂刺、厚朴、枳壳、木香、半枝莲、白花蛇舌草、茯苓。

效验 1999年秋，胡某，男，近50岁。素为乙肝病毒携带者，又长期嗜酒，形成乙型肝炎，不久转变为肝硬化，并出现腹水等肝功能失代偿表现。这时才忌酒，又在中西医结合治疗下病情有所缓解，中医检查腹部胀大，形体及四肢瘦，腹筋起，面色青黄，胸部可见蛛丝赤缕，不欲饮食，恶心欲吐，周身乏力。用本方7剂，每日1剂，水煎3次，共取药汁300ml，分3次早午晚饭前1小时温服。药后饮食增加，体力有所恢复。又投本方2周，服用法同上。服毕，腹水减少，诸症好转。又用本方一月余，腹水消失。改上方为丸药，每丸9g重，每日2次，每次1丸，白开水送下。1年后患者来告知经复查，肝脏功能恢复正常。7年后患者再次求治肝硬化，这次来时较前次尤甚，服前方，药进即吐，已不能再用中药，听说几个月后病逝。

编按 《素问·腹中论》曰："心腹胀满，不能再食，腹部胀大，为之鼓胀。"《灵枢·水胀》论述了腹胀、臌胀、肠覃、石瘕等证。谈臌胀时说："腹胀身皆大，大与腹胀等，色苍黄，腹筋起，此其候也。"臌胀为胀病的一种。所谓胀，指皮肉膨胀而有胀满、排挤、压迫等感觉。即如《灵枢·胀论》所说："夫胀者皆在于脏腑之外。排脏腑而郭胸胁。胀皮肤。故命曰胀。"气之浊者不降，则清者不升。行者不舒，驻者自急。满多实，胀多虚。臌胀的病因有外感受时热、时疫，内伤情志郁怒，平素酒食不节等，疾病轻时失于治疗，日久正气耗损。正气不足，不能与邪抗争。邪气越盛，正气越伤。气血郁阻，水湿外渗，逐渐形成臌胀顽疾。臌胀有四种类型，一为气滞，腹部胀大，不欲饮食，矢气胀减，一般无腹筋起。此由肝气郁滞，横犯脾胃，气结中焦而致。治以行气消胀，方用自拟行气方加减（方见脾胃方中）或五磨饮子加减。二为血瘀，素有肝血凝结，胁下癥积，久而不解，阻碍水液运行，出现腹部胀大，鼓之如鼓，不欲饮食，齿衄、鼻衄，或身黄疸，可伴四肢水肿，小便短少，身见蛛丝赤缕，腹部青筋暴露。此是肝血瘀结，水湿不能气化运行，溢于腹中及周身。本证由于本虚标实，治疗较难。扶正有碍血水运行，消瘀利水更伤于正，可用自拟方随证加减，缓慢调治，也可配合大黄䗪虫丸、归芪建中汤间断服用。三为虫积，东北地区偶见肝吸虫病。血吸虫病一般见于从疫区回来的人。笔者只见过1例从南方来的血吸虫病患者，但未治疗。四为水停中焦，症见腹部胀满，面色萎黄，身倦乏力，少气懒言，或大便溏薄，为脾失健运，不能运化水湿，水湿内困，升降失常，清浊不分而致，可用二十四味流气饮加减。笔者用此方治疗1例结核性渗出性腹膜炎患者（当时配抗痨西药），病情好转。

《金匮要略》治疟母用鳖甲煎丸，后世凡内有腹部癥瘕癖块，常用此药，或用以治疗腹部癥瘕积聚，伴有寒热者，用鳖甲煎丸。本方选取去甘草的小柴胡汤，以调和肝胆，用柴胡、黄芩、人参、半夏扶正以驱邪，和里以清热。本方原本治疗疟证久而不愈，正气衰退，痰血凝结而形成的疟母。本方中用药以散结活血为主，逐饮行水为辅，故也适用于腹部癥瘕癖块，用鳖甲、射干、黄芩、紫葳、䗪虫、蜣螂、鼠妇、干姜、桂枝、蜂窠、桃仁、牡丹皮、葶苈子、石韦、瞿麦、赤硝、厚朴、大黄。其制法为均制成末，取灶下灰（伏龙肝）一斗，清酒一斛五斗浸灰，待酒被汲尽一半，将鳖甲纳入酒中，煮鳖甲，直至泛滥如胶漆，以尽鳖甲之药力。再入诸药末，煎为丸，如梧子大，空腹服 7 丸。制药的目的是使鳖甲借助清酒，性辛热行散，化癥积，散结聚，能使药性自内达外，酒灰煮鳖甲，有软坚散结之用，药性皆偏，各不相同。药物之间，治此碍彼，用酒煮鳖甲，起到监督斡旋作用，使各药有利而无弊，共起化结祛瘀效果，以免方中各药用后邪气牢固，气血被劫。本方逐瘀破癥力强，须防伤正，以阿胶、人参，顾护气血，挽其过当。方中破血之药较多，破血又以虫类搜剔为主。正气不足，营血虚少，扶正之品应再增强，以避免邪去正伤。笔者用本方加减治疗脾大性脾硬化，用药一月余，病情明显好转。

　　痞证与结胸、臌胀同为心腹胀满之症。臌胀已述。结胸与痞证当以痛为辨，满而硬痛为结胸，属实热而有形，宜陷胸法治之。满而不痛为痞满，属虚热而无形，宜用泻心法治之，然结胸未甚，也有用泻心法治之者。实者为结胸，虚者为痞满，两症相兼，当互相参考分析。半夏泻心汤证的病因是误下，正气被伤。其病机是寒反入里，随之热化，与无形气相结，病证有腹部胀满、呕吐等症。方用半夏泻心汤。药用干姜散寒；黄芩、黄连泄热；半夏散结止呕；人参、甘草补胃气，以助半夏开寒结，而痞自解。甘草泻心汤证的病因是邪盛于表，误下之。其病机是表兼邪热，误下，邪热内陷，中焦空虚，心下痞硬而满，且有邪热上攻之势。症状有下利腹鸣，完谷不化，心下痞硬而满，干呕，心烦不得安，呕逆心烦。重复攻下，胃气空虚，邪气更加嚣张，从而心下痞硬满加重。此痞为虚痞，硬为虚硬，满为虚满。医者不知是虚痞、虚满、虚硬，误认为结热未尽，而又复误用下法，于是虚上加虚。胃虚不化，邪逆于上，痞满更重，原文明确指出："此非结热，以胃中虚，客气上逆"，误用攻下，使痞满硬加重。治法为扶正祛邪，清热消痞。方剂用甘草泻心汤，方中甘草、大枣，益气和胃；半夏，调和中州，不使邪气上逆，仍用黄芩、黄连，以泻已逆的痞气。大黄黄连泻心汤证的病因为大下复汗，正虚邪入，导致心下痞。其病机是心下痞证，本应治痞，但其外有恶寒之症，虽邪入里，其表邪尚未解除，形成内外俱病，不可先攻其痞满，而应先用桂枝汤解其表，表解后再用大黄黄连泻心汤攻其痞，不然恐痞不解，而表邪又入于里，使病情加重。这是先治表，而后治里之治疗大法，此病机是热邪入里，火邪亢甚。症状见心下痞，按之濡，或心烦不得眠，关上脉浮。治宜清热泻痞。方用大黄黄连泻心汤。火邪亢甚，不得下交于阴，而成痞证。若痞证而见心烦不眠，是在里的邪热有余，故用大黄、黄连清热泻火。附子泻心汤证的病因是泻下伤阴，热邪入里。其病机是表阳不足，邪热内结三焦。症状见恶寒汗出，心下痞满，心中烦热，口干，溺赤。治宜固表清里。方用附子泻心汤。方中大黄、黄连、黄芩，泻热痞；附子，复其阳气。此证是邪热有余，正阳不足。若治其邪热，而用寒药，其恶寒更甚。若用热药，温补其阳，而其邪热增加，痞满更重。不得已，用寒热并投、补泻同用之法。黄连、黄芩、大黄为寒药，沸水浸汁生用；附子为热药，煎煮取汁。生熟异性，寒热异气，合和与服，各奏其效。此病机是热在三焦，故用三黄泄热；恶寒汗出，是因阳气不足，故用附子温阳，附子煮汁者，取味以温补，取三黄之用，浸渍取气，此方名附子泻心汤。生姜泻心汤证的病因是汗解后，胃中不和。其病机是太阳余热未尽，中焦不和，真气不能运行，又不能消化饮食，脾虚不能制水，阴寒挟水内停中焦。症状见心下痞硬，干呕，吐食臭，噫气嗳腐，胁下有水气，腹鸣下利。治宜泻心开痞。方用生姜泻心汤。药用生姜散水，胃藏津液，发汗则津液亡，胃中不和，则成痞；生姜能生发胃中升腾之气；佐以人参、甘草、大枣，则益胃气，以生津液；干姜、半夏，破阴以导阳；黄芩、黄连，泻阳以交阴。通方破滞宣阳，亦泻心之义。痞证的成因皆由误下而成，有汗后，津液干，脾胃气虚，阴阳不得升降，而成痞，用生姜泻心汤，以开痞，清湿热，兼助脾胃之气。还有发汗吐下解后，心下痞硬，噫气不除者，胃气大虚，表寒乘虚，结于心下，胃气不降，而上出于口，为中虚胃弱，而不和降，痰气上逆之证，用旋覆代赭石汤，补中和胃，化痰止逆。方中旋覆花味咸，咸以软坚，行水下气；代赭石味苦，质重而降逆气；半夏、生姜辛温，消痰行水；人参、甘草、大枣，甘温补中，而和胃气。

结胸证有三类：一为水热互结，二为痰热互结，三为寒实结胸。水热互结为大陷胸汤证，病因是重发汗而复下之。病机为水热结在胸胁。症状是不大便，舌上燥渴，日晡小潮热，头汗出，从心下至少腹硬满而痛，或心下硬满，脉沉紧，方用大陷胸汤。此证虽热结于心下胸胁，而实热之邪积于胃肠。治当攻逐水结，清解阳明。用甘遂以泻心下两胁水结之邪，硝黄攻阳明实热。若水邪偏于上，用杏仁利胸中之气，用葶苈子助甘遂开胸中水结。用蜂蜜以使峻药缓行，不伤胃肠。痰热互结为小陷胸汤证，病因是热邪偏盛，水湿成痰，痰热结于心下。症状是正在心下痞满稍硬，按之则痛，脉浮滑。治宜化痰开结，清热除痞。方用小陷胸汤。用黄连除心下热痞；半夏涤痰开结；瓜蒌滋半夏、黄连之燥，降逆泄热。寒实结胸为三物白散证。病因是太阴病误下而成。病机是寒水冷饮，结于心下。症状是心下痞硬满，但无热证，应有寒冷之象，脉当沉紧。治宜温化寒饮，散结开痞。方用三物白散。药物以巴豆攻逐寒水，佐贝母散结开胸，使桔梗载巴豆搜逐胸邪。

五泻心汤（除大黄黄连泻心汤外）在脾胃病寒热错杂证，常可辨证施用。陷胸汤以小陷胸汤常用，大陷胸汤几乎不用。20世纪70年代初，某日，一位住院患者发生胃溃疡穿孔，当即转外科治疗。当时笔者向主任求教："此患者从心下至少腹硬满而痛，手不可近，按之肌肉紧张，反跳痛。应是大陷胸汤证。能用大陷胸汤吗？"主任说："不行，不行。证虽符合，用之足以致命。"三物白散中巴豆有剧毒，亦不可轻视。故此大陷胸汤与三物白散从未用过。

第二十六章 黄　疸

利湿祛黄——茵陈蒿汤化裁

药物　茵陈、栀子、大黄、白术、党参、板蓝根、半枝莲、白花蛇舌草、败酱草、枳壳、木香、车前子、藤梨根。

效验　1995 年冬，佟某，男，年八旬。素体无疾，近月腹部时痛，饮食减少，大便时溏，近 1 周出现目睛发黄，遂去某院住院就医，CT 检查发现胰头有占位性病变，初诊为"胰腺肿瘤"，建议去专科医院治疗。患者自认年事已高，只求中医治疗。来诊时主症为脐腹疼痛胀满，纳食减少，大便时溏、色淡，小便深黄，目睛发黄，舌苔薄黄，脉弦而大，遂用本方 7 剂，每日 1 剂，水煎 2 次，共取药汁 400ml，去滓，分 2 次早饭前、晚饭后温服。1 周后患者病情好转，痛减胀轻，体力略复，继续用本方 1 个月，发黄已退，诸症消失。又用本方 2 周，后去某院复查，CT 复检正常。前次认为占位病变，此次未发现。

编按　《伤寒论》《金匮要略》中，黄与五疸之辨治须加明晰。黄证身黄如橘子色，若熏黄，为湿证，但黄不肿，与里水的一身面目黄肿不同。黄证属湿热为病，里水为水邪为患。黄疸与黄汗亦有区别，身体肿而汗出，色正黄如柏汁，是黄汗。黄汗为水湿不能排泄，潴留于肌肉而发生水肿所致。黄证为身黄，为湿热内陷，脾被遏郁而引起。黄证与伤寒邪入阳明，或邪入太阴，湿郁不发有关。伤寒热病中包括温病、暑病等，亦多有黄证。五种黄疸病，都属于杂证。疸即热病，由于火动发汗，火邪与湿热相搏，致发热、烦渴、胸满、口燥、身黄，是为黄疸。由于湿热内停，饮食减退，食后湿热上冲，而致食毕即眩，心胸不安，小便不通，久则身体尽黄，名曰"谷疸"。由于肾劳引起，虚热上浮，致手足心热，薄暮即发，膀胱急，额上黑，微汗出，小便自利，名曰"女劳疸"。由于饮酒过度，酒热伤胃，热伤血络，瘀血内停，致目青面黑，心中如啖蒜状，皮肤不仁，大便正黑，肌肤黑中带黄，名曰"黑疸"。总之，疸证有二重原因，即原有湿热，而又加上火动酒毒、食少、女色，或误治所致，而黄证仅是热入血分，湿热遏郁而黄。

黄疸为脾胃之病，黄为土色，土居于中，在四季中，旺于四季之末，《金匮要略》说："黄疸之病，当以十八日为期，治之十日以上瘥，反剧者难治。"18 日，是土旺脾气至，以 18 日为期，虚者当复，实者当通。土之所任，仅及于此，过此以往，力遂不胜，此不过是约略之词。黄疸一般多在 20 日左右可退，不愈则剧，均有约期，治之宜早，不容迁延耽缓，若治之得法，10 日以上可差，否则证必增重，增重则难治。又说："疸而渴者，其疸难治，疸而不渴者，其疸可治。"就是说疸病至渴，则湿邪尽，病从热化，熏灼津液，津液枯涸，求助于水。因脾与胃为表里，胃液伤则脾亦衰，而不易转输，水日增，而火日炽，气郁血结，更致水气内聚，腹部胀大，胀满不消，所以说疸而渴者，难治。若黄疸不渴，则热势尚轻，病情不重，所以说黄疸不渴者，可治。然而必须详审其证，辨证寻治，或可挽回，否则病气留连，有增无减，将酿成不治之病。

女劳疸是肾阳不足而致，虚阳外泛，而为黄。诸黄疸皆由于湿热，独女劳疸，属肾阳不足，虚阳外泛。其小便自利，阳虚不约，膀胱不急，因其由于虚阳外泛，而不是由于湿热或寒湿，其色虽黄，不是如橘子色，或熏黄，更不是身面如金，女劳疸证应属虚劳，宜和营卫，以收其外泛之阳，使其下归于阴，培补中土，健全生气，可用小建中汤治之。若肾阳虚，可用补肾地黄丸，长久服之。笔者曾用此类方法治疗3例溶血性黄疸，近期疗效较好。黄与疸，皆湿热郁蒸而成，故在营卫者，和其营卫。表和里实者，攻其里。表里俱病者，两解之。又有属于虚劳者，当改攻为补，变寒为温。津枯血燥者，宜变清利为润导，有兼证错出者，应注意其兼证，其因误治增病，应先治其新病，《金匮要略》治黄及疸诸法，仅方剂数贴，但治疗大法已经皆备。黄疸重症，发热喘急，胁痛胸满，发生黄疸迅速，也称为急黄证。属于黄疸垂危者，预后不良。笔者曾遇到有的黄疸患者，用瓜蒂纳入鼻腔中，说是可以退黄。还有的黄疸患者吞服活泥鳅，也说是能退黄。据观察，不仅黄疸未退，且病情加重。目前，还有用此种方法治疗黄疸者。笔者认为此类偏方不可取。

第二十七章　头　痛

一、肝郁证——散偏汤加味

药物　川芎、白芍、白芷、白芥子、柴胡、香附、天麻、蔓荆子、葛根、荆芥穗、藁本、羌活。

效验　2007 年秋，刘某，女，45 岁。5 年前患头痛，时发时止，每发多因恚怒，开始自服止痛药可缓解。近日发作时一般止痛药效不佳。近日发作来笔者门诊治疗，检查所见：患者表情苦楚，语言清晰，左侧偏头痛，以胀痛为主，偶有悸痛，痛甚恶心，不欲饮食，两胁胀闷，口苦口干，舌苔薄，脉沉弦。证为肝郁头痛，肝郁化热，肝气犯胃所致。用本方加牡丹皮、栀子。3 剂，每日 1 剂，水煎 2 次，共取药 300ml，去滓，分 2 次早饭前、晚饭后温服。1 剂痛减，2 剂痛止，3 剂服后痛未再发。

编按　此方见于《辨证录》，为刘草窗所制，是王德光老师治疗头痛最常用方剂。头为诸阳之会，为清阳之腑，凡五脏六腑清阳之气、精微气血皆上于头。维持其正常生理活动，必须经络通畅，气血调和，髓海得以滋养。由于风寒、风热、暑湿、血虚、肾虚、肝郁气滞、肝经血瘀、诸火上炎等皆能引起头痛。头痛辨证应注意：一是根据病证病程、病势辨证。如外感头痛病程较短，内伤头痛病程较长；刺痛为血瘀，胀痛为气滞；暴痛常为风邪，痛重如裹为湿邪，悸痛而重多虚。此外，尚应注重头痛所伴兼证：风痛者多见恶风寒，鼻塞眼胀。寒痛者多畏寒喜热，四肢逆冷。湿痛者以头重为甚，四肢沉重或肿胀，面目虚浮。气虚者身倦乏力，短气，劳则痛增。血虚者面色不华，心悸头晕，动则痛剧。痰厥头痛，常胸脘痞闷，不欲饮食，苔腻，脉滑。火郁头痛，多口干口苦，喜冷畏热。肝火头痛，口苦胁胀，胸闷善太息。肾虚头痛，腰膝酸软，耳鸣神疲。二是经络脏腑辨证。三阳经均循头面。厥阴经上会巅。头痛分经论治，大抵太阳头痛多在后头枕部，下连于项。阳明头痛多在前额、眉棱骨处。少阳头痛多在两颞，连及于耳。厥阴头痛在巅顶，连及于目系。此外，要依据各脏腑生理功能和病理表现辨证。

散偏汤原方为"川芎一两，白芷三分，柴胡一钱，香附二钱，生甘草一钱，生白芍五钱，郁李仁一钱，白芥子三钱。根陈氏云：偏头痛得之气郁不宣，又加风邪袭于少阳之经，其痛时轻时重，大约遇顺境则轻，遇逆境则重，川芎止头痛，同白芍用之，能平肝之气，生肝之血。用郁李仁、白芷助川芎，以散头风，柴胡、香附以开郁，白芥子消痰，甘草调和其滞气。则肝胆尽舒，而风于何藏。故其痛顿消。唯是一二剂，不可多用"。在临床中用此方，主以川芎，川芎辛燥，味薄气雄，辛香行散，温通血脉，疏达气血，上行头目，下行血海，能行血中之气，祛血中之风，既能活血化瘀，补血生新，又能升清阳，行气开郁，是血中气药，故为治头痛之圣药，用量宜重。白芍味苦、酸，性寒，能养血柔肝，敛阴抑肝，与甘草配伍可育阴缓急止痛；与川芎同用可制约川芎的辛燥之性。柴胡疏肝理气，调和气机，又治少阳经头痛。白芷用于阳明经头痛，白芷配柴胡，有升清阳作用，可引诸药入少阳阳明之经，使药直达病所。郁李仁、白芍同辛散药配伍，可制约其辛燥之性。此方舒利肝胆之气，使气血流通，而收止痛之效。此方不仅治偏头痛，还治疗现代医学中的血管神经性头痛、肌收缩性头痛等。对于鼻源性头痛，以此方加辛夷、苍耳。若兼肝经郁热者，加牡丹皮、栀子、连翘、生地黄。若兼有血行不畅者，加丹参、红花、桃仁、降香，若肾阳不足者，加仙茅、补骨脂、肉桂。如是外感头痛、气血两虚头痛、肝阳上亢头痛，不宜施用本方。若肝经痰热者，症见头晕头痛，恶心欲吐，肢体震颤，耳聋耳鸣，胸胁痞闷，心中烦热，不欲饮食，夜寐难安，大便不调，小便黄赤，舌苔黄腻，脉弦滑数。治宜平肝清热，化痰止痛，不宜用散偏汤，可用蒿芩清胆汤加减。

如肝肾阴虚头痛，当以杞菊地黄丸加减。兼有肝阳上亢者，加珍珠母、白芍。肝风上扰者加地龙、僵蚕、钩藤。如肝血不足者，加当归、鸡血藤。肾阴虚者，加女贞子、桑椹。兼有血瘀者加三棱、莪术。兼肾阳不足者，加蛇床子、肉苁蓉、肉桂。

属于肝火上攻者，出现口干口苦，面赤目赤，头痛灼热，喜凉恶热，小便黄赤，舌苔黄厚，或舌如有芒刺，脉弦数有力。可用龙胆泻肝汤加减，用此方时苦寒之品如龙胆草、黄芩、栀子，用量不可过多，服用时间不可过久，肝火得清，即应停服，避免苦寒伤阴。肝郁脾虚者，散偏汤方中加蔓荆子、青皮、苍术。如痰湿头痛，症为头部沉重，头痛如裹，多眠胸闷，食减便溏，舌苔白腻，脉濡，治以燥湿健脾，化痰升清降浊。方用半夏白术天麻汤加减。气血不足头痛，症见头痛隐隐，动则头晕心悸，面色不华，夜不安寐，精神委靡，舌质淡嫩，脉沉细无力。方用人参养荣汤加减。肾阴不足头痛，症见耳鸣耳聋，五心烦热，头部隐痛，腰膝酸软，证为髓海不足，头脑空痛。用杞菊地黄丸加减。肾阳不足头痛，症见四肢逆冷，喜温喜按，头晕头痛难支，神倦乏力，发落齿摇，脉沉细而迟。方用河车大造丸加减。

血瘀头痛，寒热、虚实、久病等各种原因皆可形成，脑部外伤更为常见。血瘀头痛，指血行瘀滞，或瘀血内结为主头痛。当用活血逐瘀法，可用桃红四物汤加减，或血府逐瘀汤加减。而其他头痛亦可兼有血瘀，而后者只是按其辨证治疗，酌加化瘀之药即可。脑外伤头痛，开始虽是有明确外伤血瘀，用活血化瘀法治疗；时间越久，其变化越复杂，有气虚者，有血虚者，有痰湿者，有热郁者，有髓海不足者，有气滞血瘀者，随证加减用药。头痛剧烈，状如锥刺，或如刀劈，每因情志不遂而诱发，或加重，舌质紫暗，脉沉弦而涩，治以活血化瘀，通络止痛。方用血府逐瘀汤化裁。

头风其义，为风寒侵入人之头部，气血运行不畅而作痛。偏头痛亦属头风之类。伤寒病邪在三阳及厥阴之头痛各自不同。头额、脑后、巅顶俱痛者，为太阳经脉上额交巅，下脑后。痛在额前，上连目珠者，为阳明经脉循额颅。头角痛者，为少阳头痛，以少阳经脉上行头角。但巅顶痛为厥阴头痛，以厥阴之脉会于巅顶。今人多用附子、防风、白芷、菊花、羌活等药治头风，其效力远不及头风摩散。吴鞠通曾用羚羊角、连翘、白菊花、刺蒺藜、生甘草、薄荷等药，治愈一右头痛者。此属风热所致，其症必是面赤，头部灼热胀痛，喜凉畏热，手足颤动等，舌苔黄，脉弦数，故投此方而获效。

二、风热证——芎芷石膏汤加减

药物　川芎、白芷、石膏、菊花、荜茇、葛根、石决明、藁本、蔓荆子、天麻。

效验　2007年冬，许某，女，年近八旬。于当年春季，面部额角出现带状疱疹，疱疹虽愈，但额角遗留头痛一症。其痛时发时止，发作时疼痛剧烈，呻吟不止。去某院住院诊断为"三叉神经痛"。服用抗癫痫药，疼痛明显缓解，但仍有疼痛发生，于是求中医治疗。检查：面色晦暗，形体瘦弱，恰在诊查期间发作，患者以右手护右额角，不能语言，口角流涎，约3分钟，自行缓解，一切如常，舌苔薄白，脉沉弦。证属久痛入络，病犯阳明。用本方7剂，每日1剂，水煎2次，共取药汁300ml，留药滓敷患处，每日1次，每次约半小时。药汁分2次饭后温服。7剂药后症状逐渐减轻，发作时间缩短，休息时间延长。又用前药2周，病情大减，基本不再发作。

编按　《伤寒论》头痛是风寒之邪，外束于表，循经上攻于头而致。三阳经络皆上于头，唯以太阳受病头痛居多。《素问·热论》说："伤寒一日，巨阳受之，故头项痛，腰脊强""七日病衰，头痛少愈"。《伤寒论》在太阳病提纲中，把头项强痛列为重点之一。太阳主表，头痛是表证代表之一。如太阳病，头痛，发热，身疼腰痛，骨节疼痛，恶风无汗而喘者，麻黄汤主之。此是麻黄汤的典型症状。太阳病头痛发热，汗出恶风者，桂枝汤主之。此是桂枝汤的典型症状。阳明病有伤寒六七日，不大便，头痛有热者，调胃承气汤下之，若小便清者，知热不在里，仍不在表，当予桂枝汤。当知头痛一症可持续6～7日。同是头痛，又有太阳、阳明之分，区分要点在于小便清者，知不在里，仍在表，小便若是黄浊，知在阳明，不在表。伤寒脉弦细，头痛，发热者，属少阳，是表邪未解，而脉见弦硬，说明邪入半表半里，不可再用治表证的发汗法。否则汗出，亡津液，病即转属阳明，当以和解少阳法治疗。厥阴病干呕吐涎沫，头痛者用吴茱萸汤。若是风、寒、暑、湿之邪所致头痛，无汗为表证，宜葛根汤加白芷、葱白等汗之。若自汗，不恶寒，反恶热，大便实，小便赤，当以阳明里治，方用调胃承气汤。少阳头痛，在头角耳根，脉弦数，口苦是也，方用小柴胡汤去人参，加川芎，有痰者加瓜蒌。伤寒瘥后十余日，或半月渐至昏沉者皆缘发汗未尽，余邪在于心包故也。或兼潮热，或兼寒热似疟，宜连翘、栀子、豆豉、麦冬、石菖蒲、淡竹叶、钩藤、丹参之类，清之解之。

笔者用芎芷石膏汤加荜茇治疗三叉神经痛十余例，多数可有近期暂时疗效。

第二十八章 耳 鸣

气虚证——益气聪明汤加减

药物 蔓荆子、天麻、黄芪、升麻、葛根、白芍、川芎、丹参、石菖蒲、郁金、白茯苓、党参。

效验 1989 年秋，薛某，男，四十余岁。素体虚弱，每因情志不遂而耳鸣，且耳鸣频繁发作，听力减退。近日耳鸣加重，前来门诊治疗。主症为身倦乏力，耳鸣耳聋，纳食正常，二便调和，舌苔薄白，脉沉弱。证为元气不足，血不上达，清窍不畅所致。遂用本方 7 剂，每日 1 剂，水煎 2 次，取药汁 400ml，去滓，分早晚 2 次饭后 1 小时温服。药后耳鸣耳聋减退。又服 7 剂，服用法同前，服毕诸症皆愈。

编按 凡七情之火，可致耳窍不清，杂音内起，听力减退。属于肝胆火盛，火邪上攻，症见耳鸣如潮，口苦咽燥，目赤尿赤，心烦易怒，脉沉弦有力。可用龙胆泻肝汤之类以泻之，但此药不可久服，得效即止。年高之人，肾气已衰，阴气不能收摄，虚阳上越，耳中如蝉鸣，鸣声不已，体外之声被耳内之声所混，听之不清，久则听力下降，甚则耳聋。此是肾气衰弱，清阳不能达于清窍。属于肾阳虚者，用桂附八味丸之类。属于肾阴虚者，用六味地黄丸之类。属于阴虚火旺者，用知柏地黄丸之类，并可酌加龟胶、鹿角胶、五味子、煅磁石。肾病耳鸣，常常反复，得效甚难，不易根治。此症病因较为复杂，若平素饮酒厚味，痰热内生，上熏清窍，只作清痰降火，可用二陈汤加减治之，以化痰开窍为宜。治疗属于肾虚之耳聋耳鸣，曾有服还少丹而获效者。耳聋属于热者，可用四物汤加知母、黄柏，滋阴降火，食后服。

《灵枢·口问》说："耳者宗脉之所聚也。故胃中空则宗脉空，虚则下溜，脉有所竭者，故耳鸣。"又肾开窍于耳，肾气不足亦耳鸣，故以补肾法治疗。若中气不足，脾胃虚弱，气血化源不足，经脉空虚，清气不能上达，可用益气聪明汤加减。此方是李东垣所制，主要治疗中气不足，清阳不升，耳目不聪明，用此方治疗耳鸣，属于中气不足，清阳不升，清窍失养，而致耳鸣者，可获良效。方中用蔓荆子、葛根、升麻升清气，党参、茯苓、黄芪补中气，郁金、石菖蒲、天麻开清窍，白芍敛阴气，丹参、川芎通血络。以中气虚，兼有心血不足，心神不宁，夜不安寐者，加酸枣仁、柏子仁、珍珠母。兼肾阴虚有火者，加龟板、生地黄、黄柏、知母。肝胆郁火，也是常见耳鸣，胆的经脉，其支者，从耳后入耳中，出走耳前。肝胆火炽盛，必通过经脉达于耳而发生耳鸣，可用龙胆泻肝汤加减。若火势不甚，亦可用益气聪明汤，加栀子、牡丹皮、龙胆草。

第二十九章　淋　证

一、下焦湿热证——萆薢分清饮化裁

药物　萆薢、石菖蒲、乌药、益智仁、茯苓、半枝莲、白花蛇舌草、续断、王不留行、路路通、牛膝、枸杞子、土茯苓、车前子。

效验　2000年冬，苗某，男，32岁。半年前出现小便不爽，溺时微有疼痛，小腹坠胀，先后去几个医院治疗，皆诊断为"慢性前列腺炎"，治疗效果不明显，只好求助于中医，来就诊时小便不畅，尿不尽，小便分叉，时有白浊，小腹微胀，四肢微凉，舌苔薄白，脉沉弦。证为肾阳不足，寒浊不化。投本方7剂，每日1剂，水煎2次，共取药汁400ml，去滓，分2次早饭前、晚饭后温服。药后自觉好转。因患者不愿服汤药，即改丸药，本方加巴戟、干鹿角等共为细面，制丸。

编按　小便解时不畅，或短少涩痛，皆属水湿所致之病。若是由于肾阳虚衰，水湿不化，下注膀胱，则小便短少而不利。湿郁化火，火逆冲上，而出现口干、口渴，可用附子，其性味辛热，功专温补肾阳，且可引火归源。水得温而上，火得温而下。阳虚口渴与伤寒口渴不同，与阴虚口渴也不同。阳虚口渴饮水不能止渴，且口渴不甚，治以温肾为主。上焦火邪偏盛口渴，应以上方加瓜蒌根，瓜蒌根既能解上焦因热而致的口渴，又能益阴增津治渴之源。本方用茯苓、车前子治疗小便不利，小便不利为病在下，证属水留于下焦，非茯苓、车前子莫治。若湿热于气分，则用半枝莲、白花蛇舌草、土茯苓，以清利湿热；萆薢、石菖蒲，化湿利湿，通小便利。病在血分，用王不留行、牛膝，使湿热通利；益智仁、枸杞子、川续断，补益肾气，理水之源，以助小便行利无阻。《伤寒论》《金匮要略》治疗小便不利，方剂有五苓散、猪苓汤、瓜蒌瞿麦丸、蒲灰散、滑石白鱼汤、茯苓戎盐汤等。属于膀胱气化不利，气不化津，津液不升，小便不利，微热，消渴者，用五苓散；肺阴不足，气不输布，小便不利，属于阴虚化热，水热互结者，用猪苓汤；属于肾阳不足，水停于下，燥热于上者，用瓜蒌瞿麦丸；病在气分，水道不利者，用蒲灰散；病在血分，瘀而化热者，用滑石白鱼散；肾阳不足，脾虚湿停者，用茯苓戎盐汤。仲景书中，言浅意深，须反复推敲，明确病机，按证拟方。若只有处方，推究病源，以方求病，今均为小便不利，瓜蒌瞿麦丸之用附子，蒲灰散、滑石白鱼散皆用滑石，当须对照选取，比较分析，方能恰当应用。

用此萆薢分清饮加减，治疗小便无力，尿等待，小便分叉等类慢性前列腺炎与前列腺肥大者，多有缓解。属于肾阳不足，寒湿内停者，症有小便不爽，小腹胀闷，小便白浊，如辨证符合，用此方每可得以缓解。

二、气虚劳淋——补中益气汤加减

药物　黄芪、党参、当归、白术、升麻、柴胡、陈皮、茯苓、冬葵子、半枝莲、白花蛇舌草、凤目草、马齿苋。

效验 2008 年 12 月，乔某，女，58 岁。尿路感染近 20 年，每遇寒凉、过劳等而发作。近日因劳倦再次发病。主症为腰酸痛，小便频数，短少，急促，灼热，疼痛，小腹坠胀，畏寒喜热，舌苔薄黄，脉沉弦。昨日外院尿检：蛋白（+），白细胞 10～15/HP，红细胞 20～25/HP。辨证为久病伤气，下焦湿热，膀胱受邪，气化不利，兼有久病伤阳，寒邪内生之象。投本方 7 剂，每日 1 剂，水煎 2 次，共取药汁 400ml，去滓，分 2 次早饭前、晚饭后温服。药后 3 日诸症悉退。余 4 剂尽服下，再作尿检，各项指标均在正常范围内。7 剂药服毕，改用成药。金匮肾气丸 1 丸，三金片 4 片，每日 3 次，白开水送下，连服 2 周，继而又服 2 周金匮肾气丸，服用法同前。2 年后患者来门诊治疗头痛，此时问及尿路感染一事，言道，近 2 年尿路感染未再发作。

编按 李东垣论补中益气汤时，曾提到治疗淋证。补中益气汤四时用药加减法云："小便淋溲者，邪在少阳，厥阴，宜太阳经所加之药，更添柴胡五分，如淋，加泽泻五分"（《内外伤辨惑论》）。此时淋证是下焦病变。张路玉治疗太史沈韩倬的淋证时说："先实中土，使能阻水，则阴火不致下留，清阳得以上升，气化通而疼涩瘳。若用清热利水，则气愈陷，而精愈脱，溺愈不通。于是定补中益气汤"；孙奎一也说过："今之治淋者，动则五苓、八正之类。皆淡渗利窍之剂，病去尚远，底职不树。何也？淡渗透过剂，肾气夺矣"，说明肾主五液，渗利太过，不仅津液受伤，肾气亦损，正气被伤，病必难愈。凡湿热淋证，反复发作，补中益气汤是首选方剂。然而淋证，当是下焦湿热之病，湿与热常各有所偏，若热邪偏胜，溺涩，小便时溺窍作痛，为热重于湿，应加黄柏、栀子之类；若小腹坠胀，小便频数，为湿重于热，加石韦、滑石。症状虽然缓解，而其湿邪未必尽除，其肾气未必恢复。若病证无热象，可用金匮肾气丸，加渗湿之品，连服 2 周，之后去渗湿药物，再服用金匮肾气丸，连服 2 周，使湿祛肾复，疾病方能痊愈。

三、湿热证——自拟方

药物 萹蓄、瞿麦、厚朴、茯苓、冬葵子、半枝莲、白花蛇舌草、凤目草、石韦、马齿苋、萆薢。小腹坠胀者，加车前子、通草。小便作痛者，加黄柏、连翘。石淋者，加通草、滑石、郁金、鸡内金、海金沙、金钱草。

效验 1997 年秋，朱某，男，二十余岁，系现役军人。5 日前，患外感发热，用感冒药 2 日后，热未退而出现尿急尿频尿痛，小便红赤，小腹胀痛，去某院检查，诊断为"急性肾盂肾炎"，要求入院治疗。因急于回部队，请求门诊中西医结合治疗。西医治疗不详，中医检查是腰痛，小便短涩，疼痛，灼热，小腹胀痛，恶寒发热，身痛乏力，舌苔黄腻，脉滑数。证为感受风寒，外邪化热入里，蓄于膀胱，膀胱气化不利，湿热内停。选用本自拟方（加车前子、通草）加黄柏、知母。4 剂，每日 1 剂，水煎 3 次，共取药汁 450ml，分 3 次早、午、晚饭前温服，睡前另剂头煎取 150ml，温服。4 剂药服 3 日，尿检正常，诸症皆愈。

1996 年夏，房某，男，45 岁。忽然腹部绞痛，难以忍受，急诊去某院，诊断为"肾结石"。次日求治于中医。诊查所见：腰痛隐隐，小便红赤，茎中作痛，舌苔黄腻，脉滑数。证为下焦湿热，煎炼日久而致石淋，选用本方（治石者）连服 10 剂，痛止，溺窍排出三块结石。超声复查，结石均已排出。

编按 淋证最早见于《伤寒论》《金匮要略》。《伤寒论》提到"淋家不可发汗，汗出必便血。"《金匮要略》有"淋之为病，小便如粟状，小腹弦急，痛引脐中"。此属石淋，但当时尚未明确分型。《诸病源候论》对淋证论述较详：病机为肾虚，膀胱有热；病因有饮食不节，喜怒不时，虚实不调，脏腑不和，导致肾气虚弱，膀胱积热。膀胱为津液之府，热积于胞，水道不畅，肾虚则小便数，膀胱有热则小便涩、短而且数，则淋沥不宣，故谓之淋。其症有小便出少，小便频数，小腹弦急，痛引脐中。《诸病源候论》将淋分为石淋、气淋、膏淋、劳淋、热淋、血淋、寒淋（冷淋）七种。《备急千金要方》把淋证分为气淋、膏淋、劳淋、石淋、热淋五种。本病病机，均为肾虚，膀胱有热。宋代《仁斋直指方》说："大凡小肠有寒，则小便胀，小肠有热，则小便痛，痛者为血淋，不痛者为血尿。"这里提出了血淋。《古今医鉴》说："淋者小便淋沥，涩痛，欲去不去，去而又来"，对淋证证候作了非常贴切的描述。《医学入门》对淋证的病因病机又作了补充：淋皆为心肾气郁，小肠膀胱不利，或忿怒，房劳忍尿，酒肉湿热，下流于肝经，初为热淋、血淋，久则火燥，为砂石淋，如汤灌煎久，而生碱，对热淋、血淋、砂石淋又有了进一步的描述。《丹溪心法》说："淋证所成不一，或因房劳，或忿怒，或因醇酒，或因厚味，盖房劳者，阴虚火动。忿怒者，气动生火。醇酒厚味者，酿成湿热。积热既久，热结下焦，所以淋沥作痛。"清代医家多集诸家之说而立论。从上述可知，淋证的病因病机及分类均很繁杂，临床治疗意义不大。近人对本病分类亦较复杂，如湿热伤络型、膀胱温热型、少阳郁热型、三焦湿困型、肾阴不足型、脾胃气虚型、气阴两虚型等条分屡析，过于烦冗。《内科讲义》将淋分为石、血、膏、劳、气五型。临床各型病证，相互并见，且有实证向虚证转化。根据临床，本病可定虚实二型。实证常见湿热，虚证常见脾肾不足。虚证占十之六七，实证占十之三四。实淋辨证在于区分湿热二者症轻症重。热多者，以痛涩灼热为主；湿多者，以坠胀为主。虚者一是禀赋不足，或大病之后，正气未复；二是得病后未及时治疗，甚而失治、误治。实证易治，虚证难疗。淋证虽为实证，当治愈之后，尚应顾护其虚。淋证虚证，以中气不足，乃至中气下陷者居多；其次是肾气受损，或伤其阳，或损其阴。伤肾者，居少数。实证者用本方治疗；虚证者用补中益气汤加减。

　　热在下焦，是热在膀胱、肾、小肠或大肠。尿血，淋秘不通，乃热在膀胱。尿血，血从前阴出，或溲血齐俱而下。此证为肾阴亏损，下焦结热，血出不痛。若血出点滴，溺管中痛，则为血淋。溺血多属虚证，其气虚不能摄血者，宜四君子汤加减；阴虚者，宜六味地黄丸；色欲过度者，宜八味地黄丸、还少丹等药。小便利溺后，有血者，宜五苓散加桃仁、赤芍；亦有气血俱实者，可酌用八正散加调胃承气汤加减。其因下焦热结者，滑石、生甘草、车前子、白茅根、血余炭、通草等味皆可择用。淋者，小便如粟状，小腹弦急，痛引脐中，前人称此为"石淋"。随着医学发展，现在通过超声等影像学检查，泌尿系及胆囊结石在腹腔内即可发现。可于本方酌加鸡内金、郁金、海金沙、大叶金钱草、通草、滑石、车前草等。淋有因于寒者，有因于热者，有因于劳者，其种类有气淋、血淋、石淋、沙淋之分。《备急千金要方》治淋证，药用冬葵子、白茅根、鱼脑石、甘草、通草、紫贝齿、天麻根，为末，水煎，取十二分之五，分五服，日三夜二服，他如瞿麦、滑石、石韦之类，皆可随证采用。

第三十章 遗 精

肾虚滑精——固精丸加减

药物 金樱子、龙骨、枸杞子、莲须、锁阳、山茱萸、芡实、牡蛎、五味子、桑螵蛸。少寐者，加酸枣仁、远志、夜交藤。腰痛者，加巴戟天、杜仲、续断。阴虚火旺者，加黄柏、知母、莲子心。

效验 2015 年夏，闫某，男，30 岁。已婚 3 年，育有一子，因较长时间内工作压力大，精神处于高度紧张状态，逐渐出现阳事不举、早泄，开始未引起注意，病情加重，来笔者处求治。当时症状：面色不华，精神疲惫，身体倦怠，阳痿不举，或举而不坚，早泄。夜寐欠佳，过劳心悸，舌苔薄，脉沉弱。证为心肾不交，精门不固。予本方（加酸枣仁、远志、夜交藤、巴戟天、杜仲、续断）连服 1 个月，每日 1 剂，水煎 2 次，取汁 300ml，分早饭前、晚饭后 2 次温服。劝告患者解除精神压力，加强体育锻炼，保证睡眠；并令其爱人多加鼓励和关心，切忌急躁。药后病情好转。又用 1 个月，服用法及注意事项同前。药毕病情痊愈。

编按 精者，血之粹。《素问·生气通天论》说："凡阴阳之要，阳密乃固。因而和之，是为圣度，故阳强不能密，阴气乃绝。"肾气虚衰，心火妄动，至水火未及，心肾不交，由此而肾失约束，遗精早泄。其原因有四：一为梦中性交而遗精者，火动水沸，神驰精泄。此心主失于行令，神志所伤而致。法当养心安神，佐以益肾敛窍。二为下元虚冷，精神荡溢，而遗精者。此为肾衰不摄，玉关无约，而阴精妄泄。法当温补肾气，佐以涩精。三为壮年气盛，久节房事，致经络壅滞，而遗精者；久旷精满，而遗精者，唯得泄而自平。此类遗精，不必用药。四为情动于中，所愿不遂，而遗精者，只有其情而自止，病可痊愈。即当予心理疗法，不必用药，亦可病愈。四者之中，唯梦遗最重，劳神志而又泄其精。痰火之机，多起于此。营气粹者，化而为精，聚于命门。命门者，精血之府。《内经》曰："男子二八，而阳精升，约满一升二合，养而充之，可得三升，损而丧之，不及一升。"所谓精为血者，是因为精非血不化。所谓精是宝，是由于精非气不养。因而血盛则精长，气聚则精盈。气、血、精三者，同源异流，殊途同归。所谓血之为精，精固然是营之粹，犹如肾中一点真水，则胎于无极，生于太极，有形有质，难成易亏，男女均有此物。所以男女过欲，皆能致水亏，而成阴虚火动之症。所谓二八，而精满者，饮食厚味，精华之液，变成浊阴，澄秘者，复借肺气，输归于肾，若酒之掺水，必借用其本醇之气味，方能充盈。故放荡不羁之人，有些纵淫酒色，但未必皆生痰火类疾病。日食荤浓之味，所以输化之精亦多。房事虽频泄，亦未在短时间内精竭形枯。然而生活不加检点，大病必可降临。天一之真精，为父母先天所成，为人身之至宝，不可频繁，而作狂发泄。倘无厚味精液之助，犹酒之真醇，可频费而消耗精气。若年少之时，如学浪荡人那样，无节制地纵欲，有产生病者，重者可贻误一生。况梦遗一证，有因纵欲劳神，遂致坎离不交，水火未济，劳神夺精，心不御神，肾不摄精，心神荡溢；有因梦而遗，其酷于诸遗者以此，法宜泻南方，补北方，益真火，壮真水，是为取得治疗此病之根本要领。若是心虚，用此自拟方加远志、菟丝子、柏子仁、莲子心、紫霄花、莲子肉。若是肾虚，用此自拟方加巴戟天、肉苁蓉、山药、补骨脂、五味子、覆盆子、狗脊、韭子、鹿茸、干鹿角。若有痰湿、湿热者，用此自拟方加半夏、茯苓、车前子、泽泻、黄柏、通草、竹叶。若是滑精早泄者，用此自拟方加芡实、龙骨、金樱子、益智仁、山茱萸、龙齿、桑螵蛸、锁阳、煅牡蛎、莲须、酸枣仁。精不足者，食物补养可用鸡内金、乌骨鸡、猪肾、猪心、胡桃、海参，且以忌酒为佳。

第三十一章 不 育

肾虚弱精——自拟方

药物 杜仲、续断、枸杞子、肉苁蓉、黄芪、党参、鱼鳔珠、紫霄花、楮实子、金樱子、山茱萸、补骨脂、巴戟天、黄精。阳虚者，加肉桂、附子。滑精者，加龙骨、牡蛎。

效验 2003 年冬，赵某，男，32 岁。结婚 5 年，未生育。夫妻二人均在某医院检查，妇人无疾；男子精弱，精液化验：精子总数略少，活动度：A 级 10、B 级 8。证为肾气虚弱，精气不足。用本方化裁，连服 3 个月，每日 1 剂，水煎 2 次，共取药汁 300ml，分 2 次早饭前、晚饭后温服。3 个月后，精液检查好转。又服 3 个月，服用法同前，其爱人已受孕，于是停服中药。

编按 男子不育，可归纳为六种原因：一为精寒，二为气衰，三为精少，四为痰多，五为相火盛，六为气郁。精寒者，肾中之精寒，虽射入子宫，而妇子胞胎不纳，或纳而不长，而且易于胎堕。气衰退者，不能久战，以动妇之欢心，男精施泄，女精未交，根本无孕可怀。精少者，虽能入，而精必衰薄，其精子横行者多，直行者少，只有极少达于卵胞，不能充分满足，故随入随出。痰多者，由于湿邪甚，多湿则精不纯，夹杂之精，精之质劣畸形，生子必致夭丧。相火甚者，过于久战，女精已过，而男精未施，及男精施，又女寝寐，自不能生育。相火过盛，虽受孕，房事频繁，胎元不固，亦易流产。气郁者，肝气郁塞，不能生胞中之火，则终日忧愁，而阳事因之不振，或临炉，而兴已烂，或对垒，而戈忽倒，女子之春思正浓，而男子之浩叹，顿起苦闷之心难忘，调笑之言绝少，一片心思不在于此，于是不育。精寒者，温其火，按肾阳治疗可用桂附地黄丸加减。气衰者，补其气，用四君子汤加味，重用黄芪、党参、巴戟天之类。痰多者，消其痰，用二陈汤加减，酌加佛手、香橼、天竺黄等。相火盛者，补其水，用栀柏地黄丸加减，加龟板、生地黄之类。精少者，壮其精，用海马三肾丸之类，亦可补肾添精方中重用楮实子、鱼鳔珠、紫霄花之属。气郁者，舒其肝，可用四磨饮子，加木香、枳壳之属。男子不育的治疗，本无固定方法，通常是寒者温之、热者凉之、滑者涩之、虚者补之，施其所宜，去其所偏，使阴阳和，自生化育。孕育离不开男人之精，女人之血。不育不孕之证，多是精血不足。男子不足有滑精、精清、精冷，或临事不坚，或流而不射，或梦遗频数，或溺浊淋涩，或房事过频而阴虚阳衰，损肾伤肝，或嗜酒厚味，湿热内生，伤脾害胃。男子真阴耗竭，渐至衰弱，虚热少寐，自汗盗汗，或神不守舍，血不归原，或虚损伤阴，头晕乏力，眼花耳聋，口干舌燥，腰膝酸软，宜用左归丸加减。男子精少，精液衰薄，量少质淡，可用上自拟方。男子瘦弱，肌肉消瘦，耳聋耳鸣，可用无比山药丸加减。男子精滑，精气不固，梦遗频数，形弱神怠，可用金锁固精丸加减。男子阳痿精冷，肾气不能通利，可用五子衍宗丸加减，或用还少丹。

本方以补肾生精为主，古人有补肾添精之说，虽不等同于治疗精子量少，或精子活动减弱的方法，但确有可借鉴之处。笔者用此方治疗弱精症，即以此自拟方灵活运用，而所取用此类药物，多是补肾添精之品，再辨证施治，加减化裁，临证变通。有一弱精症患者，用此自拟方 3 个月后，再参以精液常规检查结果，确有明显改善。

第三十二章 关 格

化湿排毒——自拟方

药物 黄芪、白术、茯苓、白芍、草果仁、大黄、王不留行、路路通、泽兰、益母草、枸杞子、黄精、党参。

效验 张某，女，37岁。患慢性肾小球肾炎十余年，最近肾功能检查：尿素氮10mmol/L（正常值1.7～8.3mmol/L），肌酐150μmol/L（正常值22～132μmol/L），尿酸440μmol/L（正常值142～416μmol/L），呈现早期肾衰竭。来笔者门诊治疗。证候：身倦乏力，腰疼腿酸，面色苍白，头面微浮，纳食尚可，大便正常，舌体胖，舌边有齿痕，脉沉缓无力。证为肾气不足，血行不畅，气不化水，湿浊内停。治以益气活血，补肾化湿。投本方2周，每日1剂，水煎2次，共取药汁300ml，分2次早饭前、晚饭后温服。药后病情好转，面色润华。又服2周，用法、服法同上。复查肾功能，各项指标均稍有减轻。患者不愿再服汤药，遂改为丸药。丸方系本方加生晒参、蛤蚧、干鹿角等，共为细面，炼蜜为丸，每丸9g重，每日3次，每次1丸，白开水送下，1个月后再次复查肾功能，各项指标均接近正常。

编按 此证属于关格。小便不通，名曰关；呕吐不止，名曰格。小便不通与呕吐不止并见，名曰关格。关格是重危之病，多发生于水肿、癃闭、淋证久治不愈，最终转为此证。关格一证，纯以脉象说明乃阴阳离绝之危证。如《素问·六节藏象论》《灵枢·终始》《灵枢·禁服》《灵枢·脉度》中本以人迎察六腑之阳，寸口察五脏之阴，凡见此证总以酒色伤肾，情欲伤精，以致元气大伤，真阴败竭，元海无根，出现根枯神散之象，乃最危之候。察其形气，上则微喘，动则喘甚，肢体无力，为虚损，本无咳嗽、失血等症，又无实邪发热。肾水大亏，有阳无阴，治此宜峻补真阴为主。然又当察其虚中之寒热强弱、阴中之阴阳盛衰。关格证，凡兼阳者必多热，宜一阴煎、左归饮、左归丸，兼阴者必多寒，宜大营煎、右归饮、右归丸。若不寒不热，脏气本平者，宜五福饮、三阴煎、大补元煎。关格所伤根本已甚，虽药饵不可废，如精虚者当助其精，气虚者当助其气，然必须远居别室，养静澄心，假岁月斯可瘥愈。若不避绝人事，加以调理而靠药饵，则恐一曝十，得失相半，终无济于事也。关格有多种含义，而以此说为主。西医慢性肾衰竭与关格相近。其病机为阴阳俱衰，不得相营，《伤寒论》以邪气隔拒三焦；《兰室秘藏》宗《难经》之说，认为邪热为疾；《丹溪心法》认为有痰，中气不运；《景岳全书》则认为肾虚，临床以脾肾阳虚，三焦浊热为主。目前认为，慢性肾衰竭出现关格类证候，说明肾病已进入晚期，通常用药不易见效，而应以血液透析，或换肾等法治疗。中医中药可扶正固本，辨证施治，对于早期肾衰竭疗效较好。

慢性肾衰竭早期、中期，大多数并无关格表现，此阶段中医药治疗收效明显。笔者曾治疗中早期慢性肾衰竭十余例，大部分近期效果比较理想。其中，肾阳虚者居多，肾阴虚及肾阴阳两虚证候较少，可挟有血瘀、湿热、痰郁等。症状以腰痛、腰酸常见，腰痛的原因较多，如风寒、寒湿、风湿、闪挫、血瘀、气滞、痰郁、湿热、肾虚。风寒腰痛表现为畏寒恶风，喜热，得热痛减，遇风寒则疼痛加重。寒湿腰痛表现为腰腿沉重疼痛，遇热痛减，小腿肿胀。风湿腰痛,常为全身风湿的一部分,可伴发热恶寒,关节疼重。闪挫腰痛,有明确腰部外伤史,活动后加重,可见局部红肿热痛。血瘀腰痛,可有明确外伤史,主要是疼痛部位面积不大,痛如针刺。气滞腰痛,其痛而胀,或有窜痛。痰郁腰痛,其痛悠悠,或局位肿胀,按之疼痛略减,或不加重,形体可较胖,或素有痰邪。湿热腰痛,可伴小便涩痛,溺时内有作痛,或有灼热感。肾虚腰痛,其痛较轻,动则加重,伴有手足发冷、发热、乏力身倦。腰痛以肾虚证最为多见。肾虚应区分肾阳虚与肾阴虚。阳虚伴有寒证,阴虚伴有热证。肾阳虚,脉浮大者,用自拟方酌加杜仲、炙附子、肉桂、枸杞子、巴戟肉、补骨脂等。肾阴虚,脉沉细者,自拟方中加龟板(酥炙)、黄柏、知母、牡丹皮之类。血瘀脉沉涩者,用自拟方加桃仁、红花。湿热脉沉缓、沉濡者,用自拟方加苍术、杜仲、川芎之类。痰郁脉沉滑者,用自拟方合二陈汤,加南星、半夏。凡诸证属有火者,不可峻用凉药。此病是难治之证,一是要坚持用药,二是情绪乐观,三是不可过度劳累,四是切勿再用伤肾药物,预后一般良好。

第三十三章　小便失禁或遗尿

肾虚不固证——自拟方

药物　黄芪、生晒参、乌药、山茱萸、覆盆子、益智仁、桑螵蛸、金樱子、龙骨、牡蛎。

效验　2000年冬，李某，男，10岁。每夜尿床，家长叫不醒。不得已，求治于中医。以前曾经西医多次检查，如X线、CT等，未发现阳性征。中医视诊：小儿活动自如，活泼好动，发育正常，面色红润，舌苔薄白，脉沉细。证为肾气不足，关门不固。投本方，补肾缩尿，益气温阳。7剂，每日1剂，水煎2次，共取药汁200ml，去滓，分2次早晚饭前温服。药后每晚家长应按时唤醒患儿，唤时须使患儿彻底清醒，自己去排尿。1周后患儿病情略有缓解，有时可不尿床。又用本方3周，服用法同前。经1个月治疗，疾病痊愈。

编按　小便失禁是在患者清醒时，小便不能自控，包括听水声，而小便自出；知有尿，未等登厕，即尿于裤内。凡此皆属小便失禁。遗尿是患儿睡眠时，小便尿于床上，所以也称尿床，或尿炕。《仁斋直指附遗方论》提出不同看法，认为："出而不禁为之遗尿，睡里自出，谓之尿床"，把小便失禁与遗尿合而论之。小便失禁与遗尿实有相同或相近之处，故合而论之。小便失禁常见于老年人，遗尿多见于小儿。至于中风昏迷，而遗尿者不在此范围内。《素问·宣明五气》说："膀胱不利为癃，不约为遗溺。"不约为失去控制约束，是虚弱之征，病位在膀胱。《诸病源候论》说："小便不禁者，肾气虚，下焦受冷也。"是说小便不禁，与肾虚有关、下焦受冷相关。《丹溪心法》认为"小便失禁有的为'属热'、'属虚'，有的为'虚热'、'虚寒'。"《类证治裁》认为"小便不禁，虽膀胱见证，实肝与督脉，三焦主病也"；治疗上提出"治水必先治气，治肾必先治肺"的观点。目前多认为本病大体与下焦虚冷，脾肺气虚，心肾亏虚，肾阳不足，湿热下注，下焦蓄血相关，下焦虚冷，不能约束。宜自拟方加制附子、肉桂、小茴香。相火偏盛者，用自拟方加炒黄柏、盐知母、焦栀子。饮食减少，小便失禁，水泉不藏，是脾肺两虚，用自拟方加太子参、党参，并可间服六君子汤。恚怒忧忿，而致小便不畅，为肝气郁滞，予自拟方减人参、黄芪，加青皮、沉香。若气郁化火，火伏肝肾，可予前方合龙胆泻肝汤加减。若患者工作压力较大，精神疲倦，夜寐不安，失眠多梦，出现小便频数，滴沥涩痛难出，可用自拟方合天王补心丹加减；若伴有心悸，胸闷气短，用自拟方合宁心汤加减；若伴有夜寐，尿频数，尿液不禁而遗，用自拟方加莲须、芡实、酸枣仁；若饮酒过度，湿热内生，用自拟方加滑石、萆薢、车前子等清热化湿之品。

第三十四章 痹 证

一、风湿肩痛——羌活胜湿汤加减

药物 羌活、独活、藁本、防风、川芎、葛根、桂枝、蔓荆子。

效验 2003 年冬，王某，女，年近五旬。1 个月前，夜寐感受风寒，初觉头项活动疼痛，沉重，伴有头痛、头晕，进而右肩臂不能高举，右臂不能向后背，否则便疼痛能忍。曾用针灸、按摩等法治疗，开始好转，继而效果不显著，肩臂活动疼痛如前。于是求助于中医。其主要症状：右肩臂向后向上活动疼痛如掣，喜热畏寒，背肩部有明显压痛，局部肌肉略消瘦，舌苔薄白，脉沉弦。证为感受风寒，与体内湿气相搏，阻滞经络，经气不畅，而致此病。用本方 7 剂，每日 1 剂，水煎 2 次，共取药汁 400ml，留药滓备用，药汁分 2 次早晚饭后温服，药滓趁热用布包放于患处，上放热水袋，热蒸约半小时，每日 1 次。1 周后病势大减，活动有明显改善。又用本方 7 剂，服用法同前，药后病情基本痊愈。

编按 太阳脉起于目内眦，上额交巅，上入络脑，还出别项下，循肩内夹脊，抵腰中。太阳感受风寒，则经脉不利，颈项强急，可用麻桂二汤发散治疗。太阳病，项背强几几，无汗恶风者，葛根汤主之。太阳病，项强几几，反汗出恶风者，桂枝加葛根汤主之。葛根汤、桂枝加葛根汤二方也是发散之剂，但证有轻重之分，桂枝加葛根汤，其治以风邪偏盛为主，表现为发热、汗出、恶风，所以用桂枝汤加味，发表解肌。葛根汤，其治以寒邪偏盛为主，表现为无汗、恶风，所以用葛根汤以发汗。《金匮要略》有太阳病，项背强几几，脉沉迟之痉证用桂枝瓜蒌汤主之；又有结胸病，项亦强，如柔痉，下之则和，宜大陷胸汤。膀胱为足太阳之府，足太阳为荣卫之统司，荣卫不利，膀胱阳气亦不通，阳气不通，则阴气胜而身冷。又膀胱内主津液之灌溉，若膀胱之阴液不通，则骨节痛。肾主骨，膀胱与肾互为表里，膀胱之阴气不通，则肾亦病，故骨节痛。阳前通，谓阳虽通而阴不与俱，阴失阳，故恶寒。若阴前通而阳不与俱，则阳独治，荣气虚，故肌肉麻木不仁。总之，人身之阴阳，宜相得而不宜失。如阴阳相失，当使其转相失为相得，则荣卫之气乃行也。大气一转，其气乃散。阴阳调，荣卫和，则太阳膀胱所化之气，上达于胸，借脾肺转输，而结气乃散。实则失气，实证之结气散时，由后阴下泄而矢气，虚证将愈，则邪从小便出。体虚肾气不能约束，故遗尿而不自知。此病之所以散，皆由气而不及血，故名曰气。

二、风痰腰背痛——茯苓指迷丸加减

药物 茯苓、半夏、枳壳、杜仲、续断、防风、川芎、羌活、白芍、丹参、豨莶草、地龙。

效验 2009 年秋，敖某，男，年近六旬。项背不适，左上肢沉重，左手尺侧时有麻木，遇凉加重。外院诊断为"颈椎退行性变"，曾用内服药、外用药等多方治疗，效果不显著，求治于中医中药。来时症有左肩背沉重，活动自如，左手尺侧遇冷时有麻木，舌苔薄白，脉沉缓。证为痰浊内停，气血运行不畅，阳气不足，风邪乘虚内扰。用本方治疗，7 剂，每日 1 剂，水煎 2 次，共取药汁 400ml，留滓备用，药汁分 2 次早晚饭后温服。药滓布包趁热放患处，上放热水袋或热宝热敷。1 周后患者病情缓解。又用本方 2 周，疾病初步治愈。

编按 背属太阳，若暴痛痛剧者，多为寒湿，或感受风邪而致，可用桂枝加葛根汤加减，或葛根汤加减。脊系督脉，若腰背久痛不止，属于痰湿、血瘀，兼有风邪，可用指迷茯苓丸加味。若伴灼热常为阴虚，若伴怕冷常为阳虚，阴虚者用本方加龟板、寄生、狗脊等，阳虚者用本方加鹿茸、补骨脂、肉桂等。肩背痛，阳经为患者居多，宜理气活血，祛风散寒，温经止痛为主，可用指迷茯苓丸加减。笔者曾见患肩背痛者不及时治疗，自行用膏药等，毫无效果，来院就诊时，活动受限，肩周肌肉萎缩。此后又多处求医，终未能痊愈。腰背痛以阴经为病占多数，常用通经补肾、补阴、补阳之法，当各求其因而治之。若胸痛彻背，背痛彻心，或互换作痛，多为心痛所致。项与背牵引疼痛，每为颈椎疾病。若胸背痛剧，持续发作，时轻时重，可伴有一侧上肢及手指麻木。若肩背痛早期，昼轻夜重，皮肤无改变，须注意带状疱疹发作。

《素问·举痛论》说："寒气中于背俞之脉，则脉泣，脉泣则血虚，血虚则痛。"背痛由寒邪侵于经俞，脉道流通不畅，而致局部血液不足，出现背痛。此是寒邪脉涩之痛，可按之使其热，热气至则疼痛即止。

背为胸之府，心肺之病可致肩背痛，此类肩背痛，当治疗心肺之疾，其痛自可解除。

三、风湿膝痛——当归拈痛汤加减

药物 当归、茵陈、茯苓、泽泻、猪苓、白术、羌活、防风、牛膝、杜仲、薏苡仁、炙马前子。

效验 1998 年冬，包某，女，57 岁。双膝关节红肿疼痛，足不任地，昼夜剧痛难忍。往诊所见：两膝关节红肿，以右侧尤甚，局部灼热、拒按，活动痛加，不能行走，患者面色红赤，精神委靡，纳食减少，舌质红，舌苔黄腻，脉沉弦而数。该患者患风湿已二十余年，间断性发作，阴雨天肢体关节疼痛。3 个月前因于潮湿，疾病发作。曾作关节镜检查，右膝关节骨刺折断，用关节镜取出，但肿痛无减，遂求中医治疗。检查如上。证为湿痹，湿流关节，湿伤于下，故膝关节肿胀疼痛。用本方 7 剂，先煎炙马前子 20 分钟，去炙马前子，用马前子汤煎药。每日 1 剂，水煎 2 次，共取汁 300ml，留药滓外用，外用法见上。药汁分 2 次早晚饭前温服，1 周后疼痛减轻，又用本方 7 剂，肿胀渐消。这期间又用西医方法治疗未停，实为中西医结合治疗。继而再服中药 2 周，双膝肿胀、疼痛大减，遂改只服西药，停用中药。

编按 鹤膝风为三阴经亏虚，寒湿乘虚而入，凝结筋之府，而致两膝肿胀。膝痛行动受限，小腿肌肉消瘦，髀胫枯细，皮色不变，可用当归拈痛汤加减，加制附子、肉桂、炙草乌等。若为湿热乘虚而入，而致两膝关节红肿热痛，皮色红紫，因行动不便，而小腿肌肉萎缩，用本方加黄柏、苍术、桑枝、穿山龙、伸筋草等。

古之脚气病，今已基本消失。有些湿热痹证有类于此。病或足胫赤肿，疼痛如掣，或手足转换作痛，肢节微肿，或灼热或赤肿者，类似热痹、行痹。治法以清热祛湿凉血为主，可用当归拈痛汤加黄柏、防己、龙胆草等。若喜温喜热者，也可加附子、桂枝、苍术之属。若喜凉畏热者，加黄柏、栀子、黄连之类。

若发热，痛如火灼，兼有血虚，肾阴不足者，宜用本方加生地黄、龟板、天冬、黄柏、牡丹皮、秦艽、防己、通草等。若五志过极，气郁化火，宜用本方加黄连、黄芩、苍术、神曲、泽泻等。若脾胃虚弱者，酌加白术、人参、苍术、黄芪等。

四、风湿瘀斑——痛风方加减

药物　黄柏、苍术、天南星、桑枝、防己、威灵仙、桃仁、红花、牛膝、白术、茯苓、青风藤、海桐皮。

效验　1997 年春，李某，女，30 岁。病两下肢结节性红斑，曾在某院治疗，基本无效。于是来医院专家门诊治疗。当时所见：双下肢小腿内外侧各有 5～6 个红色结节，新出呈红色，已出多日呈暗红色，大者如蚕豆，小者如黄豆，按之则痛，舌苔薄，脉沉缓。此因感受风寒湿邪，以湿邪为重，故侵于下肢，阻滞气血运行，气滞血瘀，瘀结不散，结于下肢皮下。选用本方服 7 日，每日 1 剂，水煎 2 次，共取药汁 300ml，药滓留存外用，法同前。药汁分 2 次早晚饭前温服。7 日后未再有新出，疼痛消失。又取本方 7 剂，用法、用量同前，后结节消退，未再复发。

编按　瘀有气血不通，闭塞之义。气血瘀阻，结聚成疹块、瘀斑。治疗当以活血化瘀，行气散结为法。应注意，以虻虫、水蛭、干漆之类峻烈破血药物，过用必徒伤真气，病亦不去。当以治病必求其本，祛其致病之因，佐以化瘀之品，则可根除。此病为下肢结节成块，伴关节疼痛，或有灼热感，为湿伤于下，兼有风热，所以用本方化湿燥湿为主，兼散风清热，佐以活血化瘀，其结可散，其斑可消。若无热证，而兼寒者，当减寒凉药物，酌加温经散寒之品。用此方治疗结节性红斑病，收效较速，且基本无复发。

五、风湿痹证——自制药酒方

药物　木瓜、当归、炙川乌、炙草乌、千年见、钻地风、红花、青风藤。白酒浸泡。

效验　1997 年冬，刘某，女，53 岁。患风湿病已十余年，近 2 年关节疼痛发作频繁，常常生活不能自理。多次住院，诊断为"风湿性关节炎"，求中医治疗。当时主症：形体消瘦，面色晦暗，肢体关节疼痛，游窜不定，皮色不变，喜热畏寒，纳食减少，身倦乏力，舌苔薄白，脉沉细。证为风寒湿三气杂合致病，以风气偏盛，故游窜不定。然邪在经络，故投九味羌活汤化裁，2 剂，每日 1 剂，水煎 2 次，共取汁 400ml，留药滓，药汁分 2 次早饭前、晚饭后温服。药滓趁热用布包，罨于最痛处，上加热水袋或热宝，热敷半小时。药后病情好转，遂用本方 1 剂，加酒二斤，装入有盖瓶中，瓶盖盖严，放蒸锅内加冷水，隔水炖 1 小时。每次 10～15ml，每日 2 次，早饭后、晚睡前温服。1 个月后药酒服毕，病情明显好转，其痛虽仍有，但已能耐受。又继服药酒方，2 剂服后未再来。

编按　痹，原义有三，一是病理方面的病因之总称或专指壅滞闭塞；二是症状上的历节、痛风、麻痹不仁；三是病因方面由风寒湿引起的病症。历代医家多注重病因，进而分析证候，指导治疗。对各家风寒湿导致的痹证见解不一，《素问·痹论》强调三气杂合而致，认为痹证是风寒湿互相作用下而导致的疾病，又根据三者各自多少，提出了"行痹""痛痹""着痹"。《诸病源候论·风湿痹候》对此又作了补充："其风湿气多，而寒气少者为风湿痹。"即认为还有两种邪气偏多，一种邪气偏少的杂合现象。另一种是非杂合学说。《医门法律》说："湿流关节之痛，脉见沉细者，并非有外风与之相搏，只名湿痹。湿痹者，湿邪痹其身中之阳气也。"《素问识》引志云：灵枢有风痹，《伤寒论》（按应为《伤寒杂证论》）是感一气而痹矣。近人张菊人甚至提出六淫皆可为痹（见《菊人医话》）。杂合、非杂合之说虽有不同，不必拘泥，应以患者病史、症状为准，虽说六气皆可成痹，以风寒湿三气最为常见。

　　痹的临床症状，大体分痛和不痛两大类。《素问·痹论》曰："痛者，寒气多也。"有寒故痛也。事实上，热痹无寒者，其痛亦较重。寒气不是导致疼痛的绝对因素。风寒湿邪侵入人体，营卫壅滞，经络闭阻，血行不畅，是疼痛的主要病机。不痛者，《三因极一病证方论》说："在骨则重而不举，在脉则血凝不流，在筋则屈而不伸，在肉则不仁，在皮则寒。"五种不痛痹证，以麻木不仁最为多见，其余多为兼证。不仁的病理是风寒湿邪，阻滞脉络，营血失养，经络时疏，肌肤不荣。《素问·痹论》说："诸痹不已，亦于内也""其（痹）入脏者死，其留连筋骨间者疼久，其留皮肤间者易已"。可知痹证是可以向内传变的。原文将其分为三个类型，即入脏、留筋骨、留皮肤。可以理解为：久痹不已，或正气不足，或失治误治。痹证可以深入于内，其总的发展趋势，是邪居于表—留著经络—侵于筋骨—内犯脏腑。亦有正气虚损，或邪气旺盛，或失治误治，表邪可直达于内，侵入脏腑。邪居于表，其病易治，邪侵于里，其病难愈。痹证日久不愈，除正气衰，邪气盛外，还与饮食失节、起居失时、精神压力等密切相关。

　　痹证的治疗：邪气在肌表，为轻浅之证，当以驱邪为主。方用九味羌活汤加减，疏风通络为其治疗大法。若解表而伤正者，当速用扶正，酌加白术、茯苓，以免余邪留滞，以致后患。若素体正虚，感受风寒湿邪，可用补虚解表法治之，如黄芪、党参之属。留着经络，阻滞气血，以致气滞血瘀者，当治以疏通经络，理气活血，可用独活寄生汤加减，佐以疏风、化湿、散寒、通络止痛。若瘀久化热者，用疏风通络之法，方用身痛逐瘀汤加减。居于筋者，正气衰弱，治以补虚扶正为主，自拟腰腿定痛方，药用杜仲、续断、狗脊、骨碎补、寄生、伸筋草等，可加驱风、化湿、散寒之药等。筋骨与肝肾关系密切，故补肾肝为主，至于入脏腑者，当以养脏腑为先。痹久疼痛不解，可用此酒药方，结合辨证选方，合用之，以达缓急之效。

第三十五章 瘿 证

气郁痰凝证——自拟化结方

药物 鹿角霜、皂角、皂刺、瓜蒌、王不留行、夏枯草、半夏、莪术、三棱、黄药子、木香。

效验 2007 年春，付某，男，50 岁。2 年前发现颈部有一拇指大肿物，随吞咽而上下移动，无痛无痒，先后去数家医院检查，均主张手术治疗。患者恐惧手术，于是求助中药治疗。患者颈部肿物活动，如鸽卵大小，表面光滑，可活动，无压痛，无粘连，外院初诊为"甲状腺良性瘤"。于是用本方服 2 周，患者自觉症状稍改善。又用本方加穿山甲（炮）配成丸药，每丸 9g 重，每日 3 丸，白开水送下。连服 1 年，又经超声波复查，肿物消失。

编按 《说文解字》说："瘿，颈瘤也。"瘿，也有瘿瘤之称。瘿和瘤是有区别的，瘿如缨络之状，瘤随气留住。中医外科有五瘿六瘤之说。其实是古人根据其形状、病程，加以命名，在临床不实用。其病因一为外感六淫之邪，荣卫气血壅滞。二为内伤七情郁结，气郁痰湿不散，以及感受时毒而致。瘿证属阳色可红，或皮色不变，高突，皮宽不急。瘤证属阴，色可晦暗温肿，皮嫩而光亮，顶小根大。瘿证多生于肩项两颐，瘤证随处可发生。现在多将甲状腺包块称为瘿，此证位于项前，随吞咽而上下移动。近年来，甲状腺结节门诊就诊率明显增加。通常 3～4 级者主张手术治疗，1～2 级者只是被动观察。对此类甲状腺结节，用上自拟方加减，多数疗效显著。此证每用本方加减制成丸剂，长期服用，更为便利而有效。对于属 3～4 级者，部分也有疗效，或见消失。

肩颈两颐之瘤状肿物，称为流注。人体气血每日周行不止，或由于痰湿，或由于血瘀，或由于风湿，或由于外感病毒，发热之后，毒邪稽留于肌肉之中，致令气血不行，在皮下结成包块，名为流注。流是流行，注是停住，其发多在颈部两侧、肩上腋下、大腿与腹相连处。初起温发无头，皮色不变，其中一部分微热渐痛，透红一点，有脓排出，久不封口，是瘰证所发。若口腔破溃，常致流注出现。破溃化脓者，可按瘰疬治疗。

第三十六章　瘰疬（头颈淋巴结肿大）

痰热郁结证——普济消毒饮化裁

药物　黄连、黄芩、薄荷、柴胡、升麻、桔梗、僵蚕、陈皮、牛膝、板蓝根、玄参、白花蛇舌草、半枝莲、连翘。

效验　2015 年夏，于某，女，40 岁。1 周前在某医院检查，颈部两侧及两耳后扪及多个结节，因无明确治疗方法，遂求治于中医。以手按耳上群、耳中群、耳下群及耳后淋巴结，可摸到多个肿大淋巴结。大者近黄豆大小，小者如绿豆大小，压痛不明显，无粘连，活动良好，以前常患咽喉肿痛。舌苔薄白，脉沉弦。证为热毒郁结于少阳经脉，用本方 7 剂，每日 1 剂，水煎 2 次，共取药汁 300ml，分 2 次早晚饭后温服。1 周后患者病情明显好转。又服 2 周，服用法同前，外院复查结节基本消失。

编按　中医外科有一病曰"结核"。此证生于皮里膜外，结如果核，坚而不痛，其病因是风火气郁结聚而成。初期可有发热恶寒，头痛咽痛，可伴有疼痛，用荆防败毒散加减。若表证已解，结节仍有疼痛，但不明显，可用连翘败毒散加减。若湿痰气郁者，宜行气化痰法治之，方用五香流气散（金银花、小茴香、僵蚕、羌活、独活、连翘、瓜蒌仁、藿香、丁香、木香、沉香、甘草）、指迷茯苓丸，其核自消。

颈部淋巴结结核，中医归为"瘰疬"之类疾病。小者为瘰，大者为疬，生于颈前部属于阳明经，生于颈后部属于太阳经，生于颈两侧属于少阳经。推之移动无根，属阳。推之不动，为有根，属阴。属阳者较易治愈，属阴者难以治愈。其部位不同，形状多样，中医外科有多种名称。而其病因不外痰湿、风热、结聚而成，同时多兼恚怒忿郁，忧思谋虑不遂而致，形成瘰疬病证，但不成脓，不融合。若外有风邪，内停痰湿，搏于经络，临床表现为先寒后热，肿势结聚微热，皮色如常，易消易敛，皮为风毒。当用疏风解表，消肿去毒。如天时亢热，暑湿偶中三阳经，兼过食膏粱厚味，酿结而成，其皮色红、微热，结核坚硬缓肿，难消迟敛，皮为热毒，用清热消肿，行气解毒，随其轻重而选方。有感冒四时疠气而成者，其患耳项胸腋髁成肿块，症见暴肿，色红皮热，恶寒发热，头眩项强，局部疼痛，此为毒气所致，可用清温毒，散结消肿为主，如普济消毒饮、连翘散坚汤等。因恚怒伤肝，气滞血虚，不能荣筋，其患核坚，推之不移，以理气养血，舒肝散结为主，方用逍遥散、化毒丸等。有误食汗液、虫蚁、陈水、宿茶等不净之物，其患初小后大，累累如贯珠，接连三五枚，不作寒热，初不觉疼，久方知痛，此为误食毒物，可用解毒扶正，消肿散结为主，方用玉枢丹、梅花点舌丹等。其项后两旁瘰疬，经属膀胱，外感风邪，内有寒湿，互结而温肿、疼痛，皮色如常，日久将溃，皮色透红，微热疼痛，可用内服、外治法，药用小金丹等，但注意不宜寒凉。误犯寒凉，令人项背拘强，疮势塌陷，毒气攻里，便泻者逆，但凡生瘰疬者，男子不宜太阳青筋暴露，潮热咳嗽，自汗盗汗；女人不宜眼内红丝，经闭骨蒸，五心烦热，男女有此，必变疮痨，俱为逆证，难以收功。

第三十七章　腰　痛

一、血瘀证——身痛逐瘀汤加减

药物　牛膝、地龙、羌活、秦艽、香附、当归、川芎、桃仁、红花、杜仲、续断。

效验　1989年春，张某，男，40岁。1周前劳动中腰部突发疼痛，活动不便，痛如针刺，去某医院检查，诊断为"腰椎间盘脱出症"。用封闭治疗、针灸治疗，效果不著。又求中医治疗。证为血瘀腰痛，腰部活动不当，血瘀于外，经络受阻而致。遂用本方7剂，每日1剂，水煎2次，共取药汁300ml，药滓另用，药汁分2次早晚饭后温服。药滓趁热外敷患处半小时，或可用热宝，或热水袋放在药上。经内服和外敷，疼痛明显缓解。

编按　外治法古已有之。所谓外治法，系指与内治法相对而言，即除口服药物以外的治疗方法，多属外治法。由此而言，外治法治疗疾病临床应用也是非常广泛的。目前常用外治法有吸药烟、药物保留灌肠、各种栓剂、皮肤外涂药物、外用膏药等。张仲景的蜜煎导法、矾石散等，亦为外治法。清代外治疗法专家吴尚先从理论上和实践上对前人经验加以整理、提高，把外治法推向了新的高度。

药物外用法常用熏洗、药熨、药物敷等。非药物外用法有针灸、按摩、康复、体育训练等。外治法有时单一运用，有时配合其他疗法运用。在与其他疗法同用时，或以外治法为主，或以外治法为辅，对于有些疾病有时必不可少。外治法常用于腹痛、面瘫、痹证、腰痛、小便失禁、癃闭、带下、脱肛、子宫脱垂、消渴、疝气、腹痛、小儿遗尿等。

（1）熏洗法：主要用于治疗皮肤疾病。如玫瑰糠疹、痤疮、慢性荨麻疹、脱骨疽、前列腺炎等。此法的功效有温经散寒，活血化瘀，通络解毒，消风止痒等。具体应用：内服中药汤剂，二煎取汁内服，第三次药滓用盆加水烧开，熏患处，待温后再洗，有时在第三次煎煮时加用外用药物，所加药有白矾、胆矾、醋等。外治法药物，有时不作内服用，只用于熏洗治疗，如百方中的外痔洗药。

（2）药熨法：主要用于腹部，尤其是小腹部疾病。如内科疾病中的消化道溃疡、慢性肠炎、肠功能紊乱；妇科疾病如慢性盆腔炎、子宫内膜异位症等。药熨法用于中焦、下焦虚寒，气滞血瘀一类疾病，多用温经散寒，止痛化瘀类药物。一般用汤剂二煎后，将药滓降温至45℃左右，用毛巾等包裹放在患处，其上可置热宝或热水袋，热熨半小时。

（3）药敷贴：当前流行的"三伏贴"、皮肤科的外用药膏、传统的膏药均为此类。内科常用于哮喘、虚寒腹痛、肾虚腰痛、腹中包块等病。此法每用温热药、活血化瘀药、软坚散结药、化痰散结药为主。药贴或膏药一般贴敷时间相对较长，效果大多较明显。用贴敷药或膏药贴时，因药物直接接触人体皮肤，所以应注意若出现过敏反应，必须立即取下药贴。

二、风湿证——自拟方

药物　杜仲、续断、寄生、狗脊、骨碎补、木瓜、威灵仙、青风藤、五加皮、豨莶草、海桐皮。

效验 1986 年春，刘某，40 岁。患风湿病十多年，2 年前外院检查，确诊为"强直性脊柱炎"。病情时轻时重，又在多家医院治疗，效果不显著，遂来笔者处诊治。患者面色晦暗，神疲肢倦，脊背强直，俯仰不能自如，转侧亦困难，脊背压痛明显，阴雨天疼痛加重，昼轻夜重，舌苔白腻而厚，脉沉弦。证为风寒湿邪侵入经络，经络阻滞，不通则痛。用本方 2 周，每日 1 剂，水煎 2 次，共取药汁 300ml，药滓备用，药汁分 2 次早晚饭前温服，药滓用布包，趁热温敷脊背最痛处，其上加一热水袋，或热宝，温敷约半小时，每日 1 次。2 周后病痛减轻。又用本方 2 周，用法用量同前，药后病情得以缓解。

编按 久坐湿地，腰痛而重，不能转侧，或下肢肿胀，湿邪侵及足太阳膀胱经与足少阴肾经。湿邪凝滞，血络瘀结，不通则痛，应以本方加减治之。间有少阳胆经者，经络不畅，痛及两胁，或胁腹胀痛，湿凝血阻，转侧俯仰，不能自如。治疗以此自拟方加茯苓、白术。若兼恶寒喜热者，加炙川乌、炙草乌。湿邪偏重者，加萆薢、通草。瘀血为主者，加桃仁、红花。但应注意湿邪易于与寒邪，或热邪相结，成为湿热证及寒湿证。若再加以风邪互扰，终成为风湿热证及风寒湿证。

腰痛困倦，四肢痿软，神疲乏力，复感受湿邪，内外合邪，腰膝寒冷，畏寒怕冷，喜温喜热，动则冷汗自出者，可能是肾阳虚，而并发寒湿，或风寒湿邪为病，可用本方加制附子、肉桂、苍术等。若腰膝灼热，喜凉怕热，手足心热，热汗出者，为肾阴虚，并发湿热证，或风湿热证，可用本方加黄柏、栀子。

近年来，笔者用此方治疗血尿酸增高的痛风，加萆薢、车前子、肉苁蓉等，也收到一定效果。

第三十八章 紫 癜

血热证——自拟方

药物 黄芪、升麻、葛根、白芍、紫草、土茯苓、牡丹皮、生地黄、玳瑁丝、仙鹤草、白茅根。

效验 2002年春，金某，女，10岁。3日前忽然发现，两下肢小腿有散在出血斑，遂去医院检查，尿检均正常，诊断为"过敏性紫癜"。家属不同意用西药治疗，遂求助于中医。患儿精神正常，纳食正常，二便调和，腹部无痛，两膝关节曾有一过性疼痛，现已无痛感，活动自如，舌苔薄黄，脉沉稍数。此紫癜为脾胃郁热，伤及血络，血瘀外溢而致。用本方7剂，每日1剂，水煎2次，共取药汁200ml，去滓，分2次早晚饭前温服。7剂后未见有新出紫癜。又服7剂，用法、用量同前。再诊紫癜已无，为避免复发，又服2周，用法、用量同前，病即痊愈。

编按 斑之形状，平而贴于皮肉之间，并无点粒高起，以手摸之，平而不碍手。或红色成片，稠如锦纹，此属阳邪胃热。有如蚊足迹，而色淡不解者，是正虚邪伏。此证有阴阳、寒热、虚实之不同，适当施以温凉补泻之治法，多数预后良好。疹发于皮肤之上，起有颗粒，如粟如粒，以手摸索之，尖刺而触手，与斑之平而在皮肉者不同。斑由足阳明胃热而发，疹由手太阴肺感受风温而出。斑的治疗大法是清热化斑，但斑也有虚寒阴证，必当用温补药物。疹无不因火而作，阴寒之证罕有，故治之法不外辛凉清透、宣肺化邪，温补之药每为所禁。有时用温热药，也是因疹子，即由天行寒盛、时毒而致。入于肺中而发，邪毒较盛，疹子稠密，肌肤微肿，稍有痒感。疹有红白两种，邪入营者，显示为红疹；邪在卫者，呈现白点。凡疹类，大忌冒风受凉，犯则疹邪内陷，而致肺闭，出现喘满危证。斑疹必须区分治疗，斑发于胃，疹出于肺，伤寒失表失清，邪过于胃，而热蒸成斑。故伤寒发斑者多，而发疹者只是偶然见到。其虚斑、阴斑，由于中虚寒伏，逼其虚阳外越，无根之火内动，见斑隐隐而微见，色淡红，不鲜活，即属虚寒发斑，治疗大法是温补。至于疹，皆是外邪致病。天行时疫、流行病毒，袭入肺卫而发或温暑时邪，从肺吸受，由卫入营之症，其邪从肺外达，而发疹。疹病邪毒在上焦，通常不是由于失表失清所致。而是病邪本身所决定的。当辨疹毒在气、在营而用宣肺清透之法。若遇寒凉，心气抑闭，与斑之治法，截然不同。简而言之，斑属胃，疹属肺。二症治疗不同。

邪热郁伏于中，蒸热发斑，所以汗不出，而烦闷，呕恶，足冷，耳鸣。这是斑疹将发的现象。脉沉伏于内，因脉道不利所致。寸关躁动者，为伏邪勃发之兆。斑疹将出之际，上吐下泻，其热毒从吐泻而外出，分消其势，忌用止泻药物，尤其忌酸收敛兜涩之品。在出齐之后，将回之时，忌见吐泻，吐泻可以导致正虚，毒邪内陷。所以斑疹吐泻，须辨斑疹病证先后缓急，以避免误治失治。斑赤者为胃热，紫色为热甚，前人还认为：紫黑为胃烂，赤斑五死五生，黑斑九死一生。鲜红起发稀朗者，病虽重，而无大碍。如针头状，密集，紫黑成片者，难治。出现蓝斑、黑斑者病危。凡斑既出，而脉洪滑有力，手足温者，易治。若脉微弱，足冷者，为元气虚弱，难治。斑疹透后，神志宜清，反加昏沉嗜睡者，难治。伤寒自表入里，从六经辨治。邪入阳明，热甚发斑，由于先时失治、误治所致。所谓斑发于胃，不如疹之从肺而出，故伤寒证，阳明极热，每多发斑，而发疹者较为少见。若温邪暑热，自肺吸入，可按三焦立法辨证，从卫气营血辨治，其邪之入里或自肺卫而入营，则发疹而外达，即天行时毒之邪，亦从肺经吸入，而发疹。亦有由肺卫而入阳明胃者，胃火盛，也可发斑。其治与伤寒发斑相同，至于疹，当宣肺清营，提透疹邪为主。斑与疹之所发，其源各异，而治法亦须分别，详列于后。发斑，舌苔黄燥者，胃中热极，从阳明治，药用犀角（水牛角代）、连翘、黄芩、黄连、金银花、牛蒡子、葛根、薄荷、升麻之类，不可过用风药。赤斑，舌苔鲜红者，为营分血热；神昏谵语，为邪干膻中，病在卫气营血，不可妄用辛温类药，以劫胃津，亦不可纯用苦寒，直入中焦。法当清营分，轻透斑毒，如犀角尖、连翘心、玄参、牡丹皮、牛蒡子、金银花、薄荷、大青叶之类。神昏者，加石菖蒲、郁金、冰片、西黄、麝香，以开心窍。斑透之后，余热未净，治宜清化余邪，此方是斑透后，未净之良法。

　　用此方治疗过敏性紫癜，效果甚佳。犀角可用玳瑁代。单纯型可用原方加减；关节型可加徐长卿、桑枝；腹型加白术、茯苓；肾型加杜仲、川续断、菟丝子。

第三十九章 消　渴

一、养阴增液——自拟方

药物　石斛、白芍、麦冬、玉竹、黄精、玄参、沙参、天花粉、黄芪、五味子、太子参、木瓜、女贞子。

效验　1996 年冬，邢某，女，年六旬。患者口干舌燥，夜间尤甚，饮水不能止燥，形体消瘦，语言清晰，活动自如，腰膝酸软，小便正常，舌质红，舌光少苔，脉沉细。外院检查血糖正常。诊断为"干燥症"。证为肾阴不足，气阴两虚。用本方 2 周，每日 1 剂，水煎 2 次，共取药汁 400ml，分 2 次早饭前、晚饭后温服。药后病情好转，舌质淡红，舌苔薄。继用本方 2 周，用法、用量同前，病情基本痊愈。

编按　消渴，亦可简称"消"，如《素问·太阴阳别论》说："二阳结谓之消"，上消、中消、下消之类。此"消"字，即是指消渴。《伤寒论》《金匮要略》有"厥阴消渴"，五苓散证的"消渴"与当今杂病中的"消渴"有本质的不同。张仲景书中还有"渴"证，如五苓散证、文蛤散证、白虎加人参汤证、猪苓汤证等，原文中说的"渴"，而无"消"。如《金匮要略》说："渴欲饮水，口干舌燥者，白虎加人参汤主之。"饮水虽多，而不能解渴，名曰"渴"。口干时欲润口，而得饮即止，不是"渴"，而名曰"口干"。燥与湿相对。口干舌燥时欲饮水，以润口，若得不到饮水，因口中无津液加重，干涸尤甚。此证是由于肺胃热炽，津液干枯，所以用白虎加人参汤。白虎汤能清肺胃之热，人参可益气生津止渴。唯须注意，凡投白虎汤，必审其脉证，脉当洪大有力，外证有汗大出、身大热、渴欲饮水，始可投。若无热，则不可投。又上症之口干舌燥，是由于肺胃热炽，津液干枯所致，与温经汤的"唇口干燥"不同，温经汤"唇口干燥"，是由于瘀血内停，津液不能上达所致。小建中汤的"咽干口燥"，是因为阴阳两虚，阴气虚于内，津液不足所致。白虎加人参汤，为清肺胃，生津止渴之良剂。暑伤元气，阴液被伤，无不相宜。不问外感杂病，如渴欲饮水、口干燥者，审系肺胃热炽，津液干枯，即可酌投，慎勿泥于石膏大寒，而视为虎狼，该用而不敢用。用白虎加人参汤，也有证对而效果不著者。1984 年春，一位六旬老妇人，因发热而住院治疗。当时病证是大渴，大热，大汗出，脉洪大，面色赤，口舌干燥，活动自如，神志正常。遂投白虎加人参汤，服 1 周，热退，脉浮大，其他症状不减。血糖检查，高于正常高值 5 倍，不得不改用西药治疗。

近年来，干燥症临床多见。此燥证是阴虚津液不足所致。其症以口咽干涸，夜间尤甚，渐而口干鼻燥，眼干燥，辨证以胃阴不足和肾阴不足为主。其中，胃阴不足多于肾阴不足。凡胃阴不足者，皆以此自拟方为基础加减化裁。此证见效较慢，一般用药 1 个月后，可有明显好转。见效后可改用丸剂，再服 2～3 个月，多数病情明显缓解。笔者用此自拟方曾治疗干燥症多例，确有疗效。

二、益气养阴——自拟方

药物　黄芪、西洋参、太子参、党参、玉竹、黄精、枸杞子、玄参、麦冬、天花粉、葛根、虎杖、山茱萸。

效验 1989 年夏，刘某，男，年五旬。患糖尿病近 10 年，用西药控制，基本正常，但惧怕西药不良反应，求中医治疗。患者微有口干渴，形体消瘦，小便略频，空腹血糖 8mmol/L 左右，腰膝酸软，乏力，纳食正常。遂投本方 2 周，病情好转，血糖下降至 6.5～7mmol/L。继而改本方加蛤蚧、竹叶，共为细面，每服 5g，每日 3 次，白开水送下。2 个月后西药用量减少，血糖维持在 7mmol/L 左右。

编按 口渴多饮，纳食增多，小便频数，形体消瘦，是糖尿病（中医称"消渴"）的典型症状。以前这也是临床诊断必有的依据。中医亦是按这些症状，将消渴分为在肺、在胃、在肾三类。又根据肺、胃、肾辨证，分别列为上消、中消、下消三个类型。又根据这三个分型，进行治疗。然而，近数十年来，在临床实践中，具备"三多一少"症状者不是多数，仅占 20%～30%。或者"三多一少"症状，一是证候不重。只在血尿检查时，发现血糖增高。属邪气轻浅，正气旺盛。二是虽开始有典型症状，一经用药，这些症状便减弱或消失。但血糖依然明显高于正常。糖尿病常见证候，大致可分三类：一为阴虚，消渴以虚为本，口干咽燥，即是阴虚表现，《景岳全书·传忠录上》说："盖其内无邪火，所以不欲饮汤水，真阴内亏，所以口无津液。此口干也，非口渴也。"此类可于本方加女贞子、石斛、山茱萸等。若有阴虚火旺者，加生地黄、知母。二为气虚，《医彻·消渴》认为"肾间动气，为本病之根，是气动，而上蒸津液，肺得之而不渴，胃得之而不饥，膀胱得之而气化"，可知元气不足是发生消渴的重要因素。《证治要诀·消渴》也说："久久不治，气尽虚，则无能为力矣。"气不足则乏力，肢倦，精神疲惫，用本方加山药、巴戟、白术等。三为肝经湿热，此为少见之证候。临床可有口干口苦，心中烦热，头晕目赤，小便短黄，苔黄腻，脉弦数。《素灵微蕴·消渴》说："消渴之病，则独贵肝木，而不责肺金，肝主风木，风胜则燥，燥则阴伤，故肝经有热，易伤真阴。"此类不可用本方，可用龙胆草、牡丹皮、栀子、黄芩、白芍、虎杖、茯苓等治之。

杂病消渴，有上消、中消、下消之分。上消，其因有二，一为心阴虚火旺，移于肺，传为膈消；二为心火不足，移寒于肺，传为肺消。肺消者，饮一溲二，死不治。中消者，胃热消谷，善饥多食。下消者，男子消渴，饮一斗，小便亦一斗，此属足少阴肾，火虚不能化水。"三多一少"证候，不是《伤寒论》厥阴证的消渴。《伤寒论》厥阴篇的消渴是厥热胜复以外的症状，而不是消渴病，可用乌梅丸治疗，而消渴是不能用乌梅丸的。上消中，心所主之血脉，荣气行于脉中，卫行脉外，荣气不足，卫阳不达于外。荣卫失和，荣阴虚而内郁生热，更伤津液而致口渴，故曰消渴。肺消者，饮一溲二，死不治。膈消说之，膈以隔蔽清浊，心肺以热相移，清道阳气炽盛，遂不能传输血液，以分布周身，而悉归于三焦、膀胱，故渴而小便较少。总之，肺消、膈消皆由阳气炽盛，荣血虚少，卫气不足所致。胃主纳食，胃中热盛则能消谷，唯热盛则津枯，故大便必坚，因热气太盛，消谷，不消水，反迫水奔膀胱，所以溲数。溲数者，小便频数。水液排出过多，肠中燥涩，故大便愈坚。坚数相搏，需水愈多，故为消渴。《灵枢·师传》说："胃中热，则消谷，令人悬心善饥"，指此为中消。此证久久不止，则小便不臭，反作甘气，此水气败，而上气下泄，更有浮在溺面如脂。此为精败津伤。若精败津伤，或精出不禁，古人皆判为不治之证。治消渴，宜详察其小便，如小便清长，味甘，脉细数，可用肾气丸，加肉桂、五味子、鹿角胶、益智仁等味。如小便极多，夜尤甚，大便秘，喜饮热，脉举之数大而虚，按之无力，以肾气丸，加黄柏、益智仁、人参，服之可愈。如小便下白浊，亦宜肾气丸，加萆薢、土茯苓。以上三证皆属下虚，不可用上、中二消之药。

第四十章 汗 证

一、阳虚自汗——玉屏风散加味

药物 黄芪、白术、防风、桂枝、白芍、炙甘草、生姜、大枣、煅牡蛎、麻黄根、浮小麦、酸枣仁、山茱萸、莲须、五倍子、五味子。

效验 2003年冬，胡某，男，45岁。患者自汗出，四肢寒凉，面色不华，身倦乏力，自汗，腰以上为重，头颈部汗出尤甚，手足逆冷，纳食正常，舌苔薄，脉沉弱。证为阳气不足，表气不固。用本方7剂，每日1剂，水煎2次，共取药汁400ml，去滓，药汁分2次早饭前、晚饭后温服。7剂服后，汗出明显减少，手足转温，余亦大减，即停药，令其加强锻炼，注意休息。

编按 《素问·经脉别论》说："饮食饱甚，汗出于胃；惊而夺精，汗出于心；持重远行，汗出于肾；疾走恐惧，汗出于肝；摇体劳苦，汗出于脾。"汗为心之液，与许多脏腑均有关，辨证当参考各类汗出之不同。汗为阴液所化，阳气不固，阴液外泄，则为汗出。王肯堂认为，汗与经络有关。如《证治准绳》所说："其汗各由其所在脏腑而出之乎。然五脏六腑，又必以十二经脉、荣卫为要，因经脉是司其出入行气之隧道。荣行脉中以滋阴血，卫行脉外以固阳气，阳气固则腠理肥，玄府密，而脏腑经脉荣卫通贯若一"，说明出汗与脏腑、荣卫、气血都有一定联系。汗出异常，可见多种疾病。病因病机大体：有外邪袭入；体内阴阳气血失调；脏腑气机升降失常，导致腠理开阖失司，气血功能紊乱。汗出表现，亦有种种不同。如寤时多汗，为自汗；寐时多汗，为盗汗；还有全身抖动为战汗；神志昏蒙，汗出如珠，为脱汗。按部位分，头部汗出，齐颈而还，是头汗；手心、足心汗出较多，是手足汗；半身或左或右，或面部或左或右，半面汗出，是半身汗出；腰以上汗出，或腰以下汗出，亦是半身汗出；全身上从头，下至足，皆有汗出，是全身汗出；阴部汗出，是阴汗；心胸部汗出，余处无汗，是心胸汗等。按色分，汗出色黄并沾衣，为黄汗；鼻衄称为红汗；汗蓝色者，为蓝汗。按温度分，身寒汗凉，为冷汗；身热汗温，为热汗。按汗出多少分，大汗出，淋漓不止，为大汗；汗出津津，无汗珠形成，为少汗；摸之皮肤有潮湿感，但无汗液，为微汗。按汗质分，汗液稠黏，为黏汗；汗出如水，为稀汗。汗的分类虽多，最常应用的是自汗和盗汗。邪之所凑，其气必虚。玉屏风散，主治风邪久留，而不散者，自汗不止者亦宜。此玉屏风散加味，对于阳气虚者，颇有良效。无病者可以用之预防，而疾病反复发作，如感冒风邪，用药后表邪得解，可是不久又病外感，邪气留连，可服此方。若表虚汗出，用药后汗止，但停药又有汗出，此属元气损伤，病不易根治，可长服此方，缓图其功。玉屏风散中，防风通达全身，为驱风圣药，寓补益作用中有宣发之功。黄芪可以大补卫气，具有无汗能发，有汗能止的双重功效，但以止汗作用大于发汗作用。白术健脾胃培土，燥以祛湿止汗。白术得黄芪，入里以实脾；防风得黄芪，达外以固表。

本方合桂枝汤，调和荣卫，走表实里，增强止汗作用。对于阳虚汗出者，效果尤为显著。《伤寒论》曰："病常自汗出者，此为荣气和，荣气和者，外不谐矣，以卫气不共荣气和谐故尔。

以荣行脉中，卫行脉外，复发其汗，荣卫和则愈，宜桂枝汤。"徐灵胎说："荣气和者，言荣气不病，非调和之和。自汗发汗迥别。自汗乃荣卫相离，发汗使荣卫相合，自汗伤正，发汗驱邪，复发者，因其自汗而更发之，则荣卫和而自汗反止矣。"《伤寒论》曰："病人脏无他病，时发热，自汗出，而不愈者，此卫气不和也。先其时，发汗则愈。宜桂枝汤。"患者脏无他病，里气和谐，饮食如常，二便调和。卫气不和，表气有病，所以时发热，自汗出。《外台秘要》说："里和表病，汗之则愈"，须在时发热，汗出之前，服用桂枝汤，啜热稀粥，再温覆致于周身微微汗出，其病自愈。程郊倩说："凡脏病，亦有发汗自出，连绵不愈者，骨蒸劳热类是也。桂枝能解肌，而有时发汗，助卫气升腾虚回，而正气得宣之汗。与麻黄汤逐邪气，使外泄之汗不同。"脏病骨蒸劳热汗出，可用黄芪鳖甲散加减治疗，不可用桂枝汤。桂枝汤的发汗，是调和荣卫，解肌发表，服桂枝汤后，若不饮热粥，不加温覆，其汗不出。麻黄汤的发汗，是驱邪发汗，辛温散邪。服麻黄汤后不用啜热粥，只须温覆，其汗可出。桂枝汤与麻黄汤的发汗机制是不一样的。麻黄汤不能用于止汗，而桂枝汤可用于止汗。柯韵伯说："予常以此汤（即桂枝汤）治自汗、盗汗、虚痢、虚疟，随手而愈。盖以芍药微苦，微寒，能益阴敛血，内和营气，先辈之无汗不得用桂枝汤者，以芍药能止汗也。"

二、阴虚盗汗——当归六黄汤加减

药物　黄芪、黄芩、黄连、黄柏、当归、生地黄、熟地黄、煅牡蛎、酸枣仁、莲须、山茱萸、金樱子、煅龙骨、五味子、五倍子。

主治　腰膝酸软，夜寐不安，自汗盗汗，尤以盗汗为主，手足心热，乏力身倦。

效验　1996年春，韩某，男，41岁。因盗汗，腰酸，腰痛来就医。来时形体较胖，夜寐多梦，腰膝酸软，身倦乏力，神怠肢疲，盗汗如洗，阳痿早泄，健忘，入暮足热，舌苔薄白，脉沉细。证为肾阴不足，阴虚火旺，精室被扰。治以滋阴清热，补肾固精。用本方7剂，每日1剂，水煎2次，共取药汁400ml，分早饭前、晚饭后2次温服。7剂后汗出大减，余同前。又投本方7剂，用法、用量同前。药后汗止，精神好转，遂用丸药，用天王补心丹和大补阴丸、金锁固精丸三方再加淫羊藿、阳起石，共为细末，炼蜜为丸，每丸9g重，早、午各服1丸，晚服2丸，皆饭前半小时白开水送下。

编按　胃、肺、肾三者与汗证密切相关。胃为汗之化源，《伤寒论》桂枝汤服法有啜粥、覆取微汗，啜粥说是鼓舞胃气，以滋化源，胃气蒸化津液，熏肤充身泽毛如雾露溉，以滋养肌肤，同时亦为作汗水源。汗出较多，可见于化源不足，脾胃受损。肺为汗之关键，一方面肺朝百脉，输精于皮毛，转输从脾胃来的精气（包括津液）外达肌肤；另一方面，肺主卫气，卫气有司开阖功能，开多阖少则汗多，只开不阖则脱汗亡阳，只阖不开则闭汗，卫气时疏亦可汗出异常。肾为汗之调节，肾者主蛰，封藏之本，无论肾阳、肾阳，凡虚者皆可见封藏失职，肾阳虚不能固表而汗出。肾阴虚，化热外熏，迫汗外出。综上，胃、肺、肾三者相互作用，相互影响，若一个环节失常，便可汗出异常，临床以肾阴虚化热，迫汗外出与肺卫不能固表开阖失司为多见。

《丹溪心法·附录》说："心之所藏，在内者为血，发外为汗，汗乃心之液。而自汗之证，未有不由心肾俱虚而得之，故阴虚阳必凑，发热而自汗，阳虚阴必乘，发厥而自汗，皆阴阳偏胜所致也。"阳证自汗，或阳证盗汗，除汗出之外，必有阳证相佐，如有烦躁，入夜发热，咽燥口渴，或喜冷饮之证，皆是阳盛阴虚之候。宜当归六黄汤，养阴清火，固本止汗。若阴分有热，但微，而不甚，宜六味地黄丸，或加减一阴煎之类主之。若是心火不宁，烦躁出汗者，宜朱砂安神丸、生脉饮之类主之。又有本非阴虚，因于内火熏蒸，血热而汗多者，宜四物汤加黄连、黄芩，或黄芩芍药汤之类主之。汗有热汗，还有冷汗。天热衣厚，自然汗多溺少。天冷衣薄，多溺少汗。从中可知，热能致汗出。其实冷也能致汗出，但此寒，不是外寒，而是指阳气虚衰，寒自内生，以致阴中无阳。阴中无阳，则阴失固密，而无所主，作汗随气外泄。例如，在大惊吓、大恐惧时，皆能使人汗出。此种汗出，皆是阳气顿消，真元失守所致。至于其甚者，如病后、产后，或大吐、大泻、失血之后，多有汗出者，皆为阳气虚弱，阴寒内胜，阴液外泄，则身寒汗出，甚至战栗而寒，四肢厥冷，卒然昏倒，不知人事，须臾自醒，亦有昏厥致死者。极寒发汗，身必冷如冰，皆是阴汗之类。治疗阴汗者，当察阳气不足之微甚。阳气微虚者，但补阳益气，其汗自止。阳气甚虚者，当急救回阳，大补元气，固表止汗。如参、芪、姜、桂、附子之类，必所当用。汗证所见危证，一是汗出而喘；二是汗出而脉脱；三是汗出身痛甚；四是汗出至颠；五是汗出如油；六是汗出如珠，凡见此类，必对其预后，审慎判断。

盗汗，与自汗不同，自汗者，清醒时汗自出；盗汗者，入睡中，甚则刚入睡汗即出，醒后则止。杂病盗汗，属阴虚；自汗，属阳虚。理论上，阳虚阴不能独自持，为自汗。阴不足，则阳无所依，睡时卫阳入里，汗出于外。故盗汗，脉呈虚弱、细微、弱细，或微。盗汗有因于阴虚火炎者，当详察脉症辨治。自汗也有见于阴虚者。盗汗也可有阳虚表现。总之，盗汗乃阴阳气血不足所致，故属于虚劳。外感盗汗，是邪在半表半里。若邪气在表，则自然汗出。此则邪气侵入于里，外连于表，睡则卫气行于里，乘表中阳气不致，津液得泄，故睡而汗出，醒则气散于表，而汗止。《伤寒论》说："微盗汗出，反恶寒者，表未解也""阳明病脉浮者，必盗汗""三阳合病脉浮大，上关上，目合则汗"，此外感盗汗，不能按阴虚辨治，也不能按阳虚辨治。外感盗汗与杂病盗汗不能混同，杂病盗汗，方用生脉饮加龙骨牡蛎汤、当归六黄汤。偏阳虚者，用牡蛎散加龙骨或加山茱萸、酸枣仁固阳守阴；加附子扶阳止汗；或加白芍养阴血敛汗；炙甘草，益气养胃阴；红枣补脾益气；白薇补血凉血；生姜行津液。阴虚火炎之盗汗，当归六黄汤加减是临床首选之方。

汗者，心之液。凡未用发汗药，未经大热，不是体力过劳，而汗出者，皆属于疾病汗证。汗证的原因有很多，或感受邪风，冒雨受湿，暑热熏蒸，导致营卫之气不和，腠理舒张，汗液外泄，或是感受风寒暑湿外邪所致。这类病症，当祛其邪，邪去，汗自止。内伤之汗，其主要病机是营虚卫弱。卫气日行于阳，夜行于阴，行于阳则寤，行于阴则寐。昼日自然汗出，是为自汗。法当调营气，补益卫气。卫气夜行于阴，睡中汗出，是为盗汗。法当滋养阴气，调和阳气。病久而肌脱肉消，昼日自汗频发，夜间盗汗不断，属于脏腑阴阳两虚。法当脏腑阴阳两补。自汗之脉，多见微弱；盗汗之脉，每有细涩。微主阳气衰，细主阴气弱。无论自汗、盗汗，应注重亡津夺液。元气欲脱，大汗不止，可见危象。如果出现危象，当审慎治疗，切勿忽视。所谓汗为心之液，以心主汗液，如脾主涎，肺主涕，肝主泪，而不是心脏中的真液。水谷精微之液，经脾气散精，上归于肺，输布一身，五脏六腑、四肢百骸，无处不是借其营养。人不可一日离开水谷精微。比如水湿在土中，水多湿而浸渍，水少燥而干枯，燥湿相得，则滋长万物。阳水汗，以天地之雨名之。汗本于阴，属于水之类。人的汗出，必借阳气，鼓舞乃生。汗，有自汗、盗汗之分，所谓阳虚，则阴必凑之。阴乘阳分，是营气不与卫气谐，阳主动，动中有静，所以清醒而汗出，补阳者，人参、黄芪之类。养阴者，当归、地黄之类。阴虚则阳必乘之，阳侵阴分，是卫气不与营气和谐。阴主静，静中有动，所以入睡而汗出，称作盗汗。盗汗之潜出，苏醒则卫气散布于表，而汗即止。法当补阴，以调阳，补阴者，用当归六黄汤加减。自汗者，法当补阳，兼以补阴，用桂枝龙骨牡蛎汤加减。方中龙骨、牡蛎固阳守阴；桂枝、甘草辛甘化阳，以扶阳气；芍药、甘草酸甘化阴，以养阴气；生姜、红枣调荣卫、补脾胃。其他如黄芪建中汤、参附汤等，亦可辨证选用。调阳者，三黄之属。阴阳两虚，既自汗又盗汗，也就是寤寐俱汗，是阳极而阴反动。总之，阴气已败，而微阳亦浮越。如果过补其阳，则阴火得补，而遂炽。时欲济其避，则微阳无以生其阴，唯大虚缓，而不数，则阴不甚虚，胃气尚存，二法同用，或可冀其万一。即使脉来细数，无力者，则为阴败阳颓，难以痊愈，甚至有生命之忧。

第四十一章 崩 漏

一、冲任虚损证——自拟方

药物 仙茅、淫羊藿、杜仲、续断、寄生、枸杞子、菟丝子、黄芪、党参、旱莲草。血不足者，加补骨脂、黄精、白芍。经血逾期不止者，加乌贼骨、炙椿皮、地榆炭、茜草。

效验 2003年秋，张某，女，47岁。素体健壮，近月因经水不断，量少色淡，腰酸腰痛，曾于数家医院治疗，效果不明显，今复求中医。患者神志清爽，语言清晰，腰酸腰痛，经水不止，色淡量少，腹部无痛，舌苔薄，脉沉弱。证为肾气不足，冲任虚损。用本方加乌贼骨、茜草、地榆炭、椿皮。4剂，每日1剂，水煎2次，共取药汁400ml，分2次早饭前、晚饭后温服。1剂后血量较多，又服2剂后血止，4剂服后疾病痊愈。

2010年秋，刘某，女，30岁。婚后8年未孕，求治于门诊。患者形体正常，月经后期，量少色暗，有少量血块，经行腰痛，神疲肢倦，手足心热，舌质红，苔薄白，脉沉细。该患者曾于某院行妇科检查基本正常，其爱人男科检查亦大体正常。证为肾阴不足，冲任失养。用本方去仙茅，加女贞子、生地黄、黄精、白芍。连服2周，每日1剂，水煎2次，共取药汁300ml，分2次早饭前、晚饭后温服。2周后，患者自觉精神好转，已无疲劳身倦，腰酸腰痛减轻，月经正常。又服本方1个月，用法、用量同前，1个月后患者回复已怀孕，足月分娩一健康女婴。

编按 肾为精之府，精成于血。如目视过劳，则肝血耗伤。耳听过劳，则肾血耗伤。心思虑过度，则心血耗伤。诸事皆不可过度，过则必致劳伤。诸脏之血，得以滋养，贵在节劳，不可过度。肾主闭藏，肝主疏泄，二脏皆藏相火，皆上系于心，心君火主。怒伤肝，而相火动，动则疏泄失司。即使肝脏功能无显著改变，亦会伤及肝之本脏。肝之精血，暗中流失，潜在耗损。贵在息嗔怒，戒嗜酒。酒入冲动血液，人若饮酒，则可见面赤，手足发红，是扰动血液，而使血液过度奔驰。气血虚弱之人，经数月保养，精气神稍得增强，然而经过一夜大醉，精气神随之耗荡，又出现心身倦怠，所以贵在戒酒。甘香浓郁之味诱惑，过贪不仅不能生水谷之精，反至浊秽内停，足以发生疾病。清淡食品，有利于人，并可生精。万物皆有真味，善于调和，取优避劣，不论腥素，只要烹煮得法，自可保存其冲和恬淡之气，先天、后天皆得滋养，使人健康无疾。

奇经八脉中的任脉循腹里，上关元，即与胞宫相关，冲脉并足阳明之经，夹腹上行。足阳明为多气多血之经，而冲脉事关其血，故有"血海"之称。妇人七七，因任脉虚，冲脉衰少，则天癸枯竭，而地道不通，经水停行。而任与冲皆出于肾，若加上督脉，亦出于肾，行于脊里。大体督脉、任脉、冲脉皆自会阴穴会合而起，任督二脉分为三歧，行于阴阳，部分不同而名称各异。所以有"一源三歧"之说。足少阴肾脉沉细，为阴虚血少，血少亦可使月经量少，或是经闭不通。冲任不足，胞室血涩，经血量少，脉络不充，此病发于血，故曰血分。至若男子，脉络壅滞，而到小便不利，水蓄于腹中，而成水病。证似气分，然因其由于血行不畅，故亦为血分。此为先血瘀不行，而后出现水肿。血属阴，入则为阴结，足下胃经，趺阳脉微，是胃气虚极。

腰为肾府，肾虚多有腰酸腰痛。用此自拟方即补肾之虚，又治腰之酸痛，获效较速。肾阴虚者，加女贞子、山茱萸、桑椹。阴虚有热者，减仙茅，加黄柏、知母、龟板、鳖甲。肾阳虚者，加巴戟天、肉苁蓉、补骨脂。阳虚有寒者，加制附子、肉桂。阳虚以阳痿，精弱为主者，加楮实子、鱼鳔珠、紫梢花、肉苁蓉。肾虚胎不固者，重用菟丝子，加覆盆子。兼脾虚者，加白术、薏苡仁。有热者，加黄芩。兼气滞者，加青皮、陈皮、枳壳。总之，此是补肾常用之主方，加减临时在变通。

治疗经崩经漏，首要先止血。经血下泄，久而不止，若不用止血之剂，必致血液干枯。血枯又可导致病变复杂，甚至危及患者生命。经血崩中漏下，法当温升止血。药如艾叶炭、阿胶、升麻、生地黄、鹿茸、赤石脂、禹余粮、黄芪、地榆炭、椿皮、乌贼骨、茜草炭、棕榈炭等。诸如此类，都是崩中漏下常用药物。崩中漏下，虽同为下血，然阴中出血有轻重缓急之不同。崩中，血来较急速，而且血量较多。漏下，血流势较缓，下血量相对较少。漏下与崩中相比，漏下证经血滞下，久而不止。崩中来势较急，时间较短。症状既然有差别，用药亦有所不同。崩中与漏下的原因有很多，差别较大。所以治法必有不同。崩中用药，如白茅根、蒲黄、地榆炭，凉血清热，活血止血，治疗热邪迫血妄行尤佳。对于崩中血量较大，药物如鹿茸、仙鹤草、棕榈炭。治漏下恶血，即下血伴血块，为瘀血内停，血不归经。气虚下陷之漏下，先红后黑，药用黄芪、人参、升麻、柴胡，其中黄芪用量应大，并用赤石脂、乌贼骨，固涩止血。用固涩药物，须是其内无瘀血，久渗不止。内有瘀血者不宜用之。陷下之漏下，不兼烦满，可用椿皮、棕榈炭。血止之后，当宜固本，若为肾虚者可用此自拟方；若因脾虚中气下陷者，可用补中益气汤加减。兼血虚者宜四物汤加补骨脂、枸杞子、黄精。朱丹溪认为，下血血色紫为热，黑为热极。陈修园认为，成块色紫黑而暗者为寒凝。读此节可司其说，不可拘泥，必谛审其脉证而施治，方可获得良好效果。

二、脾虚证——归脾汤加减

药物 黄芪、党参、白术、茯苓、当归、酸枣仁、炙远志、棕榈炭、木香、炙甘草、椿皮、地榆炭。

效验 1968 年春，马某，女，39 岁。因情志不遂，忧思过度，而致月经过多，遂来请求治疗，其主症为月经过多，色淡，无块，心悸，不寐，健忘，周身无力，纳食减少，面色不华，舌质较淡，苔薄白，脉沉细。此系思虑过度，损伤心脾，脾不统血而致月经过多。即选本方 2 剂，每日 1 剂，水煎 2 次，共取药汁 300ml，早饭前、晚饭后温服。服 1 剂后，患者复诊出血增多，经韩百灵老师指点，加大地榆炭用量，又服 2 剂，服法同前，获显效。

编按 归脾汤治思虑伤脾，不能摄血，经血妄行，以致崩漏。崩漏之因，有相火偏盛、有下焦虚寒、有虚劳内伤、有中气不足、有瘀血内结。相火偏盛者，血色紫黑，烦躁不安，口舌干燥。下焦虚寒者，血色瘀黑，呼吸少气，脐腹冷痛，自汗盗汗。虚劳内伤者，身倦乏力，五心烦热，短气上气，神疲心悸。中气下陷者，劳倦过度，或思虑伤脾，不能摄血，致令妄行，健忘怔忡，惊悸不寐，或忧思郁结。瘀血内结者，纯下瘀血，脐腹刺痛，痛处拒按，四肢厥冷。崩漏不止，为经漏最甚。瘀血内结，崩漏有虚有实，实证系瘀血内停，任冲不能约束经血，血不归经，溢血于外；虚证为阳气不足，任冲损伤，不能摄血。崩漏不止，气血皆虚。血之运行，外循经络，内荣脏腑，而冲任失司，不能约制经血，所以经血错乱，甚至经血暴下，重则为崩，轻则为漏。经崩经漏，皆可导致气血大亏，若脾胃先损，脾不统血，或中气不足，气不摄血，宜止血药中加健脾养胃药物，或补中益气药物。崩漏病证兼有心阳不足、肝气郁滞、气郁化火、相火妄动、郁火内炽、热伤血络诸证。经血不按时而下，或经血适来、适断，或暴下不止，用方以止血药中酌加温阳益气养心之品，如桂枝甘草汤加黄芪、生晒参；用疏肝之药逍遥散加菟丝子、阿胶；理气清火，用丹栀逍遥散加玫瑰花、黄芩及止血之品；肾阴不足，相火妄动，用知柏地黄丸加龟板及止血之品，滋阴降火；化火伤阴，可用大补阴丸加止血之品；久崩成漏，血流日久，下元不固，气虚下陷，可用鹿茸丸、补中益气汤加减。下血不止，心腹疼痛，其色鲜红，由劳役所伤，脾胃虚弱，气短乏力，自汗不止，可用归脾汤加减。瘀血心痛，崩漏而见心下疼痛，疼痛较重，血流较多，为瘀血内结，止血药中加失笑散；瘀血较重者，用血府逐瘀汤加减。若痛在小腹，状如针刺，血流不止，可用少腹逐瘀汤加减。治疗崩漏，有三条原则：一止血，二求原，三扶正。此三者，可同时用于一方，亦可分而应用，必以辨证而后施治。

　　笔者用此方治疗一些心脾两虚之崩漏、气血不足之月经过多，止血药为必用之品，均收到良好效果。

第四十二章 经 闭

一、血虚证——柏子仁丸加减

药物 柏子仁、熟地黄、泽兰、牛膝、卷柏、续断、当归、川芎、刘寄奴、益母草。

效验 1996年冬，卢某，女，35岁。月经不调两年多，曾在数家医院治疗，近半年，月经未至，来门诊就医。诊查：患者形体瘦弱，面色不华，活动自如，过劳心悸，气短，时有腰酸痛，月经6个月未至，腹部偶有坠感，舌质淡红，舌苔薄白，脉沉弱。证为气血两虚，肾气虚弱，冲任失司。治以养血通经。用本方7剂，加黄精、补骨脂。每日1剂，水煎2次，共取药汁400ml，分2次早饭前、晚饭后温服。1周后自觉体质好转，又服2周，用法、用量同前。当服半个月时有经水欲来之感，服到20剂时月经通下。经后患者不再服药，下次月经已正常运行。

编按 月经的"经"字有经常之义。女子14岁，任脉通，太冲脉盛，而天癸至，月经按时而来。任脉与冲脉为经脉之海，外循经络，内荣脏腑，气血调和，运行不息，一月之间，冲任脉血溢而月经下行。月经按时而下，经常而不紊乱。月经贵乎如期而至，若来的时间，或提前，或错后，月经量或过多，或过少，或一个月来2~3次，或者数月来一次，多数是由疾病导致的，甚则经闭而不行，致重病生成。古人说过，月经正常，十年无男子合，则可月经不调，未至十年思男而不得，也可月经不调，不调则瘀不去，新不行。可见心理因素对于月经是有直接影响的。或肾病而伤，其先天之本受损，血量减少，渐至月经不通，为血枯经闭，可用柏子仁丸加减。若伤及脾胃，失常饮食，而伤及后天之本。此类经闭属于虚证。室女忧思，伤及心脾，可形成经闭，应以归脾汤加减治疗。气血不足而痨怯者，脾胃伤损，气血化源不足，以致无血下下，成为血枯经闭之证。宜调养脾胃，用人参归脾汤加减。脾气复旺，则能生气血，而月经自可通行。若因有饮食停滞，致伤脾胃者，宜消食健脾，宜用健脾丸加减。若经来时，饮冷受寒，或过食酸物，以致寒冷凝结下焦，因而血不下行，当治以辛温活血，行气散结，可用少腹逐瘀汤加减。精神壮盛，阴血有余，偶感风寒，或食冷物，以致气滞血凝，而经闭，宜用行气活血药，导而下行，宜血府逐瘀汤加减。先天不足，或病后、产后，失于调理，以致真阴亏损，火热煎熬，盗汗耗血，为将要形成劳瘵之候。以滋阴养血清火治之。可用当归补血汤合六味地黄丸加减。从上述所知，经闭大体有三种不同类型：一是气滞不能运血，瘀血内结之经闭；二是化源不足，血液枯竭，无血可下之经闭；三是下焦寒冷，血滞不下之经闭。三种原因，也可两种同时存在，也可只是一种原因，不可一概而论。总之，月经未至，不可专用攻伐，否则月经不仅不通，气血反被损伤。

月经之病，病因较多，辨证必须详细准确，如有偏寒、偏热、属虚、属实、兼气滞、兼血瘀，必当有证候可察。如经水不调，所下淡色如水者，属于血虚，宜四物汤加人参、黄芪。血虚而小腹痛者加阿胶、鹿角胶。下血色紫暗，而成块者，有热从火化，属血热凝结，必有热象，当用凉血化瘀，以桃红四物汤加黄柏、知母、白芍。若因离经瘀血所致，经血必流多，而有血块，痛如刀刺，宜下瘀血汤加味。妇人、室女月经不调，小腹血积，坚硬如石者，为受寒所致，宜温经汤加减。月经不调，先期而来者，属于血热，宜四物汤加黄芩、黄连，或丹栀逍遥散加减。经行先期，腰腹发热者，也属于血热，宜四物汤加龟板、鳖甲、牡丹皮。经血不调，临行时，先腹痛者，乃气滞血实，宜四物汤加延胡索、炒枳壳、莪术、木香、桃仁。月经行时，口渴，饮水多，心中痞硬，喜呕，不进饮食，属于脾病，宜竹叶石膏汤加减。月经色黑，月行2次或3次，不思饮食，口干而苦，时有发热，属于血热妄行，宜四物汤加牡丹皮、白薇、陈皮、柴胡、白芍等。月经至，或未至，少腹胀痛，喜食热物，属于气滞兼寒，宜木香顺气丸加肉桂、小茴香。月经来时，心神不宁，夜不安寐，四肢微热，虚劳体弱，或受惊吓，宜天王补心丹加减。临经行时，或过食生冷酸涩，导致小腹胀痛，脐腹饱闷，为因食积而血滞不行，宜大七气汤加炒山楂、炒神曲、炒麦芽。经血后期，小腹冷痛，手足逆冷，属于血虚有寒，宜大温经汤加减，或香附芎归汤。过期迟至，血量过多，血色浅淡，为血虚有寒，宜胶艾四物汤加减。形体肥胖，痰涎素盛，经血过期，其色淡者，属于痰浊所致，宜二陈汤加川芎、当归、扁豆、薏苡仁。有痰浊积于血海，月经未至，头目渐昏，小腹胀痛，肥胖人多有此证，是痰凝月经不行，宜二陈汤合血府逐瘀汤化裁。月经来十数日不止，手足心热，腰酸腰痛，胁下闷胀，心烦易怒，宜丹栀逍遥散，加乌贼骨、茜草炭、地榆炭。月经水来，而不止者，属于气虚不能摄血，宜补中益气汤加椿皮、棕榈炭、槐花。经血过多而不止，平日肥壮，身倦短气，喜热畏寒，属于体虚兼寒，宜二陈汤合温经汤化裁。经血过多不止，平日瘦弱，常发热，属于火致，宜青蒿鳖甲汤加生地黄、地榆炭、棕榈炭、椿皮。经来不止及血崩，乏力，纳少，血色浅淡，属于气虚血溢，宜归脾汤加地榆炭、椿皮、乌贼骨、槐花、茜草炭。妇人年近五旬，月经当断，但仍每月行经，而且量多，若为子宫有肌瘤者，宜西医手术治疗。若妇人年近五旬，经血增多，为血热，或血不归经，宜此自拟方加牡丹皮、煅龙骨、地榆炭。妇人、室女经闭疼痛，或成血瘕者，属于郁积，宜通经丸。经闭或大便干结，血块气痞，腹中胀痛者，为气郁血滞，宜四物汤合调胃承气汤加减。烦热，肢疼体痛，口干，盗汗，嗜卧，月经不调，寒热如疟，痰嗽骨蒸者，宜加味逍遥散加煅龙骨、煅牡蛎、地骨皮。瘦人经闭者，血气受伤，血虚兼瘀，或生育多，宜四物汤加赤芍、桃仁、黄芪。又瘦人经闭者，或因于气滞，宜通经丸、调经汤。身体发虚，四肢无力，潮热骨疼，内有气块，宜苍术香附丸。经闭腹痛、内结腹痛者，气虚乏力，为血虚兼瘀，宜八珍汤加益母草。妇人、室女七情伤感，气滞血瘀，心腹作疼，或连腹痛，或背膂上下攻刺作痛，血瘀作搐，或经不调，一切血气病也，宜桃红四物汤。血气郁滞，经来则似刀搅肠胃及心胸胁刺痛欲绝者，为血气冲心，宜膈下逐瘀汤加减。疼痛游走于腰膂，较甚者，当为血气痛，宜身痛逐瘀汤加减。心血不足，忧思过度，气虚血结，变作干血劳，经血日久不行，宜大黄䗪虫丸。治疗经血不调，或前或后，或多或少，气郁食伤等症，则唯四制香附丸，或丹参饮为主。经病烦多，不止如此。妇人2~3个月不行经，必用验胎法检查，不可草率用攻伐通利之剂。如果验之无胎，方可随症选用通经药物，或至瘦弱，身热，口干，唇颊红色，下午尤甚，或先微寒，是为虚劳经闭，阴虚发热，将成痨瘵，宜按痨瘵治疗。妇人之病，甚于男子，的确如此。

二、血滞证——血府逐瘀汤加减

　　药物　当归、生地黄、桃仁、赤芍、红花、炙甘草、枳壳、赤芍、柴胡、川牛膝、川芎、卷柏、刘寄奴、益母草。

　　效验　1991年春，于某，女，40岁。因月经初来而怒志，而致月经滞下，小腹胀痛，心烦，夜不能寐，来就医。诊查：形体消瘦，面色晦暗，小腹胀痛，月经滞下，血色紫暗，有块，量少，舌质有紫点，舌苔薄黄，脉沉弦。证为郁怒伤肝，肝气不疏，气滞血瘀。用本方 3 剂，每日 1 剂，水煎 2 次，共取药汁 300ml，分 2 次早饭前、早饭后温服。服 2 剂，小腹胀痛减，经量略增，继用 3 剂，月经正常，诸症悉退。

编按 血分疾病范围很广，以血虚、血瘀、血溢最为多见。血虚，治以补血。血溢，治以止血。血瘀，治以活血。血府逐瘀汤即是常用的活血化瘀方剂。血瘀的病因，主要见于外感六淫之邪；气虚气滞，痰湿水饮阻碍，外伤血络等。其他如津液耗伤，血液黏稠，进而可出现津亏瘀血，血溢脉外，可致离经瘀血。血瘀与痰饮一样，既是病理产物，又是致病因素。一旦瘀血发生，能使血虚不易恢复，即瘀血不去，新血不生。瘀血内停，经行不畅，不通则痛，其疼痛特点是痛处不移，状如锥刺，不易痊愈。瘀血凝结，日久不解，可生发黄、癥积。瘀血阻滞，肌肤失养，而见肌肤甲错。营卫运行受阻，可致发热。津不上达，可致口渴，但欲漱水不欲咽。瘀血积于胃肠，可致腹痛便黑。瘀血臟胀，可致腹筋起，蛛丝赤缕。瘀血内结，神明失健，可致健忘、怔忡、发狂、半身不遂。瘀血停滞可致水肿、气胀等。妇科有一种经漏、经崩，属于瘀血所致。因瘀血阻滞，脉络不畅，血不循常道，以致血不循经，溢出于外，而致经崩、经漏。此类崩漏，只用止血效不佳，当用活血止血之法。

《金匮要略》对治疗经水不利的土瓜根散、抵当汤两方记载详细，而证候叙述简略，只可从方剂中推论证候。从药物求证经水不利的症状及导致闭经的原因。抵当汤，其经水不利，当属于蓄血实证，症见小腹硬满而痛、拒按，按之痛剧，大便色黑，小便自利等。若无此等症状，必不能选用抵当汤。以其蓄血内停，月经不畅，以致经血不能通利。抵当汤方中水蛭、虻虫，为破瘀攻血峻药；大黄、桃仁，为活血攻下之品，瘀血去而经自行。土瓜根散证是内有瘀血，导致带下和月经不利，阴气内结，阳气不布。由于血分有热，经络滞涩，血滞少腹，所以应有少腹满闷，痛而经至，其疼痛如针刺，经血色黑，月经不利，或一月两至，或经候不匀，或数月一次，用土瓜根散治疗。方以土瓜根为主，其性滑，择其活血，湿去血行；桂枝、芍药调和营卫；䗪虫破瘀活血。两方比较，抵当汤当是治疗血瘀重证，土瓜根散治疗血瘀轻证，两方皆以攻逐瘀血为主，瘀血去，其经自通。月经未至的原因除血瘀外，还见于气血虚少，脾气失养，血量或过少，或过多，色淡，身倦乏力，可用四物汤，加人参、白术。禀素质弱之妇女，因情志抑郁，月经渐愆，肌瘦吞酸，少寐，不欲饮食，可用逍遥散加减。病愈后，可用人参、当归、熟地黄等善后，以固其本。再者经水不利，指月经不能如期，而且滞而不下，不能畅行，与闭经不同。闭经与逾期及数月而经一行者，亦有不同，切不可随意用攻逐破瘀之剂。闭经，是指月事不来。《素问·评热病论》曰："月事不来者，胞脉闭也，胞脉者属心，而络于胞中，今气上迫肺，心气不得下通，故月事不来也。"此是阴虚火旺，迫于肺，影响于心，致胸脉闭塞，而月经闭，可用傅山《傅青主女科·产后编》生津益液汤（人参、麦冬、茯苓、大枣、竹叶、浮小麦、炙甘草、瓜蒌根）加减。《灵枢·水胀》说："石瘕生于胞中，寒气客于子门，子门闭塞，气不得通，恶血当泻不泻，衃以留止，日以益大，状如怀子，月事不以时下。皆生于女子，可导而下。"此为瘀血内停，致月经不按时来，不属于闭经，而是经水不利，可以用桂枝茯苓丸加减治疗。《素问·阴阳别论》说："二阳之病发心脾，有不得隐曲，女子不月；其传为风消，其传为息贲，死不治。"心脾受病，气血化源不足，气血虚少，而致月经不来，当是闭经，用归脾汤加减治疗。

妇人产后，腹痛，烦满不得卧，切忌用下法，可服枳实芍药散，枳实须烧令黑，但不可烧得太过，芍药、枳实行血中之气，芍药治疗腹痛，用麦粥和服以养胃，气血得以畅通，腹痛烦满，不得卧诸症得以清除。上两药各等份，杵为散，每服方寸匕，日三服，以麦粥服下。服枳实芍药散后，病情不愈者，是内有瘀血，著于脐下，宜改用下瘀血汤。下瘀血汤方中大黄、桃仁、䗪虫，三药皆有活血化瘀作用。大黄主下瘀血，破癥瘕积聚，用以为君。瘀血著于脐下，即是著于少腹，少腹为胞宫藏血之所，产后恶露由此排出。产后恶露不行，必因邪气所阻，所以用桃仁，入血分以化瘀，瘀化则血畅行。张仲景用桃仁有三：一是血蓄于下，少腹有瘀，如桃仁承气汤；二是干血内著，皮肤甲错，如下瘀血汤；三是月经不调，时有腹痛，如抵当汤。其中，桃仁承气汤为轻剂，桃仁是主要药物；下瘀血汤与抵当汤是逐瘀重剂，桃仁在两方只是辅佐药物。少腹有瘀血内结，自当用下瘀血汤。方中䗪虫味咸气寒，能去脐下之积血，又善疗跌打损伤。产妇阴气大伤，而积血著脐下，又当速去，必用此以标本兼顾，此乃万全之法。方中大黄、桃仁、䗪虫皆属攻逐之品，产后腹痛用此，是以下瘀血为急。方名下瘀血汤中的䗪虫与抵当汤中的虻虫、水蛭，皆是行血破瘀药物，能治腹中脐下，已凝之瘀，而不能治新滞之血。产后恶露，因邪气所阻，而著于脐下，自属新积瘀血，而非久凝之瘀。观下瘀血汤方，名为汤，实是丸剂，丸以缓其急。用蜜甘以缓之，减其骤。用酒煎，使入血分。后注明，血下如豚肝。虽是新下之血，而已凝成瘀血块，非纯新鲜之血。

蓄血伤寒者，非因伤寒，热瘀蓄血，乃平时劳伤所蓄之血，病不从太阳入，故无恶寒、头痛之症，但发热，口渴，语无伦次，小便不利，大便黑，或膈间有痛处，或因血瘀心脾，如见鬼状，药不宜凉，亦不可热，当用川郁金、参三七、生楂肉、红花、当归、桃仁、延胡索、香附、丹参、泽兰之类，和之，行之。如舌润不渴者，加肉桂温之。便秘者，加酒大黄。

活血药分为两类，一是活血通络药，如丹参、当归、川芎等；二是破血逐瘀药，如刘寄奴、红花、䗪虫、水蛭、虻虫等。临床活血化瘀法通常分三类：一是理气活血，即理气与活血合用，用于气滞血瘀证，血府逐瘀汤即属此类。此法最为常用。二是温经活血，即辛温散寒与活血合用，用于寒凝血瘀证，少腹逐瘀汤即属此类。三是破血逐瘀，用于蓄血、癥积等病证，如抵当汤之类。

血府逐瘀汤应用广泛，如不寐证，若数日彻夜不眠，两目干涩，头眩心烦，此为血不养心，心血瘀滞，先用此方3～5剂，通其心络，再用安神之法，疗效较好。若先予养心安神多数不易见效。

第四十三章 妇人腹痛

一、血虚气滞虚寒腹痛——温经汤合乌药散加减

药物 当归、白芍、川芎、党参、肉桂、吴茱萸、麦冬、牡丹皮、半夏、延胡索、牛膝、乌药、砂仁、木香、槟榔、茴香。

效验 1998年冬，齐某，女，35岁。1年前感受寒凉，月经后延，有时后延2周，有时2个月经行一次。今求中医治疗。经前时有腹部坠胀感，小腹冷痛胀闷，喜温喜按，周身无力，手足寒冷，月经血色淡，无块，量稍多，舌苔薄白，脉沉细无力。证为胞宫虚寒，气滞血虚。用本方7剂，每日1剂，水煎2次，共取药汁300ml，去滓，分2次早饭前、晚饭后温服。药后身凉肢冷好转，本方又服3周，月经至，痛胀减，将上方加生晒参、黄芪，共为细面，炼蜜为丸，每丸9g重，每日服3丸，早、午、晚饭后服，白开水送下。1个月后月经复常。

编按 温经汤见于《金匮要略》，方中以吴茱萸为主要药物。吴茱萸，主温中除湿血痹，故用为君药；配生姜、桂枝温经活血；当归、川芎、芍药、阿胶，皆属于养血之药，此证是由瘀血停滞，导致经漏数十日不止，久则荣血必然衰减。此证本当祛瘀活血，但其年近五旬，天癸将绝，任冲虚损，月经欲断。虽有瘀血，不可用䗪虫、水蛭破瘀之品，而用桂枝温通散血，使瘀血自行化去，而不伤正。因于半产，瘀血停留少腹，而有腹满里急，阴血因漏下耗伤，血虚生内热，而见暮即发热，手心烦热，瘀血内停，津液不能上达，口唇失于濡润，故唇口干燥。牡丹皮主活血散瘀，清血分虚热，正适宜于此证。血主于心，统于脾，藏于肝，荣血虚则心、肝、脾皆虚，人参补五脏，且扶脾胃。欲补有形之血，先补无形之气，以无形生有形，故用人参、甘草。以久病伤津，又恐吴茱萸、半夏等药耗津，故以麦冬，滋阴而润泽心肺，以除手掌烦热，汤名温经，以瘀血得温即行，方内多有培养气血之药，是为养正祛邪之法，正气恢复而瘀血自去。温经汤能补气血，能温能通，亦主妇人少腹寒，久不受胎。方中补血之药居多，尤以阿胶能续血之化源，化源续则新血生，而瘀自行，故能兼治崩中去血，至月水过多，则血不足，可用温经汤，唯有因热迫血妄行者，不可用此方。若月经至期不来，少腹瘀积，气血衰少，宜用温经汤。如既行经血，而腹痛喜按，属气虚血少者，亦可用温经汤。以温经汤能补气血，能温能通，所以亦治疗少腹寒，久不受胎。由于气虚血少者，均可用温经汤治疗。

经行小腹胀痛，为肝气郁滞所致，治以疏肝理气，方用乌药汤加减。延胡索行血止痛，为痛经常用之品；香附为气中之血药，有行气和血止痛之效；乌药温中顺气止痛；砂仁温中止痛；合延胡索、香附、乌药，加强止痛作用；木香、槟榔行气疏肝，消除少腹胀满。此方虽多行气活血药物，若与温经汤合用于体虚之人即不伤正，且可增强止痛作用。

二、血瘀寒痛——少腹逐瘀汤加减

药物 小茴香、炮姜、延胡索、五灵脂、没药、当归、蒲黄、肉桂、赤芍、香附、乌药、红豆蔻、砂仁。

效验　1985年春，吴某，女，31岁。素有痛经史，近日受凉，病情加重，来门诊治疗。主症为经期正常，经前少腹胀满，乳房胀痛，小腹寒凉，经行腹痛，血行不畅，喜热畏寒，得暖痛减，舌苔白，脉沉缓无力。证为胞宫受寒，血瘀不行。用本方4剂，每日1剂，水煎2次，共取药汁400ml，去滓，分2次早饭前、晚饭后温服。药后诸症悉退，月经正常。令其每于月经前1周，服此药5剂，用法、用量与此相同。其服3个周期，共计14剂，病情痊愈。

编按　《医林改错》将少腹逐瘀汤称"种子安胎第一方"，而其所治者，当是下焦寒实之证。以种子而论，妇女不孕原因较多，中医认为妇女所重在血，媾精之后，由血养而成孕，孕后由血养始能成胎。影响胎孕，主要是荣血充足与否。若欲妊娠，首当养血调经，经即是血，血属阴以应月，月月如期来，是正常的。月经异常，如有经期提前1周以上者，有错后1周以上者，有月行2次者，有2个月一至者，有经闭不来者，有频来而不止者，有先痛后行经者，有先行经而后疼痛者，有色淡者，有色紫者，有色黑者，有瘀而成块者，有阴虚血热者，有寒凝气滞者，有子宫虚冷者，有气虚下陷者等，阴血既病，血虚不能育胎，阴虚不能摄胎，摄育之权，在冲任，冲为血海，任主胞胎。冲任二脉皆起于肾。胎须血养，血须气调，所以补肾、补气、补血三者，是培根固本之道。补气养血，与脾胃密切相关，脾胃主饮食，输布水谷精微，而生气血。又心主血，养血有助于养心。心脾调和，气畅血行。肾之阴阳旺盛，任冲二脉充足，排卵正常，自可易于受孕。如妇女气血俱虚，经脉不调，腹痛腰酸，不欲饮食，月经不调，形体瘦弱，用四君子汤加杜仲、续断、鹿茸、菟丝子调之。如脏寒不孕，小腹冷痛，畏寒喜热，脉沉迟有力，属于实者，用少腹逐瘀汤治之。因寒邪若兼五脏虚损，属于虚寒者可用温经汤治之。如肥胖不孕，形体肥胖，月经不调，痰滞子宫，可用二陈汤加白术、神曲、佛手、香橼、枳壳、香附、川芎。如相火盛不孕，口干舌燥，心烦易怒，大便燥结，月经色紫有块，用大补阴丸加减。以当前临床所见，肥胖不孕者多见，第一方应是治疗肥胖不孕之方。

《金匮要略·妇人杂病脉证并治》概括了妇女杂病的病因、病机和证治。大意是妇人之病因，为虚、冷、气。其病机为气血不足，血寒凝滞，经络阻滞，女子胞寒邪所伤，气滞血瘀等。症见月经不利、经闭，病证的出现往往已有感受致病因素数年。病变分为上、中、下三部。在上寒邪阻滞上焦，导致气血壅滞，而见呕吐涎唾，病久不解郁而化热，而成肺痈，形体已累，赢瘦衰弱。在中气滞寒凝，可致脐腹寒疝，而绕脐疼痛，或肝胆气血郁滞，气机不畅，而致两胁疼痛，或气结寒凝日久不解，郁而化热而致小腹灼热疼痛，肌肤甲错。此处上、中病证不只女人所患，男人亦可有之。在下可产生月经错后，量多或量少等证候，或阴中掣痛，少腹喜热畏寒，引及腰脊作痛，冲脉气街穴挛急作痛，膝关节、小腿反复疼痛。若瘀血扰及神明，可致头晕目眩、厥逆癫痫。若为忧郁、悲痛、忿怒等情志所伤，导致精神失常，这些都是妇科疾病。对于妇科三十六病，临床表现千变万化，久病不愈，脉虚体寒，形体赢瘦，不可见虚补虚，见寒治寒，应四诊详查，辨别疾病属性，是阴是阳，证候是虚是实，脉象是气是寒，虽表现相似，其本质各有不同，辨证施治、行针、用药，以使疾病转危为安。后学者当分析牢记，切不可马虎大意。

三、虚寒腹痛——暖肝煎加减

药物　肉桂、茴香、当归、白芍、延胡索、枸杞子、乌药、补骨脂、葫芦巴。

效验　1990年秋，隋某，女，37岁。素常小腹隐隐作痛，喜温喜按。求治于中医。主症：因感受寒凉而致小腹疼痛，时痛时止，喜温喜按，面色不华，形体消瘦，舌苔薄白，脉沉弦细。证为寒滞肝脉，气血瘀滞。用本方7剂，每日1剂，水煎2次，共取药汁400ml，去滓，分2

次早饭前、晚饭后温服。7 剂后腹稍温，疼痛稍减。又服 2 周，诸症消退，病即痊愈。

　　编按　本方是温肝之方，兼行气散寒。肝经寒病的原因有二：一是肝脏本身阳气不足，寒气自内生，肝脏功能减弱，临床可见疲劳倦怠，四肢逆冷，或少腹绵绵作痛，恐畏胆怯，喜热畏寒，脉弦细而迟；二是寒邪直中肝经，气血运行不畅，临床可见四肢厥冷，胁下或少腹疼痛，或小腹时聚包块作痛，遇热痛减，爪甲青紫，脉沉细或弦细。肝阳不足，寒自内生，属于虚证，可用暖肝煎化裁治疗。治疗应以温补肝阳为主，佐以散寒。寒邪直中，肝血凝滞，属于实证，应以散寒驱邪为主，佐以活血止痛，可用少腹逐瘀汤加减。

　　暖肝煎亦治疝气，其症应为少腹绵绵而痛，腹中气逆作痛，属于虚寒之疝；亦治五劳七伤，脱力，气血虚损等虚劳之证。此方与《金匮要略》"产后腹中疞痛，当归生姜羊肉汤主之，并治腹中寒疝，虚劳不足"中当归生姜羊肉汤，治疗腹痛、疝气、虚劳不足相近。当归生姜羊肉汤，主治产后血虚，内寒腹痛，故以当归养血止痛；生姜温中散寒；羊肉温中补虚，总以养血为主。暖肝煎，主治肝阳虚，内寒腹痛，用当归、枸杞子补肝；用肉桂、补骨脂、茴香散寒；用乌药、香附行气；延胡索、白芍、葫芦巴止痛。暖肝煎不仅治腹痛，还治胁下疼痛，且有行肝气，补肝阳之用。

　　肝寒之因一是直中宣邪，使肝之气血凝滞，表现为小腹疼痛，喜热畏寒，四肢逆冷，指甲青紫，脉弦细。多是外感寒邪而致。二是肝之本身阳气不足，寒自内生，表现为两胁及少腹隐隐作痛，倦怠乏力，胆怯神疲，手足不温，脉细迟。多因过度疲劳而加重。寒邪伤肝，治以辛温散寒。阳虚寒自内生，治以温补肝阳，升发肝气。寒邪伤肝，可用当归四逆汤加减。肝阳不足，可用暖肝煎加减。此方以温肝为主，兼有行气、散寒、温湿之效，主治小腹疼痛和疝气。此方组成以当归温补肝脏；肉桂、茴香温经散寒；乌药、香附温经理气；茯苓利湿通阳。凡肝寒气滞，症状偏在下焦均可以此方加减运用。此方加补骨脂、葫芦巴，止痛散寒之力更强。

第四十四章 乳 痈

乳房肿痛——自拟方

药物 瓜蒌仁、连翘、天花粉、蒲公英、紫花地丁、连翘、白芷、金银花、青皮、陈皮、柴胡。

效验 1972年春，宫某，女，25岁。产后3日，情志不遂，恚怒不寐，2日后乳房胀痛，乳汁不通，5日后突发寒热，乳房痛甚。欲求中医治疗。主症：产后恚怒，乳房肿痛，突发寒热，乳房有肿块，局部红热，乳汁不通，纳食正常，二便调和，舌苔薄黄，脉沉弦数。证为肝气不疏，气血壅滞，郁结成疮。诊断为乳痈。用本方8剂加炮穿山甲、枳壳，每日2剂，水煎，共取药汁300ml，日三夜一服。服4日后，寒热消退，胀痛减轻。又依前方减枳壳，加当归、黄芪。5剂，每日1剂，水煎2次，共取药汁300ml，早晚温服。5剂服毕，诸症悉退，病即痊愈。病愈后乳汁通畅，乳量不减，略有增加。

编按 乳房疾病，初起病势较急，突发寒热，乳房胀痛，局部红肿、拒按、炙手、有硬块，表面微红，或灼热鲜红，乳汁闭塞不通，兼见胸闷、烦躁、口渴、夜不能寐等症，是为乳痈。经治疗后热减肿消，痛止，乳汁复通，证为痊愈。若身热不退，肿块不消，红肿加剧，为脓将成，进而肿块变软，按之有波动感，为脓已成，当切开排脓。若乳房肿块色白，不痛，日久不消，肿块渐大，渐有痛感，皮色转微红，出现发热恶寒，脓已酿成，溃后康复较慢，是为乳疽。另一种乳疽，开始有头突出，继而旁生数头，有脓不多。若月经初潮，任脉通，太冲脉盛，乳上有一核，位于乳头之中，核如桂圆大小，呈扁圆形，稍有痛感，皮色不变，活动良好，无粘连，多数两乳均有，此症随身体变化而有所消长，亦可见自然消失，中年男子亦有此类病证。此为乳中结核。另有因乳晕部有溃疡，溃后形成乳头漏管，此病与乳房漏管及乳痨不同，多发于妇女，乳晕边缘初起时如黄豆大，中央有一黑点，若由感染引起发炎化脓，硬块稍肿大，并有疼痛，色微红，溃后有豆渣样物排出，或脓样物流出，其味臭，不易收口，易于复发。此为乳头漏管。乳中结核治疗不当，或失于调治，耽搁数月渐大如碗，坚硬疼痛，向腋下漫延，色呈紫黑，未溃先腐，渐破溃渗透白脓汗，流臭水，午后潮热，干咳，形瘦，颧红，食少。此为乳痨。

乳房属胃，乳头属肝。二经病证互相影响，例如，郁怒伤于肝，肝气横逆犯胃，气滞血瘀，可致多种乳病。胸满气逆，乳房结肿，有疼痛感，若发红，属于有热；不红呈本色，属于气滞。大肿大痛，多将化脓。时痛时止，常成乳核、乳癖。成脓消后，应予补气养血，扶正固本，若肝胃湿热，于乳内形成凝结，成为乳毒，可按疮疖治疗。对于化脓乳病，脓消之后，应补气养血，扶正固本，以防后患。

乳痈等感染性疾病，现在多用西医方法治疗。对西药过敏者，中医或可发挥长处，用清热解毒、消肿排脓法，方用五味消毒饮加减、仙方活命饮加减。乳癖求治于中医者略多，可用消癖化积、疏肝和胃法治疗，方用逍遥散加减，加用散结软坚药物。至于乳岩，当建议按西医肿瘤法治疗。西医治疗之后，或治疗之间，可用中药治疗，加用扶正祛邪，软坚散结之品，如可用十全大补汤加消积散结药物。

第四十五章 乳 癖

肝郁痰结证——自拟方

药物 瓜蒌、皂刺、鹿角霜、王不留行、路路通、连翘、夏枯草、青皮、浙贝母、丝瓜络、炮穿山甲。

效验 2015 年秋，陈某，女，四十余岁。每次月经来潮前乳房胀痛，经某院检查，认为是"乳腺小叶增生"，经治疗效果不著，于是来笔者处诊治疗。当时情况：经前乳胀，心烦易怒，经行胀痛，血色暗，有块，舌苔薄黄，脉沉弦。证为肝郁气滞，血行不畅。用本方连服 1 个月，每日 1 剂，水煎 2 次，共取药汁 400ml，分 2 次早饭前、晚饭后温服。药后外院复查，结果明显好转，又以本方加香附、枳壳共为细末，炼蜜为丸，每丸 9g 重，每日 3 次，每次 1 丸，白开水下，连服 2 个月，复查病已痊愈。

编按 乳癖辨证可分为四型：一为肝气郁滞，症见心烦易怒，胸胁胀满，口干口苦，头晕，舌苔薄白，脉沉弦。治以疏肝理气为主。二为肝胃郁热，症见消谷善饥，胸中烦热，自汗，胃脘痞闷，胁胀便干，舌苔薄黄，脉弦数。治以清肝和胃为主。三为痰热郁结，乳房胀痛，触及结块，胸闷善太息，手足心热，舌苔黄腻，脉沉滑。治以清热化痰，软坚散结为主。四为气滞血瘀，症见胸闷易怒，心悸善太息，乳房刺痛，乳胀拒按，苔薄，脉沉涩。治以理气活血为主。此四者常交错而出现，故各类治法亦常交互而用。

痰郁气滞，流于胃络，积而不散，结于乳房之内，形成核状如蚕豆，边缘光滑，界线清楚，无粘连，无压痛，不发热，皮色不变，推之活动良好。其核于经前可肿胀疼痛，月经过后，即痛止胀消。此是乳癖之证。若初起乳房内结小核，不红，不肿，不痛，经年不消，缓慢长大，数月之内无明显变化，质地较软，按之无痛，活动度良好，表面平柔，有被膜。此亦为乳癖。若乳癖明显长大，并有疼痛，虽不红赤，无寒热，或有心烦，不欲饮食，恶心呕吐，证候已有逆转，乳癖将欲恶变。

乳岩之症，与情志抑郁、精神刺激相关。恚怒伤肝，思虑伤脾，肝脾气逆，络脉阻滞，气血不畅，瘀结成瘤。早期症状是乳房结块，无明显不适感，不痛不痒，不红不热。中期症状是 1～2 年内，肿核逐渐长大，或发现肿块，生长较快，质地坚硬如石，固定不动，推之不移，基底或表皮有粘连，若表皮粘连，其状如橘皮，肿块凹凸不平，连缘高低不清，或乳头有液体溢出，可呈血色，或淡或紫。晚期症状是乳头内缩。若早期、中期不予以重视，病势趋于明显恶变，表现为胸胁、腋下牵掣疼痛，表皮粘连处呈橘皮样改变，并逐渐发生溃烂。乳岩部同侧腋下往往可摸索到一些硬块，乳房肿块处溃烂之后，凹如岩穴，凸如岩峰，有污水外渗，恶臭最甚，筋脉抽痛不安，疼痛难忍，身体消瘦，形如枯骨，少气无力，不欲饮食，夜不能寐，命系一旦。

乳房结块，以良性者居多，恶性者只占少数，但不可掉以轻心。其病机若以肾水先亏，相火随炽，熏迫津液，随胃络而上，凝聚于乳房之内、肌肉之中，不甚痛苦，久而不溃，人多忽视，致使疾病性质发生恶性改变，始方觉醒。亦有乳癖结块，不痛不胀，多年无明显改变。总之，乳癖结块，表现不一。此类乳癖早期肾水不足者，宜补益肾水。肝经火旺者，宜清泻肝火。二者并存者，同时应用，并结合消癖散结，兼以开郁理气，安神宁志之品。方用滋水清肝汤加黄连、玳瑁、夜交藤之类，使水升火降，津液流通，核消块散，无后虑忧，但亦非短时能见效。若发现乳房异常改变，如结块变硬，发展较快，建议尽早按肿瘤检查诊治。若确诊为乳癖已变恶性，中医中药疗效尚不确切，但可作为辅助治疗。现如今早中期乳癖多已经西医治疗，晚期病证基本见不到。如果因循失治，致肌肉脱尽，形体尪羸，块腐核烂，终不可救，必须慎重。乳癖失治、误治，或过度局部刺激，可能危害深重。乳房包块形成，乃日积月累而成，久而不溃，多是本虚标实之证。初无痰火诸证，形体如故，但见有核内生，唯在开结降火，消痰理气，可用复元通气散化裁，核消结散则已。若初时犹豫不定，导致结核破溃，并见形体消瘦，潮热自汗，亡血失精，诸症相继而起。阴虚之极，相火益盛，孤阳愈急，微阴难存，以致气散血聚，结破核溃，亦可有之。除滋水清肝外，尚须抑阳养阴为佐，开结降火为使，可用六味地黄丸合犀黄醒消丸等，使结者散，癖者消，五脏气平，机体康复。大抵瘰疬、痰核、马刀，皆是少阳胆气逆应，相火燔蒸，治必开结疏利，令胆气通畅，结自解消。

中医外科"乳中结核"与乳癖皆是同类疾病。乳中结核，指乳房结块坚硬，小者如梅，大者如李，按之则移，推之则动，时时隐痛，皮色如常，乃肝脾气郁结滞而成，可用此自拟方加减治疗。若因肾水不足，相火偏盛，可予本自拟方合滋水清肝汤化裁。若耽延日久不消，轻则可成为乳痨，重则可成为乳岩。乳癌早期可用中医药配合治疗。属于肝气郁结者，可用疏肝解郁汤（当归、生地黄、白芍、川芎、陈皮、半夏、贝母、茯神、青皮、远志、桔梗、苏叶、栀子、木通、甘草、香附），加化积散结药物；属于火郁者，可用西黄丸。这些仅是一种治疗方法，可作辅助之用。中医除采用上述方法外，也可根据辨证，运用扶正益气、滋补肝肾、清热解毒、补气养血、软坚散结、以毒攻毒，酌情加入抑癌中药。

第四十六章 乳　少

血虚气滞证——自拟方

药物　黄芪、党参、通草、僵蚕、丝瓜络、王不留行、路路通、漏芦、天花粉、阿胶、黄精。

效验　2011 年，何某，女，27 岁。产后 5 日，乳汁明显减少。家属代诉：素体较弱，孕期轻度贫血，否认忿怒。遂考虑扶正不足，乳汁不畅。治以扶正通乳之法。本方加穿山甲珠五分，连服 3 剂，每日 1 剂，水煎 2 次，共取药汁 400ml，去滓，分 2 次早饭前、晚饭后温服。并嘱多饮猪蹄汤。3 剂之后乳汁增多。进而令其多服肉汤，停服中药。

编按　《金匮要略》说："妇人乳中虚，烦乱，呕吐逆，安中益气，竹皮大丸主之。"哺乳期妇女，中气虚弱，脾胃不足，出现心中烦乱，坐卧不安，但可自理。此与癫狂躁扰，不能自理有根本区别。胃气上逆，发于喉中，而作呃声。物自咽出，发生呕吐、吐逆，此与杂病呕吐、吐酸不同。治以安定中焦，健运脾胃，补中益气，养血生血。哺乳期妇女，乳汁排出较多，中焦虚乏，水谷精微不能上达，则心神无依，而烦乱不宁；中焦虚弱，胃气不和，则上逆，而为呕吐，宜用安中益气之法，主以竹皮大丸，用竹茹能益气安中，而除虚烦，止呕吐上逆，故用为君；重用甘草，并用枣肉和丸，取其填补中宫，化生汁液；又以桂枝，协竹茹达心，通脉络，以助生心血，使神志得依，而烦躁止。又佐石膏、白薇，清胃降逆，使气得养，而呕吐逆除。白薇尤为治血虚液衰，致阳气浮越，而血分有热之要药，故有热者倍之。此方可加柏子仁，能使气血相生，宁神止烦，所以烦乱可定。乳汁，为血之所化，乳汁去多，其血必虚，于法当此方中加当归、枸杞子之类药物，加白术，能补中气，而益脾胃。但因当归性温体滑，仅能益肝血，通血脉。枸杞子，性滋腻，能妨中焦，白术性温而偏燥，不是产后哺乳期之烦乱呕逆者，应该投用，所以加减应全面权衡。

乳汁为气血之所化而成。血不足自然不能生乳汁，气不足也不能生乳汁，而气与血二者之中，血所以化乳，又不若气之所化为更速。新产之妇，血已大亏，血本自顾不暇，乳全赖气之力，以行血而化之。今产后数日，而乳不下点滴，其血少气衰，是为无乳汁之因。气旺则乳汁旺，气衰退则乳汁衰，气涸则乳汁亦涸，必然之势。置大补气血而不顾，而只用通乳催乳，气弱则乳无以化，血虚则乳无以生，治法宜补气以生血，而乳汁自下，不必利窍以通乳。方用通乳丹加减（人参、黄芪、党参、当归、麦冬、通草、桔梗、猪蹄）。乳汁不通，有为阳明火者，有是肝气郁结者。阳明属胃，为多气多血之府，乳汁之化，原属阳明，然阳明属土，体壮妇产后，虽亦亡血，而阳明之气，并未衰减，必得肝木之气以疏理相通，始能化成乳汁，不可全责阳明。乳汁之化，全赖气，而不在血。今产后数日，宜其有乳，而两乳胀满作痛，是欲化乳，而乳汁不得通，是因为气郁所致，多为羞愤成郁，土不疏土，干扰化乳，以致乳汁不通。大法宜舒其肝木之气，而阳明之气血自通，乳亦可通畅，不必专通其乳。可用通肝生乳汤加减（白芍、当归、白术、熟地黄、甘草、麦冬、通草、柴胡、远志、王不留行、路路通）。

第四十七章 带 下

脾湿白带腹痛——自拟方

药物 白术、苍术、茯苓、车前子、泽泻、薏苡仁、芡实、椿皮、煅牡蛎、煅龙骨、青皮、半夏、白花蛇舌草、陈皮。

效验 2002年秋，梁某，女，29岁。婚后3年不孕，月经大致正常，经某院检查，诊为"盆腔炎症，腹腔有少量渗出"。主症：经行腹痛，喜热畏寒，白带多，纳食减少，大便溏薄，舌苔白厚，脉沉缓。证为脾湿下注，下焦虚寒。用本方加茴香、肉桂。投7剂，每日1剂，水煎2次，共取药汁400ml，留药滓另用，药汁分2次早饭前、晚饭后温服。药滓用布包热罨小腹，上加热水袋，或热宝，共罨半小时，每日1次。药后病情好转，继而又用3周，用法、用量同前，经妇科复查，疾病基本痊愈。

编按 著衣若带，连续不断，名为带，色白者，为白带。除白带外，还有黄带、赤带、黑带等病证，但以白带居多。妇人患带下病者，十之八九兼挟肝火，又十之八九兼有湿热。若不虚，而仅因肝火湿热者占十之一二。治白带之药，如乌贼骨、木贼、薏苡仁、芡实、煅龙骨、煅牡蛎、苍术、盐川柏、知母、白术、车前子之类，随证治之。气虚下陷者，用补中益气法，挟痰者用二陈汤加浮海石、蛤粉、白芷、盐黄柏等味。年久不愈者，可加白果、赤石脂、椿皮。带而经络滞涩者，可用通草、滑石为主，以滑利其途径。有血瘀凝滞者，用䗪虫、桃仁、红花通其络脉。因气血虚少，脾气失养者，宜归脾汤。因脂痰凝寒，用温通祛痰祛，宜二陈汤加人参、白术。中有干血，《金匮要略》妇科矾石丸治"妇人经水闭不利脏坚癖不止，中有干血，下白物，用矾石丸主之"。因蓄泄不时，胞宫生湿，湿闭于下，久则生热，所积之血，为湿热所腐，而化为白物，白物即白带，时时自下，以系直漏而下。考《神农本草经》，矾石，即白矾，此物遇水即化，得火则烊枯，主白带阴蚀，久服伤人骨。其味酸主收敛，所以此丸不能内服，只能外用。矾石丸为坐药，纳入阴中，除湿热，以除白带。矾石丸中，还有杏仁，杏仁入气分，主下气产乳金疮。借以化干物为润物，起死物为生物。矾石丸治白带，仅是外用药，尚须配合内服药，方能彻底治愈白带。

各类带下，多是湿证。以带为名，此病因带脉不能约束，带脉通于任督，任督病而带脉亦病。带脉所以约束胞胎，若带脉不固，必胞胎不固，是为带脉弱，则胎易堕，带伤胎不牢。而带脉之伤，是因挫闪、气滞、血瘀，或行房放纵，或饮酒失控，虽无疼痛之苦，而有害于内，气不能化经水，反变带下之症。脾气之湿，肝气之郁，湿气之侵，热气之逼，带病遂生。女人有终年累月，下流白物，如涕如唾，不能禁止甚则臭秽。白带是湿盛火衰，肝郁气弱，则脾土受伤，湿伤脾土，中气下陷。是以脾精不守，不能化荣血以为经血，反成白滑之物，由阴门直下，欲望自禁，而不可得。治疗大法，大补脾胃之气，稍佐以疏肝之品，使风木不得闭塞于地中，则地气自升，腾上于天，脾气健而湿气消，自无白带之患。

第四十八章　虚　劳

气虚血少证——人参养荣汤

药物　黄芪、党参、白术、茯苓、当归、白芍、桂枝、五味子、枸杞子、补骨脂、黄精、阿胶、鹿角胶、鸡血藤。

主治　病后体虚，或失血之后，身体虚弱，气血未复，动则心悸，气短，头晕，目眩，纳食减少，语言低弱，口唇、爪甲淡白，眼睑色淡，脉沉细或沉弱。

效验　1996 年春，李某，女，37 岁。常月经过多，形体瘦弱，来门诊治疗。主要证候：动则头晕，心悸，身倦，乏力，神疲，少寐，面色苍白，口唇色淡，四末微冷，舌质淡，舌苔薄，指甲苍白。证为素以流血较多，营血空虚，气随血减。用本方 7 剂，每日 1 剂，水煎 2 次，共取药汁 400ml，去滓，分 2 次早饭前、晚饭后温服。7 剂后，病情好转，又服 2 周，服法、用量同前，诸症皆失，病告痊愈。因月经将至，改用温经汤化裁。

编按　人参养荣汤治疗脾肺俱虚，肢体倦瘦，纳少无力，气血不足变证皆出。前人用四君子汤补气，用四物汤治疗血虚，气血两虚用四君子汤合四物汤即八珍汤。

血脱则面色不华，唇甲色淡不泽，眼睑无血色，动则心悸头晕，待休息后，悸晕便止，此是血虚之证。脐腹冷痛，手足时寒，月经失常，不欲饮食，或时呕吐，畏寒喜热，骨节酸痛，肌肤消瘦，面色萎黄，此是脏有虚寒，气血不足所致，为血虚偏寒之证。凡烦躁不宁，面赤头晕，夜不安寐，唇干目涩，口舌生疮，身倦神疲，五心烦热，饮食无味，肢体酸痛，心悸形瘦，自汗盗汗，或入暮发热，此是心肺有热，气虚血少所致，为阴血不足，兼有化热之证。当审其因，调补气血，其病可愈。气为血之帅，欲生有形之血，先补无形之气，故方中用黄芪、人参，以益气。心主血，肝藏血，用桂枝、茯苓宁心养血，当归、白芍调肝养血，鸡血藤上通下达以和血。阿胶为生血之品，补骨脂、枸杞子益精补肾，而助血生，对贫血者有利而无弊，加川芎取其能行血，而不滞。若头晕头痛者，用川芎，更为相益。若心烦，不欲饮食，则加陈皮降逆和胃。属于血虚偏寒者，加少量干姜。属于心肺有热者，加生地黄，减桂枝。2001 年，李某，女，年六旬。患慢性白血病，此患者每次化疗后，可出现明显贫血，即前来服用中药。药后 1～2 周后便逐渐恢复正常。每次化疗即服此自拟方 2～4 周，每年化疗 3～5 次，服此方 3～5 个月，效果很显著。

第四十九章 脱 发

一、虚风证——自拟方

药物 桑叶、天麻、菊花、旱莲草、何首乌、桑椹、黄精、黑芝麻、枸杞子、红曲、虎杖、当归、草决明、白芍。

效验 2010年春，汪某，30岁。2年前，因劳倦过度，工作压力较大，夜寐不宁，进而头发脱落，出现头顶部发落尤其，于是求中医治疗。初诊时检查：形体较胖，头部出油较多，头顶部发稀少，头偶有瘙痒，夜不安寐，舌苔薄白，脉沉弱。该患者为痰湿之体，过劳则伤气，寐差则伤血，气血两伤，湿浊上逆，发失所养，虚风内起而致。用本方7剂，每日1剂，水煎2次，共取药汁400ml，去滓，分2次早晚饭后半小时温服。1周后头部出油明显减少，又服1周，用法、用量同前，头发脱落明显减少。遂将本方加养血补肾之品制成蜜丸，每丸9g重，每次1丸，每日3次，白开水送下，连服2个月，病情基本好转。

编按 素常膏粱厚味、醇酒炙煿，湿热内积，伤脾伤胃，湿热生痰，贮于中焦，清阳不得上升，浊阴不得下降，湿浊上蒸于头，阻碍发受血之濡养，于是发成枯槁，易于脱落。其落以头皮溢脂较多，稀疏脱落，发枯焦，毛囊瘦小为特征。可用上自拟方减黄精、黑芝麻、枸杞子，加泽泻、生山楂。若令伤脾胃，中气不足，气血不能上达，发失所养，可用补中益气汤合上方加减。若血虚发枯，易于脱落，兼头皮作痒者，为血虚生风，本方加熟地黄、川芎。若有五心烦热，阴血虚少，头皮作痒，忽然脱落，为血热生风，用本方加生地黄、紫草、白薇之属。

二、肾虚证——自拟方

药物 枸杞子、何首乌、熟地黄、旱莲草、茯苓、菟丝子、山茱萸、巴戟天、桑椹、补骨脂、女贞子。

效验 1998年夏，胡某，女，27岁。素体虚弱，先天不足。1年前，工作紧张，夜不安寐，而出现头发脱落，心悸，乏力，身倦，月经不调，来门诊治疗。患者形体瘦弱，头发稀少、焦枯，面色不华，夜寐欠佳，心悸，乏力，身倦神疲，月经量少，色淡，腰酸腿软，五心烦热，舌苔薄，脉沉细。证为肾阴虚损，心血不足。用本方加酸枣仁、茯神、夜交藤。7剂，每日1剂，水煎2次，共取药汁400ml，去滓，分2次早晚饭后温服。7剂后，除脱发外，诸症好转。又服7剂，诸症皆轻。本方又加鹿角胶、龟板胶、黄精，共为细面，炼蜜为丸，每丸9g重，每日服3次，早午晚各1丸，白开水送下。连服2个月，神志复常，发长如初。

编按 《素问·六节藏象论》说："肾者主蛰，封藏之本，精之处也，其华在发，其充在骨。"肾旺则发华，肾虚发落。发易脱落之因，常见过劳伤气，或劳心伤血，以肾阴不足，肾精虚损为多见。症见腰膝酸软，神疲肢倦，遗精耳鸣。若阴虚火旺，可见口燥咽干、头晕面赤、五心烦热。肾虚发脱，每兼养心。发为血之余，而心主血脉。故发又与心血密切相关。肾属水，心属火，肾水上升，心火下降，而成水升火降，水火既济。肾气充盛，其发则华。若肾阴虚，心火上炎，可致心神不宁、睡卧不安、失眠心悸、烦躁时作。用此自拟方，使心肾相交，水火既济，其发亦得滋养，可使发脱落减少，生长增多，进而达到生长平衡。此外，尽量避免过多食用油腻食品，否则湿邪易生，且湿热易于生痰，痰浊内阻，荣血不能上达，发失所养，易落，而不易生。若头发油质过多，用此自拟方加入祛湿化痰之品，如茯苓、虎杖、泽泻。若头皮时痒，于血虚生风方中加入天麻、菊花、当归。若少眠，属神经性脱发者，可于此自拟方中加酸枣仁、远志、柏子仁。

第五十章 皮 疹

湿热证——师传方

药物 浮萍、紫草、苦参、蝉蜕、牛蒡子、薏苡仁、地肤子、白蒺藜、豨莶草、蛇蜕、蜂房、黄芪、首乌、当归。

效验 2003年春，王某，女，32岁。3日前，忽然身起皮疹作痒，夜间尤甚，色微赤，去某院检查，诊断"急性荨麻疹"，服用抗过敏西药，服药即痒止疹退，但过几个小时又复发作，于是来笔者处治疗，当时身起皮疹色微赤，疹边界清晰，有融合，痒甚，搔之疹出尤甚，身微热，舌苔薄白，脉沉数无力。证为外有风邪侵及，内有湿气与之相搏，结于皮肤所致。用本方7剂，每日1剂，水煎2次，共取药汁400ml，分早晚2次饭后温服。当用到第5剂时，痒止疹退，又继服2剂而告痊愈。

2014年冬，刘某，男，53岁。患湿疹已6年，曾于各医院皮肤科治疗，时有疗效，但皆未能彻底治愈，来笔者处求中医治疗。背部散在皮疹，色微赤，边界清晰，无融合现象，时作痒，舌苔白，脉沉缓。证为湿浊内停，兼受风邪而致。遂用本方连服3个月，疾病基本痊愈。

2015年春，黄某，女，23岁。面部有赤色皮疹，以额及下颏较为集中，皮肤呈油脂状，伴痛痒，每在月经前及食辛辣则病情加重。外院诊断为"炎性痤疮"，时轻时重，曾用多种方法治疗，效不显，来笔者处就医。患者面部前额及下颏右见新出痤疮，皮疹顶部有黑点。皮疹外表呈油脂状，并见消退痤疮及残痕，舌苔薄，脉沉弦有力。用本方连服2周，每日1剂，水煎2次，共取药汁300ml，服1周时已无新出痤疮。又服1周，基本痊愈。为避免复发，按上方加珍珠、生地黄、白鲜皮等做成丸剂，上药共为细面，炼蜜为丸，每丸9g重，每日服3次，每次1丸，白开水送下。

编按 痈肿疮痒，多属于火。脓流肉腐，皆属于阴。治法总以清火养阴为主，加入开胃健脾之药。又凡治痈疽应注意，其人枯瘠瘦弱之躯，当以益气扶正为宜，药用黄芪、人参、甘草等，破血攻下药物应慎用。疮头若大，肌肤腐烂，消蚀较多，新肉难生，宜外用围药，如马氏金箍散，束其根盘，则顶自高，而脓易生。继则化腐提脓可安。痈为阳毒，多见病处红肿疼痛。宜用仙方活命饮加减（皂刺、当归尾、甘草、穿山甲、金银花、赤芍、乳香、没药、天花粉、防风、贝母、白芷、陈皮）。疽，属阴，病状多平塌，皮色不红。宜酌用阳和汤（熟地黄、鹿角胶、白芥子、肉桂、甘草、麻黄、姜炭）加减，切忌滥用刀针（古时无消毒概念，用刀针，每易感染。故应慎用）。痈证初起，亦用消药，过4～5日后，始能用托药，以上为前辈治痈疽肿毒常用之法。痈毒多是气被血阻而成，病属阳热。疽多为阳虚血滞，病为阴寒，尚有疽类之流注。瘰疬，属于痰注于络，每在颈项肩腋等处。流注，为痰浊毒邪，所流之处，即在其处发生结节、包块之类。虚痰流注，宜用调中大成汤（附子、远志、藿香、砂仁、甘草、人参、白术、茯苓、黄芪、山药、牡丹皮、当归、白芍、陈皮、肉苁蓉等）。若实痰者，可用通经导滞汤（当归、熟地黄、赤芍、川芎、枳壳、紫苏、香附、陈皮、牡丹皮、红花、牛膝、独活、甘草等）。瘰疬一证，服药最难见效，可用柴胡连翘汤（柴胡、连翘、知母、黄芩、黄柏、甘草、生地黄、甘草、瞿麦、牛蒡子、当归、肉桂等）。翻花疮、失荣证、石疽均为恶疮，相当于恶性肿瘤之类。《素问·生气通天论》说："高粱之变，足生大丁"，足，为能够之意。过食炙煿，烟酒厚味，鸡鸭鱼肉，食之过多，或情志所伤，可内服香贝养荣汤（白术、茯苓、人参、陈皮、熟地黄、川芎、当归、贝母、香附、桔梗、甘草），酌加半枝莲、白花蛇舌草、藤梨根、干蟾皮、灵芝、重楼、山慈菇、二头尖等，切忌升提滋腻，慎用活血化瘀类药物。疔之种类甚多，疔者如钉之状，其形小，其根深，属于火证。其发病迅速，变化较快，发无定处，命名繁杂。治疗宜早，可用蟾酥丸（蟾酥、轻粉、铜绿、枯矾、寒水石、胆矾、乳香、没药、麝香等）。此方可内服，也可外用。以葡萄疔、红丝疔、刀镰疔最为危恶。葡萄疔，多生于头部，状如葡萄，色紫红，痛甚，剧者患处麻木，不知痛痒，此属肺肝之热。以前认为：此类病证，若见鼻衄，即死，速用大剂金银花、紫花地丁、菊花、生甘草等药，煎汤送服梅花点舌丹，或可愈。红丝疔，多生于手足头面，生于手者，红丝由疔头起，渐走胸口；生于足者，红丝渐走至腹；生于头面者，红丝渐走咽喉，至甚者死，急投紫花地丁、蒲公英、连翘、金银花、野菊花煎汤，送服梅花点舌丹，或蟾酥丸，外用蟾酥丸。刀镰疔如韭叶宽，长一二寸，用七叶一枝花、山慈菇、白花蛇舌草，煎汤送服蟾酥丸，或梅花点舌丹，可用此二丹药外敷。

第五十一章 身 痒

一、驱风止痒——消风止痒汤加减

药物 生地黄、胡麻子、苦参、知母、荆芥、防风、连翘、牛蒡子、僵蚕、薄荷、生甘草、白鲜皮、地肤子。

效验 1977 年夏，洪某，女，37 岁。患荨麻疹 2 周，每于晚间发作，昼日则消退，舌苔薄黄，脉沉数。证为血分有热，复感风邪所致。连服 2 周，每日 1 剂，水煎 2 次，共取药汁 400ml，分 2 次早晚饭后温服。药后病愈。

编按 风邪入侵，由于正气不胜，邪气中经，皮肤瘙痒，瘾疹起于皮肤。类似于现代中医所称风疹块、血风疮、赤白游风等。瘾疹为风邪入卫，中于经络所致。外感风邪，风伤皮毛，兼及血分，则发为瘾疹，而痒甚，须搔，搔之疹起，须臾，痒止疹退，皮肤只留搔痕，而无疹迹。法当消风清血热。可用消风止痒汤化裁方。色赤者，加紫草、白薇等；气虚者，须加黄芪、党参等；血虚者，加当归、白芍等，此皆为消风止痒药，为治疗瘾疹之要药，随证择用。

本病若是突发之病，治疗得当，见效甚易，但宜早治，且不可延误。病程长的皮肤瘾疹，治疗极难痊愈。并发感染者，统称为浸淫疮。从起始处流向四肢者，属于顺证。例如，疮开始见于口，或两唇，逐渐向四肢发展，显示邪毒由内走外。若疮起始于四肢，渐渐延至于心中属于逆证，说明邪毒由外走内，将要侵入脏腑，病证向重危发展。疮毒多由湿热而成，气血壅滞，正气损耗。《素问·至真要大论》说："诸痛痒疮，皆属于心。"皮肤之患，属于疮者，首先应用苦寒之药治之，如黄连、苦参之类。黄连苦寒以燥湿，苦参苦寒以杀虫。其次，用清热解毒药，如连翘、金银花、甘草等。再次，用祛湿之品，如地肤子、白鲜皮、黄柏等。更加祛风止痒之药，如防风、荆芥、蒺藜、牛蒡子、蝉蜕等，佐以凉血之品，如生地黄、紫草、白薇等。最后考虑益气扶正之品，如人参、黄芪等。

二、清热止痒——玉女煎加减

药物 生地黄、石膏、知母、生甘草、麦冬、蝉蜕、紫草、半枝莲、白花蛇舌草、连翘、金银花。

主治 面色红赤，呈片状，边界清楚，略高于皮肤，以鼻两侧为主，微有作痒，舌苔薄黄，脉沉数。

效验 2014 年夏，原某，女，48 岁。因去外地旅游，旅途劳累，受湿受热，回来途中发现面部发红作痒，来笔者处诊治。患者面颊、鼻部、上唇发赤，边界清楚，略高于皮肤，局部微热，偶作痒，纳食正常，舌质红，舌苔薄黄，脉沉数无力。证为感受湿热之邪，湿热之毒壅滞足阳明之经。遂用本方 7 剂，每日 1 剂，水煎 2 次，共取汁 400ml，去滓，药汁分 2 次早晚饭前温服。7 剂服后，病情大减，又用本方 7 剂，用法、用量同前。药后病情痊愈。

编按 《外科精义》说："盖皮肤微高起，而肌厚，或痛，或痒，移走无常者，谓之肿。

有因风而得之者，有因风热而得之者，肿硬色白因热而得之者，肿鲜色赤，因风热相搏而得之者，久久不消，热胜于风。若不即治，血不流通，与气乘之，以成脓也。又曰风多则痒，热多则痛，此为验也。又有丹毒者，谓人身忽然变赤，如丹涂之状，故谓之丹毒。世俗有云赤瘤，或因有疮，误而相触，四畔鲜赤，谓之疮瘤，凡丹毒疾，皆游走不定，状如云气者是也。"肿毒丹疹之病，皆由热毒蕴于内，而病发于外。面部色鲜赤痒，多是胃经风热所致，临床每遇此症，按胃经风热辨治，多获良效。

玉女煎为白虎汤加味之方。功在养阴清胃热，白虎汤除了治疗阳明无形邪热之外，还用于治疗赤斑口燥，烦渴中喝，伏暑发渴，呕吐身热，脉虚自汗，消渴，发痉。玉女煎可治疗气分有热，盛暑烦渴，解麻疹、水痘热毒，吐泻之后，大热烦躁、口渴引饮、脉洪大等症。叶天士用玉女煎加减治疗温热病，并不泥守成方。此处用此方治疗湿热毒邪，壅滞阳明经赤肿之症。

三、燥湿止痒——自拟方

药物　川椒、石榴皮、鹤虱、苦参、当归、何首乌、蛇床子、白矾、蜂房。

主治　妇人阴痒，带下腥臭，男子阴囊湿作痒，夜不安寐，面色晦暗。

效验　1987年秋，陈某，女，43岁。近半年阴下湿，白带多，清稀味腥，阴部瘙痒，难以忍受，常致夜不安寐。在某院诊断为"阴道滴虫，霉菌性阴道炎"，内服、外用西药，病情时轻时重，于是来找中医治疗。患者形体消瘦，面色不华，白带多、腥臭味重，阴下湿痒，夜寐不安。证为湿邪下注，壅滞日久，外感受风邪，合而为病。因患者服中药即吐，故而不能内服药，只得用中药外洗。方见于上，每日1剂，上药除白矾外，其余诸药用布包，用盆加水2000ml，煮10分钟之后，去布包药泽，加入白矾，待溶解，趁热局部熏蒸，温时即冲洗患处。每日熏洗2次。10剂后病情大减，又用10剂，用法同上，药后痊愈。

编按　疮疡以痛为实，痒为虚。而痒之谓虚，并非虚弱之义，而是痛痒相比较而言，如痛属热，则热甚，痒属热，则热轻。刘河间说："痒则美疾也。故火旺于夏，万物番鲜荣美也。炙之以汤，而其痒转甚者，微热之所使也。痒去者，谓热令此肤纵缓，腠理开通，阳气得泄，热散而去。或夏热皮肤痒，而以冷水沃之，其痒不去，谓寒能收敛肤理，闭密阳气，郁结不能散，越怫热内作故也。"若是久病之痒，亦应补虚治之，如黄芪、当归、何首乌之类。辅助用之，有利于止痒之效。

此方为外治法中的熏洗法。本法用于痤疮、荨麻疹、部分湿疹、瘙痒证等。功效为温经散寒，活血化瘀，通络解毒，消风止痒。此类洗浴时间较长，应洗半小时左右。重症每日可洗2～3次。1990年秋末，有一位已患多年冻疮患者，每至天冷，患处痒痛难忍，夜不能寐。用本方去苦参，加炙川乌、炙草乌、透骨草、艾叶，煎汤熏洗1周后病即痊愈。方中苦参气沉纯阴，能泄血中之热，除湿热生虫为疮，治疥杀虫，热毒风皮，烦躁生疮。

四、气血不足证——自拟方

药物　连翘、黄芪、首乌、当归、生甘草、薏苡仁、地肤子、白鲜皮、蝉蜕、白蒺藜、薄荷、珍珠母。

效验　1999年，朴某，男，年八旬。患者每晚身痒难忍，去几个医院诊治，诊断为"老年性瘙痒症"，服用几种西药，基本无效。后又服防风通圣丸等，亦无效果。于是恳求于中医治疗。证为年事已高，气血不足，血虚生风。遂拟本方7剂，每日1剂，水煎2次，共取药汁

300ml，分早晚 2 次饭后温服。7 剂后，身痒稍减，继而连服本方 2 个月，病始告愈。

编按　风盛瘙痒者，是由于外受风邪，入于腠理，风与气血相搏，而往来于皮肤之间。因邪气微，不能壅遏营气，故但瘙痒，而无痛。痒症不一，皮肤有疥癣之类疾病，而为痒者，当按皮肤病治疗。血虚皮肤燥痒者，皮肤干燥，反复发作，时痒时止。身体相对虚弱者，宜自拟方加沙苑子、防风。妇人血气不足，或通身痒，或头面痒，如虫行皮中，月水来时前后尤甚，多是血虚身痒证，宜养血祛风止痒。有脾虚生痒，纳食量少，身体虚弱，大便溏薄，乏力身倦，入暮痒不可止者，此乃脾虚所致，宜健脾益气止痒。诸痒为虚，脾主身之肌肉，以本方加佩兰、白豆蔻、白术、防风。脾胃湿热，手足发热，胃脘痞闷，大便溏薄，此皮肤瘙痒证，一阵阵奇痒，遇热加重，得冷稍安。于本方加牡丹皮、萆薢、白薇。皮肤有条条抓痕，血痂，滋水渗出，日久可呈浸淫疮。

五、散结止痒外洗药——自拟方

药物　芒硝、五倍子、仙鹤草。

效验　1998 年春，胡某，男，45 岁。来门诊治疗胃脘痛，诊治后又言素有外痔，常常发作时出血，时剧痛。予本方，方中五倍子与仙鹤草用布包，放入盆中，加冷水 2000ml，大火烧开，开锅后 5 分钟，去药布包（留下次再煎用），药汁中加入芒硝。热时可熏蒸患处，待温后再洗患处。每日熏洗 1 次。每次洗至药凉即可。每剂可用 2 日。患者共取 5 剂，当用至第 3剂时，病即痊愈。

编按　此证系肛门生疮，有生于肛门内者，有生于肛门外者，初起成肿如豆大。前人认为不破者为痔；破溃而出脓血，黄水浸淫，淋沥久不止者为漏，难痊。有的中医外科书籍根据形状将痔疮分属 24 种不同名称。其病因为醉饱入房，筋脉横解，精气脱泄，热毒乘虚下注；或忧思太过，愤郁之气，蕴积热毒，致生血瘀燥热；或久坐湿地，湿郁化热而成。如肿胀结成块者，坠胀者多湿盛。肿痛如火燎者为火盛。二便闭结者，下焦热盛。痔肿多痒者，属风盛。肛门周围皱处破溃者，为湿毒化热。

痔有五，皆下血有疮。肛边生肉，如鼠乳。出孔外，多量出脓血者，为牡痔。素常嗜酒，肛边肿痛，生疮者，为酒痔。肛边有核痛，寒热者，为肠痔。大便清血者，为血痔。小腹坠胀，大便难，肛肠外脱，良久乃入者，为气痔。此类诸证，皆瘀血所致。多数如《素问·生气通天论》所说"因而饱食，经脉横解，肠澼为痔"。痔疮病证，应去肛肠科检查治疗。目前，此病以手术治疗为行而有效之法。对于不适合手术者，可选用中医中药治疗。

第五十二章 寻 常 疣

寻常疣——外洗药

药物　鸦胆子、大枫子、木鳖子。

效验　1997年秋，董某，女，34岁。患寻常疣4年。对此症中医有"千日疮"之名，为血中毒热所致，遂用本方1剂，各取其仁10g，用水200ml，煎取100ml，去滓，药汁再浓缩成50ml，装瓶内待用，用时取棉签蘸药汁点病疣顶部，切勿点在正常皮肤上，尤其不可点在黏膜处。点后可见用药处出现蜕皮。每日点1次。1剂未用完疾病痊愈。

编按　此方为外洗治疗鹅掌风方，后用于治疗寻常疣，均有良效。但需注意，此三药均用果实，不用外皮，所以应子粒饱满为佳。

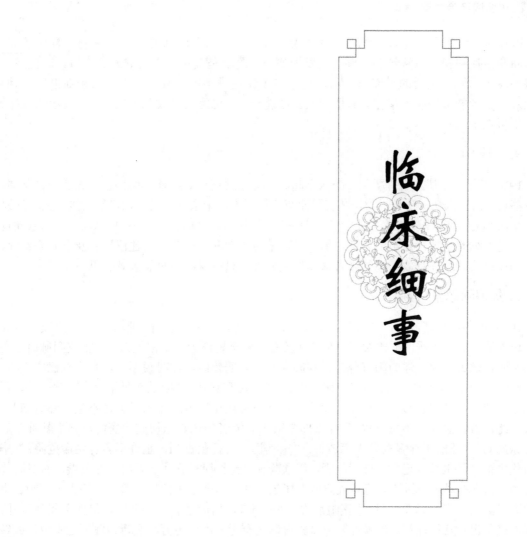

临床细事

医疗实践经历了半个多世纪的平淡发展。几十年间，有过，或遇到过像流星一样的辉煌，在诊断和治疗中积累点滴经验，整理后发表如下。医学是关系到人们健康的大事，即使是一些鸡毛蒜皮、微不足道的见闻与经历，也不能仅仅说是小事。故而定为"临床细事"。但愿同道及后学者能从中有所借鉴，有所启发。再说一事，已经公开发表的文章，如《没药致敏》等，不再重录。

1. 雀啄脉

1986 年夏，王某。病情严重，卧床不起。患者家属请笔者往诊。经检查，患者神志不清，面色萎黄，语言低怯，呼吸平稳，脉疾数而有止歇，连跳十余次便有一次停歇，接着又急速跳动十来次，又出现止歇，反复如此，这正是古人所说的六绝脉之一——雀啄脉。当时向家属说明，此是中医的绝脉，是不治之证。笔者当时未为患者开方用药，而建议患者及早入院治疗，若能迅速抢救，或许有效。不知患者家属如何处置，只听说次日早晨患者去世。

2. 趺阳脉忽然停跳

2006 年冬，陈某，男，年九旬。患者仰卧于床上，气管已切开，呼吸声、鼾声较重，面部汗出如油，沉沉昏睡，不省人事，左手脉及右趺阳脉皆浮大，重按无力，当扪趺阳脉时，左侧摸不到。脉大为虚，浮为阳气外越，趺阳隶属足阳明胃经，此时摸不到，是胃气已绝之兆。《素问·至真要大论》说："冲阳绝，死不治。"王冰注释说："冲阳是在足跗上，动脉应手，胃之气也。冲阳微则饮食减少，绝则药食不入，亦下嗌还出。攻之不入，养之不生，邪气日强，真气内绝，故其必死，不可复也。"冲阳即是趺阳。笔者向患者家属交代病情，嘱咐其准备后事。家属问："还能生存多久？"笔者说："很难说。若抢救得当，也许不会有生命危险。"毕竟古代中医书籍上有过记载，准确与否，尚须验证，再说时代在进步，科学在发展。面对眼前的重患，也许不难抢救过来。笔者处方四君子汤加味，但药还未煎毕，患者就停止了呼吸。事后笔者又翻阅了有关书籍。《诊家正眼》说："冲阳者，胃脘也。一曰趺阳，足面大指间五寸，胃间动脉是也。凡势危笃，当候冲阳，以验胃气之有无，盖土为万物之母，资生之本也。故经曰：冲阳绝，死不治。"

3. 脉虽病，人却若平人

1967 年，张某，女，年六旬。诊脉时发现，脉搏停顿频繁，脉促而代，当即询问有无心中不适，患者说："没有。"又问："脉跳这样乱，心中无难受之感吗？"患者说："这样已 5～6 年了，每次找中医诊病，都这样问我。这次诊治的是经断复来，与此脉象无关。"

1970 年，患者，女，年四旬。也是上述脉象。问："胸中难受吗？"患者说："不难受"。又问："这样脉象你知道吗？"患者说，"知道，我的这种脉象，从小就有。可是，我心中没有不舒服的感觉。现在只是大便干燥，而大便干才 2 年。"此二者均是脉病，人不病之例。

4. 舌苔白厚

1995 年秋，患者只是求治舌苔白厚，余无所苦，脉沉细，纳食正常，神志清楚，动作自如，二便调和。苔白而厚是为湿邪内存征，尚未伤及脏腑，故无所苦。而邪气充斥三焦，成于中而形于外，故而但见舌苔白厚，用三仁汤加味，5 剂，每日 1 剂，水煎 2 次，分 2 次温服。3 日后，舌苔明显减少。又服 2 剂后，舌苔复常。以后临床又遇 2 例，均用上法治疗，效果均很明显。

5. 黑苔，有属危象者，亦有无碍者

1965 年初，医院第一教研室副主任杜万春老师，到门诊取药，与笔者相遇，笔者问过杜老健康状况，杜老说："三月前，无意中发现舌部满是黑苔，于是加以留意身体变化，一月后出现胸痛，便在某院住院详查确诊是多发性骨髓瘤……"笔者听后心中为之一震，安慰杜老几句。又几个月后，杜老便病逝了。这是黑苔的恶兆，《医宗金鉴》等说过"黑苔为肾气凌心，水来克火，百无一治"。于是，笔者便认为黑苔是恶兆。

1970 年春，医疗队即将返城时，医疗队中有几位医生舌上见有黑苔。其中有吸烟嗜好者，尤其为重。而这些有黑苔者，当时并无明显证候，之后也未发生任何疾病，说明黑苔不皆为恶候。后来又遇几例黑苔患者，虽有些许小疾，亦无大碍，预后良好。黑苔若不见于重症、危症，未必尽是不良表现。

6. 酸梅汤治疗失声

2005 年夏，任某，女，三十余岁。忽然语声不出，咽中不利，余无不适。经耳鼻喉科多方检查，确诊为声带结节。继而求治于笔者，遂拟一法：乌梅 3 个，蜂蜜一匙（约 20ml）。将乌梅放于蜂蜜中，开水冲，频服，代茶饮。服用此方 1 周后，患者病情已转轻，咽中不适已失。声音已稍通畅。又用 1 周，诸症悉退。

7. 二花洗眼减轻红眼病痛

1968 年，一患者去外地，染红眼病，来信求治，令其内服龙胆泻肝丸，外用菊花、金银花各二钱，沸水冲泡，趁热熏蒸眼皮，温时洗之。痒者加防风一钱。内服外用合而治之。然而患者不能服苦药，所以只服一丸龙胆泻肝丸，只外用洗药，1 周多便痊愈。外用熏洗，眼眦得润，眼睫无损，痒痛皆失。再加清泻肝火，合治之其愈较快。

8. 外痔洗药

1985 年 8 月中旬，刘某，男，四十余岁。来治胃病，顺带治外痔，针对外痔，笔者开一洗药方，药物有芒硝、五倍子、仙鹤草。后二药用布包煎，取出布包，投一半芒硝，热熏，待药转温后，则洗患处。

9. 小腿痒，可用护肤治之

2015 年冬，张某，女，50 岁。患外感，求中药治疗。顺便治疗小腿作痒，晚间尤甚，难以忍受，表皮无疹，色不变，无肿胀。笔者考虑全身中此处血液循环较差，建议每晚温水洗后，用护肤品涂之。患者遵医嘱，1 周后便痊愈。此法又用于他人，均获良效。

10. 糖尿病代茶饮方

1996 年夏，刘某，男，五十余岁。患者口干喜饮，小便频数，腰酸膝软，周身乏力，舌苔薄，脉沉弱。患者血糖增高（血糖检查结果不详），不愿意服汤药，遂用一代茶饮方。即西洋参、黄芪、麦冬、黄精，用电热杯烧开便可饮用，口渴便以此汤代水饮之，不必再饮水。刘某服此饮三十来年，从不间断，服此不久，口渴症消失，小便复常，血糖亦趋平稳。服用此方 1 年后曾出现心脏病症状，问笔者："再加药否？"笔者说："不必，只饮方便可。"服用几个月后心病消失。

11. 久病呃逆，有的亦属危候

1995 年年末，一次往诊，患者为中风后遗症，已卧床 3 年，近来患者不欲饮食，患者家属的意思是用些开胃进食药即可。经检查，患者精神委靡，神志尚清，语言低弱，短气乏力，呃逆连声，食欲不振，二便调和，舌苔薄黄，脉沉实有力。当即向家属说明，患者脉症不符，至虚之候，脉见实证，又久病忽现呃逆频发，是为胃气将绝之兆，病情危险，建议入院治疗。患者家属问："还能活多久？"笔者说："这难说，也许经救治，可能会平安无事。"单从中医角度讲，正气虽已大衰，神志尚清，近日不会出现危兆。于是患者家属将患者送入院，又以病重传达其他亲属，1 周后亲朋俱到，患者去世。

12. 理中丸治疗吐痰涎不止

1971 年冬，刘某，女，三十多岁。因肺感染，发高热，经西药静脉滴注治疗等病情好转，病情见好 2 日后，忽然吐痰涎不止，当地医生给患者肌内注射阿托品等药，注射后，口干，仍吐痰涎不止。找笔者往诊，诊后患者神志清楚，语言有力，只是吐痰涎较多，不能自止，舌苔薄白，脉沉而缓。当时笔者并未弄清此为西医何病，但想到《伤寒论》有一条是："大病差后喜唾，久不了了者，此为胸上有寒，当以丸药温之，宜理中丸。"遂用理中丸一盒，每次服 2 丸，日服 3 次。次日吐痰涎即停止，一切复常。

13. 木香可速退胆囊肿大

1985 年秋，李某，男，40 岁。患者右胁疼痛，在某院经查，右胁下可摸到较软包块，初诊为"胆囊肿大"，建议超声波检查，患者预约一周后检查，这期间因痛不能忍，于是来笔者处求中医治疗。当时患者右胁疼痛，右胁下有包块，按之痛剧，脘腹胀满，恶心欲吐，饮食减少，口苦口干，四足发凉，舌苔黄，脉沉弦。病在少阳，阳气闭郁，不通则痛。投四逆散加减，减甘草，加木香 20g，郁金 20g，延胡索 10g，川芎 20g，莪术 10g。连服 1 周。每日 1 剂，水煎 2 次，分 2 次早晚饭前服。服药后患者病情大减，疼痛已止。待预约日到，超声波检查结果正常，未发现胆囊肿大。查体右胁下包块消失。

14. 饮醋安蛔

1971 年冬，王某，女，近三十岁。患者侧卧炕上，面色萎黄，缩脚蜷卧，呻吟不止，家属说患者上腹疼痛，右胁拒按，触之痛增，恶心不止，时有呕吐，有蛔虫吐出，不欲进食，舌苔薄黄，脉沉紧。此是胆道蛔虫症。建议住院治疗，患者及家属不同意，眼下无药可用，只得用蛔得酸则伏之法。患者服用食醋后稍有疼痛减轻，一夜无事。次日去患者家探望，见患者安静入睡。想到"蛔虫得酸则伏"，果然是实。

15. 烧葱治坎头疮

1991 年秋，患者，男，年八旬。来治胸痹心痛，用药 1 周后病情缓解，见其脑后有药布缠裹，问其故，患者说："得'砍头疮'一年余，求医用药不知多少，可是病情不见好转，延至今日，仍然少量流脓，疼痛不止。"说时患者自解药布，见其疮，紫黑塌陷，纯属阴寒之症。嘱咐患者用火烧葱白，去掉烧糊者，趁热用熟葱白贴于疮面，一日换 3 次。1 周后又来诊，告知头疮已经愈合。

16. 误刺放血治愈头痛

1965 年秋，患者，男，年六旬。患者神志正常，语言清楚，患头痛已多年，主要表现在两颞部，胀痛伴有刺痛，痛甚恶心呕吐。每月发病 3～4 次，服止痛药多无疗效，苔薄白，脉沉弦，当即用针刺治疗。笔者针术不精，当时刺太阳穴，起针时，从针眼渗血不止，笔者当时很紧张，按了一会儿，渗血还未止，又按了 1～2 分钟血止。虽然笔者紧张，并出了一头汗，但患者却很高兴，说道："这回头痛总算减轻了。"

17. 补北泻南法降血压

1991 年夏初，患者，女，近四十岁。素有高血压病史，在国外用降压药，可以维持正常水平。这次回国求中医药治疗，血压 170/100mmHg。当时症状为面色红润，语音洪亮，活动自如，腰膝酸痛，舌尖红，苔薄黄，脉沉弦。证为肾阴不足，肝阳偏亢所致。病机重点在肝，治以泄子补母之法。建议患者服中药汤剂，患者拒绝，并说只能服中成药。于是，予六味地黄丸补肾阴以养肝，肾为肝母，补肾即补肝之母。用牛黄清心丸以清心泄肝，心为肝子，泄心即泄肝之子。用此药 1 周，病情稳定。又用 2 周病情大减。此补母泄子法治疗高血压之一验。

18. 蛛网膜下腔出血中医治疗心得

1984 年 10 月 22 日，徐某，女，28 岁。主诉：前额及两颞疼痛如裂。患病前 3 日，感受风寒而致此症。同时伴有发热恶寒，恶心呕吐，两目涩痛，项背拘急不舒，胸脘闷，不欲食，不大便。自服解热镇痛药，病情不缓解。曾在某医院做脑脊液检查，须 2 日后出检查结果，又去另一医院，两院均初诊为"蛛网膜下腔出血"，但需确诊后才能收住院，这期间只能作门诊观察治疗。患者不同意，于是求治于中医。患者扶入诊室，合目欲卧，神情默默，时而烦躁，面赤，语言清晰，呼吸短促，口臭。肌肤摸之灼热，腹部平软，左下腹触及结块，按之微痛，舌质红，舌苔黄，少津，脉弦数。体温 38.5℃，血压 120/80mmHg。病理反射：颈强（+），克尼格征（±）。证为风寒袭表，邪从热化，内燔阳明，上扰清窍。中医诊断：头痛，风寒化热。西医诊断：蛛网膜下腔出血。治以疏风清热，兼解阳明。方药：芎芷石膏汤化裁。川芎 15g，白芷 15g，石膏 50g，菊花 20g，羌活 15g，葛根 20g，姜半夏 15g，僵蚕 10g，石决明 15g，大黄 10g。3 剂，每剂煎 500ml，去滓，分 3 次温服。日服 1 剂。

10 月 25 日二诊：自诉，服药后头痛减轻，呕吐已止，大便得通，脑脊液检查报告证实为蛛网膜下腔出血。患者要求继续中医治疗。查体：患者精神好转，舌脉同前，病理反射未引出。体温 37℃，继服上方 3 剂，服法同前。

10 月 28 日三诊：患者步入诊室，自诉除偶有头痛外，余症悉退。查体：患者神色如常，舌质淡红，苔薄白，脉弦缓。疾病基本痊愈。予前方去大黄。连服 1 周。

此后患者上班工作。2 年后，来院告知，疾病未再发作。

编按　本证系风寒袭表，寒邪化热，病位仍居藩篱，正邪相争于表，故而发热恶寒，肌肤灼热。阳气被邪所阻，不能上达，故项背拘急不舒。风邪上扰清窍，则头痛如裂，面赤，两目干涩。壮火食气而神情默默。神明被扰，而时烦躁。热邪内蒸阳明，影响于胃，胃失和降，上逆则恶心，呕吐，脘闷，不欲食；影响于肠则大便干燥。其舌脉亦属风热偏盛。总之，以风热是其特征。头为人之至巅，唯风可到。《丹溪心法·头痛》说："头痛……痛甚者火多。"芎芷石膏汤是治疗风热头痛的代表方剂，川芎辛温升散，善祛风止痛；同石膏、菊花相伍，为治疗风热头痛之主药；合白芷、羌活、葛根，加强疏风止痛之效，以解在表之邪；用姜半夏和胃止呕；用大黄泄热通便，配石决明、僵蚕，增强息风清热作用。方中祛风药虽较多，但以石膏量大，又用大黄不失清热之效。患者之所以很快治愈，是因此蛛网膜下腔出血较轻，用中药后未再出，又腰穿或可相对缓解颅内高压，加上中药适当治疗，因而取得理想效果。

19. 镇肝息风法治愈一例链霉素中毒

1983 年 10 月 5 日：王某，女，48 岁。病史：链霉素过敏。1983 年 9 月 10 日，因尿频、尿急于某院以急性尿路感染收治入院。住院后用青霉素、链霉素等治疗，用药 1 周后，出现耳鸣头晕，患者仍坚持用药，又用药 1 周，头晕、耳鸣加重，听力减退，立则欲仆，不能行走，恶心呕吐，尿路感染治愈。患者要求出院求中医治疗。来诊时，头晕耳鸣，恶心呕吐，不能站立，胸闷短气，口干心烦，四肢麻木，小便不爽，面色红润，神志清楚，动作迟缓，舌质红，苔薄黄，脉沉细。血压 140/90mmHg。

患者有明确链霉素过敏史，药后出现耳鸣头晕，符合链霉素中毒，停药 1 周，病情无缓解，《素问·五脏生成》说："徇蒙招尤，目冥，耳聋，下虚上实，过在足少阳厥阴。"本证为热淋反复发作，属下焦湿热未尽，伤及肝肾之阴，虚热内生，肝风内动，上扰清窍，以致上证。治法为镇肝息风，补肾祛湿。药用菊花、枸杞子、黄柏、知母、生地黄、石英、石决明、草决明、茺蔚子、青葙子、白蒺藜、郁金。

10 月 13 日二诊：连服 7 剂，头晕减轻，小便转常，胃脘痞闷，恶心。上方去生地黄，加半夏、陈皮、枳实。

10 月 20 日三诊：眩晕大减，能自己行走，恶心停止。上方去枳实、半夏，加怀牛膝、女贞子。

10 月 28 日四诊：诸症皆去，但纳食较少，脉弦稍数。用调肝和胃之法，以善其后。

20. 泻心汤治疗溃疡病吐血

1970 年秋，张某，男，年近五旬。因吐血而急症入院。患者情绪稳定，精神正常，当日清晨 7 时许，自觉胃部不时，恶心呕吐，先是吐些食物，后为纯血约 100ml。7 时许吐血约 50ml。胃脘胀闷灼热，仍有恶心欲吐感，舌苔薄黄，脉沉数无力。既往有溃疡病史及溃疡面出血病史。发病当日即入院治疗，病为本虚标实，先以止血为要。遂按《金匮要略》中"心气不足，吐血衄血，泻心汤主之"，拟大黄 10g，黄连、黄芩各 5g。开水浸泡，待温后，顿服（此方原为"右三味，以水三升，煮取一升，顿服之"。因病情紧急，故按《伤寒论》方法）。临床观察，也有效。然而患者因受惊吓又突发吐血，转外科治疗。

后　记

　　《素问·天元纪大论》中黄帝与鬼臾区以问答形式谈论运气学说："帝曰：善言始者，必会于终。善言近者，必知其远。是则至数极而道不惑，所谓明矣。在愿夫子推而次之，令有条理，简而不匮，久而不绝，易用难忘，为之纲纪。"这就是说，作为负责任的论述者，必须掌握全局，有良好的开始，也应有完美的结局。阐明事情的近况，必准确预知事情的将来。如果这样，就是洋洋万言，而其道理并不至于被迷惑，清晰明了。同时要做到有理有据，层次分明，有条不紊，论述清晰，简明扼要，避免匮乏，经得起时间与实践的考验。而黄帝所谓"久而不绝"亦是相对的。科学是发展的，医学的发展总是跟随着科学技术的发展而发展。古时炼铁术出现，才有了九针，砭石方能退出历史舞台。当前科学发展突飞猛进，医学也不断更新，希冀本书的论述承前启后，唯吾辈心愿。黄帝对于鬼臾区的要求，也是我们应做到和努力的方向。《崔振儒经验方论》得以付梓，甚是欣慰。鉴于水平所限，未能臻于完美，敬请广大读者批评指正。

　　本书主编是我的父亲。家父少年时，家境贫寒，养成了吃苦耐劳的优良品质。从小刻苦学习，坚忍不拔，生活简朴，作息规律，时间观念强，总是充分利用每一分钟；不追究求享受，为人低调，忠厚实诚。以前医院内部每开总结会议表扬家父时，家父从来不愿意参加，他表示："会议不参加了，如需要会诊，我一定欣然前往。"家父介绍个人简历时，从不抬高自己，从不以此为自己谋求私利。他素常严以责己，宽以待人，一贯保持恬淡宁静姿态。其在学习上刻苦认真，70 年来从不间断。家父有两个信条：一是宁可学了不用，不能用时现学；二是别人会的，我也要会，别人懂的，我也要懂，而且要会得更精，懂得更多。学习上他从不满足，不断固本求新，不断探索医学前沿。在父辈同事中，家父读书最多，知识面最广。他曾经抱着词典翻译过 1979 年英文版《临床诊断》，阅读过英文第 8 版《希氏内科学》、《临床杂志内科》（VOL55 NO.6 内科疾病的诊断标准，病型分类，重病率）。1990 年家父自学计算机五笔打字，退休后仍然手不释卷，每日在网上阅览有关医学（尤其中医）动态。他经常整理以前记载的资料，工作态度认真，一丝不苟，早年曾与全国名老中医韩百灵教授、全国名老中医马骥教授一起工作过，聆听前辈指导，受益匪浅。家父曾投在全国名老中医钟育衡教授门下，在钟老言传身教下，父亲医疗水平飞速提高；他曾总结钟老临床经验论文二十余篇，其中有十余篇已公开发表，有的文章已载入《中国医药卫生学术文库》。家父后转拜全国名老中医王德光主任为师，书写《带教日记》近百万字。20 世纪 80～90 年代，家父出中医内科门诊时，每日工作量多达近百人次，最高一次达到 135 人次，复诊率为 60%～70%。退休前，在黑龙江中医药大学附属第二医院出门诊医生中，家父为患者就诊率最高者之一。家父曾多次讲授中医内科学、伤寒论课程，深受学生好评。20 世纪 70 年代，在肿瘤科出诊时，家父曾编写过《治癌经验介绍》《三省九市肿瘤治验》，在黑龙江省肿瘤工作会上宣读过"祖国医学对肿瘤的认识和治疗"。这期间，他主编发表了黑龙江中医学院（现黑龙江中医药大学）附属医院《协定处方集》。至 20 世纪 90 年代初，他先后发表论文二十余篇。

家父从事中医事业六十余年，各科疾病虽然均曾接触，但以内科工作最擅长，其中以脾胃病（消化道疾病）、胸痹心痛、心悸、怔忡（心脑血管疾病）尤为擅长。家父曾得到多位国家级名老中医训教，在中医内、外、妇、儿各科，都有一定建树。

崔忠文

2019 年 4 月 5 日